Medicina, enfermedad y política sanitaria en Castellón (1880-1918)

Del cólera de finales del siglo XIX a la gripe de 1918

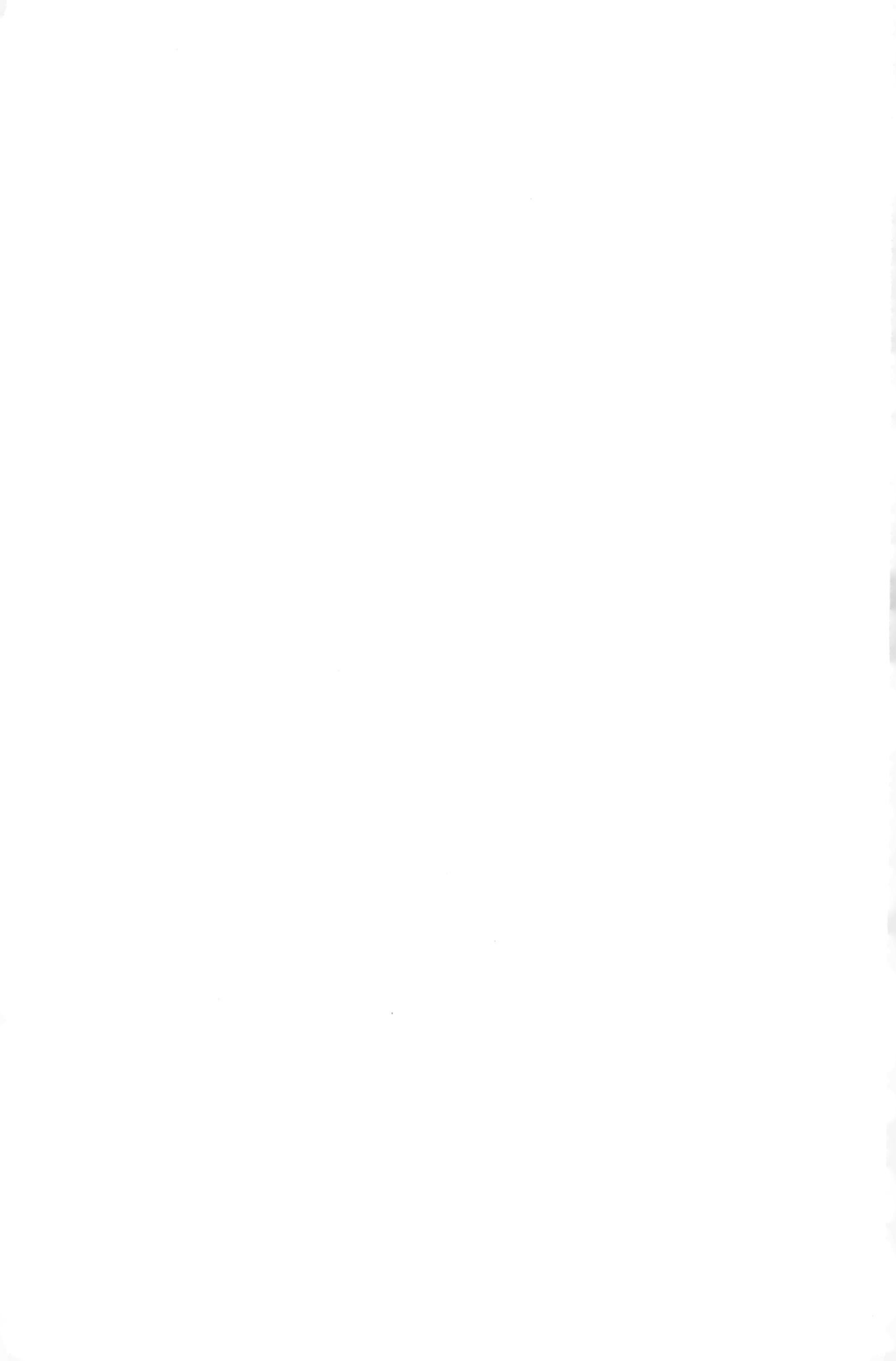

UNIVERCIUTAT, 12

Medicina, enfermedad y política sanitaria en Castellón (1880-1918)

Del cólera de finales del siglo XIX a la gripe de 1918

Concepción Calvo Más

Prólogo de Rosa Monlleó Peris

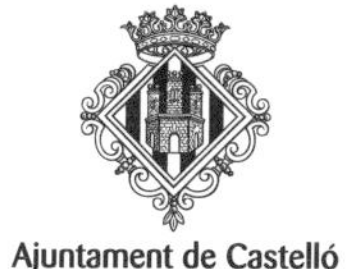

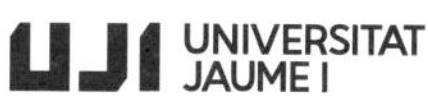

BIBLIOTECA DE LA UNIVERSITAT JAUME I. Dades catalogràfiques

Noms: Calvo Mas, Concepción, autor | Monlleó Peris, Rosa, escriptor d'un pròleg | Universitat Jaume I. Publicacions, entitat editora | Castelló de la Plana (Comunitat Valenciana). Ajuntament, entitat editora

Títol: Medicina, enfermedad y política sanitaria en Castellón : (1880-1918) : del cólera de finales del siglo XIX a la gripe de 1918 / Concepción Calvo Más ; prólogo de Rosa Monlleó Peris

Descripció: Castelló de la Plana : Publicacions de la Universitat Jaume : Ajuntament de Castelló de la Plana, [2025] | Col·lecció: Univerciutat ; 12 | Inclou referències bibliogràfiques

Matèries: Epidemies – Comunitat Valenciana – Castelló – Història | Malalties transmisibles – Comunitat Valenciana – Castelló – Història | Assistència sanitaria – Comunitat Valenciana – Castelló – Història

Identificadors: ISBN 979-13-87886-51-6 (paper) | ISBN 979-13-87886-52-3 (pdf) | ISBN 979-13-87886-53-0

Classificació: CDU 616-036.22(460.311.2)"18/19" | CDU 616.9 (460.311.2)"18/19" | CDU 364.69(460.311.2)"18/19" | THEMA MJCJ 1DSE-ES-TBA

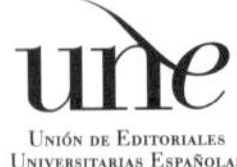

Publicacions de la Universitat Jaume I és una editorial membre de l'UNE, cosa que en garanteix la difusió i comercialització de les obres en els àmbits nacional i internacional. www.une.es.

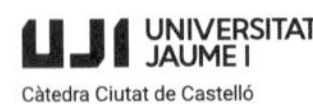

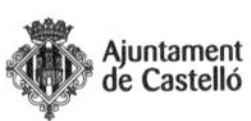

Edita: Publicacions de la Universitat Jaume I. Servei de Comunicació i Publicacions
Campus del Riu Sec. Edifici Rectorat i Serveis Centrals. 12071 Castelló de la Plana
e-mail: publicacions@uji.es http://www.tenda.uji.es

Ajuntament de Castelló de la Plana

Coordinació editorial: Carme Pinyana

ISBN paper: 979-13-87886-51-6
ISBN pdf: 979-13-87886-52-3
ISBN epub: 979-13-87886-53-0
DOI: http://dx.doi.org/10.6035/Univerciutat.12

Dipòsit Legal: CS 1122-2025

Aquest llibre, de contingut científic, ha estat avaluat per persones expertes externes a la Universitat Jaume I, mitjançant el mètode denominat revisió per iguals, doble cec.

A la memoria del doctor Manuel Calvo Ripollés, gran profesional de la medicina y mejor persona

A Francisco Grande, por su constante apoyo en mi tarea investigadora, gracias a sus amplios conocimientos

A Rosa Monlleó, interesada por conocer el pasado histórico y científico de Castellón y que me ha transmitido en todos mis trabajos de investigación

La ciencia sigue siendo una asignatura pendiente de la historiografía española. El hábito inveterado de la mayoría de los autores consiste en tratarla de forma marginal o sumaria y casi siempre sin otro propósito que insinuar un proceso de modernización mediante la cita de alguna individualidad destacable. Sin duda, la mayor parte de la responsabilidad corresponde a los propios historiadores de la ciencia que, además de ser un colectivo profesional reciente y reducido, tampoco han hecho todo el esfuerzo necesario para difundir sus investigaciones fuera de los nichos académicos del gremio.

Un siglo de ciencia en España
José Manuel Sánchez Ron y Antonio Lafuente

Los médicos no tienen otro deseo que el de curar; las medicinas que se dan son también para curar, y si no curan a muchos enfermos es porque no se llama a tiempo a los médicos, y cuando estos acuden, el enfermo está muriendo ya.

Las autoridades velan siempre por la salud del pueblo; tened confianza en ellas y no os dejéis engañar por los que os digan que los médicos tratan de perjudicar a nadie, pues lo que ellos desean es salvar a todos, absolutamente a todos si es posible.

La Provincia, 28/06/1885

El conocimiento de los gérmenes causantes de las enfermedades infectocontagiosas y la aclaración de su mecanismo de transmisión permitieron a la higiene pública organizar sobre bases científicas una amplia serie de medidas preventivas, muchas de las cuales se venían practicando de forma empírica desde hacía largo tiempo: control del abastecimiento de aguas potables y de la evacuación de las residuales, desecación de terrenos con aguas estancadas, desinfección, lucha contra los vectores animales, etc.

La medicina en la historia
José María López Piñero

Si tenemos en cuenta que las condiciones de vida y trabajo, la conducta, la alimentación y el medio físico y social constituyen en su conjunto un aglomerado de factores que inciden directamente en las condiciones de salud de una población, se comprende que cada sociedad pueda, de un modo u otro caracterizarse por el predominio de unos riesgos de enfermar.

Salud, enfermedad y muerte. La sociedad valenciana entre 1833 y 1939
Josep Lluís Barona Vilarí

ÍNDICE

EL CÓLERA MORBO EN CASTELLÓN, UNA ENFERMEDAD TEMIDA

LA GRIPE DE 1918 EN CASTELLÓN

PRÓLOGO

El libro que presentamos tiene una rabiosa actualidad ya que, aunque trata sobre historia social de la medicina, de las enfermedades y de las medidas tomadas por los médicos y las instituciones públicas de la ciudad de Castellón de la Plana para combatirlas entre los años 1880 y 1918, puede ser un instrumento de pedagogía colectiva. La lectura del trabajo de investigación de Concepción Calvo puede servir para concienciar a sus lectores y lectoras sobre la necesidad de aceptar aquellas normas y remedios que ofrecen los científicos y gestores de los asuntos públicos para afrontar una pandemia como la que vivimos desde marzo de 2020 con el coronavirus (COVID-19). El negacionismo de algunos es peligroso y la necesidad de hacer caso a los médicos y a la ciencia nos permite ser conscientes de la importancia de las vacunas, de la necesidad de seguir hábitos de higiene y de aislamiento, si es necesario. Si acatamos la normativa con conocimiento de sus consecuencias es la mejor manera de demostrar que vivimos entre una ciudadanía responsable y capaz de ser consciente de que somos individuos, pero también colectividad. Así se demuestra en este libro que nos puede ayudar a estar más sensibilizados ante posibles enfermedades contagiosas.

De entre las distintas tesis doctorales que dirigí durante mi estancia como docente e investigadora en la Universitat Jaume I, todas llegaron a buen término y fueron leídas por aquellos y aquellas que estudiaron las licenciaturas de Geografía e Historia, Humanidades o la de Historia y Patrimonio, es decir, era personal doctorando que ya había estudiado las herramientas metodológicas esenciales para llevar a cabo una investigación histórica. Sin embargo, otros tres alumnos que me pidieron que les dirigiera la tesis y no habían cursado la especialidad de Historia, la única que siguió en el camino de la investigación sobre el tema que propusieron fue Concepción Calvo, hasta llegar a la meta final con la lectura de su tesis doctoral.

El trabajo intenso y exhaustivo que llevó a cabo Concepción con su tesis doctoral —solamente una parte de ella lo constituye esta publicación— se puede entender si conocemos de la autora su pasión por indagar y profundizar en todas aquellas obras que tratan sobre el cuerpo humano, los animales o las plantas. Yo ampliaría incluso más, en sus conversaciones pone de manifiesto su afán por averiguar, descubrir y plantearse cómo progresa la ciencia en el estudio de los mecanismos que rodean al mundo de la naturaleza y que pueden ayudar a que la humanidad avance.

La biografía de cada persona es uno de los elementos que condiciona su destino, en Concha, se puede comprobar nítidamente. Su padre, Manuel Calvo Ripollés, ejerció durante varios años en Castellón de médico cirujano, fue un gran profesional que transmitió su vocación por la medicina a su hija, quien empezó estudiando medicina, pero por motivos familiares tuvo que dejar de estudiar. Algún año después decidió cursar Ciencias Biológicas. El interés por conocer la naturaleza continuaba y su dedicación docente en la Escuela de Magisterio de Castellón y después en el Departamento de Educación, en el Área de Ciencias Experimentales de la Universitat Jaume I, le amplió sus conocimientos profesionales con el tratamiento de temas diversos de su especialidad que demostró en su tesis doctoral.

En el trabajo que Concepción Calvo publica ahora, empieza contestando a las primeras hipótesis que se planteó como es el nivel de conocimientos y de modernidad que mostraban los médicos en España y, en concreto, en Castellón. Para ello recurre al estudio de la bibliografía que muestra los avances existentes en la medicina europea durante el siglo XIX y si estos llegan a España. Nos explica en el libro los avances en materias que tanto van a incidir en el combate contra las enfermedades epidemiológicas como son los estudios de Pasteur y Koch en la relación causal entre microorganismos y enfermedades contagiosas. Nos hace notar la autora que en esos años el verdadero santuario de la medicina era el laboratorio que, con la indagación microscópica de las lesiones anatómicas, se llegó a la conclusión de que las enfermedades son consecuencia de una lesión bacteriana y hay reacciones inmunitarias que hacen imprescindible la aplicación de las vacunas. Otros avances médicos decimonónicos en Europa se dieron en el cuerpo humano en su estructura anatómica; se amplió la medicina de laboratorio que practicaba la explicación científica a través de los saberes físicos, químicos y biológicos. También nos presenta la autora los avances en la genética, los procesos de la herencia tienen lugar en el núcleo de las células, en concreto en los cromosomas: leyes de Mendel, y también se producen cambios en la teoría de los genes, con las mutaciones, en contraste con las teorías de la estabilidad de la herencia. Además destacan en estos años los avances en la bioquímica con el estudio de las enzimas.

Dentro del estudio bibliográfico amplio que acostumbra a practicar Concepción Calvo, adentra a quienes esto leen en la evolución de la medicina española y empieza con los avances en la Ilustración y la introducción en el siglo XIX de la anestesia y la importancia que cobra la higiene en la política sanitaria con el gran estudioso Pedro Monlau.

La «generación de sabios», según Laín Entralgo, encabezada por Santiago Ramón y Cajal durante la Restauración, realizó diversos avances en cirugía, dermatología, pediatría y psiquiatría. Desde la Revolución francesa los profesionales de la medicina daban mucha importancia a la necesidad de centrarse en el enfermo y realizar autopsias: «leer poco, ver mucho, hacer mucho». La nueva enseñanza médica consideraba de especial importancia las prácticas en los hospitales llevadas a cabo por los estudiantes, quienes debían centrarse en casos concretos. El modelo alemán hacía hincapié en la enseñanza e investigación médica. En España, recibimos influencia de ambas corrientes y algunos científicos krausistas, que crearon la Junta de Ampliación de Estudios e Investigaciones Científicas, fundada en 1907, se formaron en Europa.

Sobre los médicos de Castellón, Concepción Calvo sostiene la hipótesis de que fueron unos grandes intelectuales que contribuyeron a elevar la cultura científica de los ciudadanos y ciudadanas de Castellón porque siempre se ofrecían a dar conferencias para aumentar el conocimiento sobre enfermedades y novedades científicas. Resalta la autora que influyeron en los planteamientos higienistas de la ciudad de Castellón de la Plana con sus recomendaciones urbanísticas de planificar nuevos ensanches y zonas verdes. Precisamente en la prensa de Castellón siempre se ofrecía como un lugar para recuperar al cuerpo y realizar paseos relajantes el parque Ribalta, situado en esos años a las afueras de la ciudad. Pero además estos médicos intervinieron en momentos graves de epidemias que afectaron a la ciudad de Castellón de la Plana y a sus comarcas. Parece ser que la proporción entre médico y enfermo era bastante equilibrada en Castellón y ya en 1898 se creó el Colegio de Médicos que agrupaba a todos los médicos de la provincia y les asesoraba en sus derechos como así estudia Julio García Guerrero en su libro *Historia del Ilustre Colegio Oficial de Médicos de Castelló (1898-1978).*

Concepción Calvo destaca como gran protagonista a José Clará Piñol, cirujano, inspector de Sanidad, director del Hospital Provincial de Castellón, gran defensor de la vacuna del cólera, que inventó el catalán Jaime Ferrán, con quien trabajó en el Hospital Provincial Trullols para aplicarla en Castellón y en los pueblos de la provincia en los años de la década de 1880 ante los brotes del cólera. También fue promotor de vacunaciones masivas contra la gripe de 1918. Creó los servicios oficiales de Higiene Infantil. Recibió la Gran Cruz de la Orden de Beneficencia y fue nombrado académico de la Historia.

Juan Bautista Bellido estuvo muy relacionado con el doctor José Clará porque ejerció su profesión en el Hospital Provincial de Castellón, donde sería decano desde 1930 hasta la llegada de las tropas franquistas en 1938. Cuando sobrevino la sublevación militar de julio de 1936, Juan Bautista Bellido permaneció en su cargo. El gobernador civil le encomendó la organización de la sanidad provincial, de este modo, fue presidente del denominado Comité de Sanidad Provincial del Frente Popular.

Tanto Juan Bautista Bellido como Vicente Gea Mariño fueron represaliados después de la guerra por ser republicanos, masones y además ostentar el cargo de diputados. Juan Bautista Bellido perdió su plaza en el Hospital Provincial, mientras que José Clará en la guerra civil, ya jubilado, fue respetado por ambos bandos contendientes y pudo seguir con su labor sanitaria.

El conocimiento de estos médicos progresistas nos da una identidad como ciudad que camina hacia la modernidad y está al corriente de todas las innovaciones científicas, pero también en su exposición, Concha nos presenta unos profesionales que estaban preocupados por la situación, en muchas ocasiones de miseria, que vivían las clases trabajadoras y las continuas peticiones que hacían a los políticos que gestionaban la ciudad para que se atendiera a las familias más vulnerables y se dieran las medicinas gratuitamente.

Después de analizar la evolución de la medicina en el ámbito europeo, español y castellonense, Concepción Calvo necesita plantear nuevas hipótesis que concreticen el escenario demográfico en el que se desarrollaron las enfermedades. Estudia cómo había evolucionado la población en la mortalidad y la natalidad, la influencia de las crisis de subsistencias y el cronómetro demográfico en el ámbito de España, el País Valenciano y Castellón y, finalmente, nos ofrece estadísticas que corroboran sus hipótesis. Como pasa con la evolución hacia la modernidad de la medicina, también la demografía experimentó cambios relacionados con las nuevas normas que los gobiernos liberales difundieron por toda España. De 1815 a 1855 todavía existía una mortalidad muy alta, en especial en el sector infantil, por el poco uso de vacunas que arrasaba a la población con la difteria, el cólera, el sarampión o la viruela. En los años objeto de estudio de esta publicación la mortalidad desciende, sobre todo de 1900 a 1918 y de manera acelerada de 1919 a 1931. Concepción Calvo analiza las causas de estos cambios que conducen a la ciudad de Castellón de la Plana y sus comarcas también hacia la modernidad: los progresos médicos, los adelantos en higiene y sanidad pública con el tratamiento de las aguas, control e higiene de los alimentos, limpieza y salubridad de las calles y el establecimiento de los derechos sociales de los trabajadores.

Todos estos adelantos los analiza detalladamente la autora a partir del estudio minucioso que realiza de las enfermedades que más se propagaron en Castellón de la Plana y sus comarcas como son el paludismo, la difteria, la viruela, la rabia o la lepra, y dedica un espacio amplio a las dos enfermedades contagiosas que causaron más muertes como fueron el cólera y la gripe. El origen de estas enfermedades, su desarrollo, su manifestación en el vecindario, el tratamiento médico, las precauciones y las medidas que debían tomar las autoridades públicas, los médicos y la población. Invito a quien lea este libro a que profundice en nuestros antepasados anónimos que tan bien fueron tratados por sus médicos y políticos con actuaciones excepcionales como la del doctor José Clará o el alcalde de Castellón de la Plana José Forcada.

Concepción Calvo se adentra en profundidad para explicarnos la preocupación que se transmitía en los textos médicos desde siglos anteriores por las fiebres palúdicas, llamadas popularmente «tercianas», que afectaban a todas las tierras del litoral valenciano donde se cultivaban los arrozales. No se sabía aún en el periodo objeto de estudio de esta publicación su origen, producido por el mosquito anofeles. Se identificaba, más bien, con las aguas encharcadas donde se cultivaba el arroz y el contagio que producían las aguas putrefactas con materia orgánica en descomposición que se transmitía a través del aire. En Castellón el foco más grande de emanaciones palúdicas estaba situado en el terreno conocido con el nombre de *El Cuadro*, «marjales» muy extensos situados detrás del pinar del Grau. Concepción analiza las noticias de preocupación que se dan en la prensa, ya que se asegura que estas fiebres ocasionaban el cincuenta por ciento de los enfermos en Castellón. La mortalidad afectaba mucho en la zona del Grau, donde se temía llegara a fallecer la mitad de la población, cuyas pantanosas aguas se corrompían durante los calores del verano; a ello había que añadir como describe muy atinadamente la autora:

> Las condiciones en que se desarrollaba el trabajo destruían la salud de los jornaleros. A los mosquitos y al ambiente pestilente había que añadir lo fatigoso de la preparación, siembra y cosecha de este cultivo. Recorriendo los campos agachados, atrapados por el barro, envueltos por nubes de mosquitos y soportando altas temperaturas. Todo ello, unido a un fuerte ritmo de trabajo con el fin de acabar antes de que la lluvia o el granizo de octubre destruyeran la cosecha. Esto debilitaba el cuerpo del jornalero y lo empujaba hacia la enfermedad o la muerte.

En la prensa, donde escriben periodistas, políticos e intelectuales de la época se presentan diferentes propuestas de desecación del terreno y dedicar sus plantaciones a los eucaliptos, ya que la mortalidad en el Grau es preocupante. Se pedía además la desaparición de la *marjaleria* porque el cultivo del arroz propiciaba las enfermedades infecciosas del aparato digestivo. El agua de los arrozales contaminaba las acequias, y al filtrarse en los campos iba a parar a los pozos de donde bebían las poblaciones, las cuales ingerían un agua que, al haber estado en contacto con los arrozales, llevaba la podredumbre de los abonos y demás materias en putrefacción. Eso explica las diferencias en mortalidad entre los pueblos grandes y las aldeas pequeñas. Las ciudades y pueblos grandes disponían de fuentes públicas con unas condiciones higiénicas muy aceptables para su época, en cambio, en los pueblos pequeños la gente bebía el agua de pozos y cisternas contaminadas, cuando no en las mismas acequias que regaban los campos del arrozal. Por ello no es extraño que las autoridades, ante una epidemia, trataran siempre de higienizar las conducciones del agua, evitando pozos y cisternas, y proyectando fuentes que garantizaran la pureza de agua. Se procedió también a reducir los terrenos cultivados de arroz y también se debatió en la prensa la influencia en la atmósfera de los encharcamientos de la planta del cáñamo que contaminaba el aire circundante.

La difteria y la viruela, enfermedades que afectaban en especial a la población infantil, son también analizadas por Concepción Calvo. El descenso de la mortalidad por la difteria se produjo gracias al suero obtenido por Emil von Behring y Émil Roux, que se difundió en Europa a partir de 1894. En poco más de una década, en España los fallecimientos disminuyeron y si en los años ochenta morían sesenta y seis personas de cien mil habitantes, en los inicios del siglo XX llegaron a veintiocho muertes. Aunque la difteria no desapareció del todo, y llegó a producir el año 1920 casi tres mil muertes y en 1939, al final de la guerra civil, más de cuatro mil, ya en la segunda mitad del siglo XX se había logrado combatir gracias principalmente a la vacunación. En la segunda mitad del siglo XX había pasado a ser en Europa un problema residual, gracias principalmente a la vacunación.

No obstante, me gustaría llamar la atención lo avanzada que estaba en estos años la medicina en los conocimientos para prevenir y combatir esta enfermedad y las otras que enumeraremos seguidamente y la atención de las autoridades para adoptar las disposiciones que la ciencia proponía. Se publicaban en la prensa consejos de los médicos, como los del doctor Brochlcaus. En primer lugar aconsejaba a las madres que estuvieran pendientes de los niños si tenían los síntomas de la difteria, que los llevaran abrigados, evitar corrientes de aire y humedades, lavar asiduamente la ropa, fumigar las habitaciones y que no estuvieran en contacto con otros niños.

Pero no solamente aconsejaban a los particulares que tomaran medidas de desinfección y aislamiento, sino que la Junta de Sanidad Local recomendaba que se pasaran con frecuencia visitas médicas a las escuelas de párvulos y que los profesores de instrucción primaria no admitieran en ellas a los niños que presentaran síntomas de la difteria. También se nombró a varios médicos para inspeccionar las escuelas privadas.

La coordinación entre los médicos y el Ayuntamiento era continua ya que aquellos debían informar de las personas atacadas y fallecidas de difteria, para que la autoridad hiciera cumplir las medidas de la Junta, como trasladar el cadáver al cementerio, enseguida que falleciera la víctima, y además fumigar, blanquear y limpiar la habitación y las ropas.

No obstante, las medidas higiénicas de desinfección adoptadas, los médicos y las autoridades sabían que la solución final a la enfermedad era la vacunación, por eso el Ayuntamiento de Vinaròs y el de Castellón de la Plana comisionaron a dos médicos en el primer caso y a un concejal en el segundo para adquirir en el laboratorio del doctor Ferrán en Barcelona el suero antidiftérico. La prensa lo difundió en sus páginas para que fuera adquirido por los médicos.

Otra enfermedad frecuente en Castellón era la viruela, que provenía, como afirma Concepción Calvo, de tiempo inmemorial, una de las enfermedades más antiguas que ha conocido la humanidad y que se cobró la vida de reyes y emperadores. Los brotes epidémicos causaron una alta mortalidad entre los siglos XVII y XIX. Los ilustrados fueron quienes consiguieron la inoculación preventiva de la vacuna con Edward Jenner. Años después, el alicantino Francisco

Javier Balmis y Berenguer, cirujano, médico, botánico y sobre todo un gran emprendedor, lideró la Real Expedición filantrópica de la vacuna, que fue patrocinada por el rey Carlos IV. Balmis llevó entre los años 1803 y 1806 la vacuna de la viruela a América, Filipinas y China en un periplo agotador alrededor del mundo que supuso una de las gestas más gloriosas de nuestra salud pública como destaca Concepción Calvo en su estudio.

Las personas observaron y aprendieron que, si se sobrevivía a la viruela una vez, ya no la volvías a padecer y de su manifestación más visible, la pústula, podían extraer el antídoto para defenderse de ella. A finales del siglo XIX se observó que ciertas personas, en contacto con una enfermedad variolosa que padecían las vacas, adquirían la propiedad de no padecer viruela. Se procedió a inocular el fluido extraído de pústulas de las vacas en individuos sanos, lo que resultaba menos dañino para las personas. Allí estuvo el origen de la vacunación, un legado de la Ilustración.

Precisamente en los años del estudio realizado por Concepción Calvo también se tiene la suerte para la humanidad que el químico y bacteriólogo francés Luis Pasteur obtuviera la vacuna antirrábica. El éxito de la aplicación de su vacuna antirrábica entre 1885 y 1886 a casi dos mil quinientas personas motivó una suscripción popular, cuyos fondos permitieron la fundación del Instituto Pasteur en 1888. Pronto Castellón se hizo eco de esos adelantos y en 1889 el periódico *La Provincia* publica el descubrimiento de la vacuna antirrábica y afirma que el doctor Jaime Ferrán, director del Laboratorio Microbiológico municipal de Barcelona, ha conseguido el cultivo. En Castellón no eran pocos los casos que se producían de personas mordidas por perros rabiosos y muy pronto se instaló en el Hospital Provincial el Instituto de Vacunación Antirrábico. En dicho instituto fue tratado un gran número de personas mordidas por perros rabiosos.

La misma suerte corrió la enfermedad de la lepra, muy temida desde la Antigüedad porque no tenía cura. El descubrimiento del

Mycobacterium lepra en 1878 influyó en aceptar que no era una enfermedad hereditaria sino producida por un agente externo. A finales del siglo XIX estaban identificadas las zonas endémicas en España: Valencia, Andalucía, Galicia y Canarias. Muy pronto la enfermedad tuvo poca incidencia después de aplicar las nuevas teorías científicas.

El estudio del cólera de manera tan amplia que ha realizado Concepción Calvo nos recuerda ya la gripe mundial del coronavirus que nosotros padecimos porque afectó a varios países de Europa, Asia, África y América. Llamado también «cólera asiático», por oposición al *Cholera nostras,* ya conocido desde la Grecia clásica. El agente causal del cólera es el *Vibrio cholerae,* que tiene varios biotipos: el descubierto por Koch en 1883, el localizado el año 1905 en la estación cuarentenaria egipcia de El Tor y el 0139, aislado en 1992.

El contagio se producía habitualmente a través del agua o los alimentos contaminados, y la enfermedad tenía también síntomas inequívocos, ya que la intoxicación intestinal causada por el germen producía unas diarreas que, en ausencia de tratamiento, conducían a la muerte por deshidratación.

El foco endémico originario estaba situado en el sur del valle del Ganges, en la India. En el año 1826 llegó a Persia y a Siberia, a la Europa Oriental cuatro años después, a Alemania y Gran Bretaña en 1831, a Francia en 1832 y a España en 1833. En décadas posteriores del siglo XIX hubo distintos brotes, con la epidemia de 1884-1885, que fue la más grave. En el siglo XX volvió a alcanzar a los países de Europa en los años setenta y posteriormente hemos tenido amenazas desde África y América donde se han desarrollado epidemias.

Las medidas que se tomaron para evitar el contagio nos recuerdan a las que se aplicaron con el coronavirus ya que el Gobierno de España planificó con mucha antelación el combate contra el brote de la enfermedad. Concretamente en el brote tan temido de 1885, el año 1884 ya se estaba planificando y, desde las instituciones públicas, el gobernador, los ayuntamientos de la provincia de Castellón, el personal médico, la Junta Provincial de Sanidad y las Juntas de Distrito que se crearon iban tomando medidas muy estudiadas y avanzadas de las que de manera pormenorizada nos informa la autora del libro. Pueblos y ciudades son protegidos del contagio al poner en cuarentena los puertos para la entrada de posibles productos contaminados, el acordonamiento sanitario de ciudades y municipios y la prohibición de salir donde hubiera enfermos. Muchos vecinos y vecinas se inyectaron la vacuna anticolérica que había inventado Jaime Ferrán.

Las medidas de precaución que la prensa diaria publicaba intentaban que la ciudad de Castellón de la Plana tuviera las mejores condiciones higiénicas como eran la limpieza de las alcantarillas, de los lavaderos públicos, hacer una visita de inspección por parte de los médicos a las casas de las familias más humildes, prohibir los estercoleros en las casas y en las inmediaciones de la población, inspeccionar las tiendas, tabernas, mercados y carnicerías con escrupuloso detenimiento.

La práctica diaria para implantar la higiene en las ciudades nos recuerda a la epidemia reciente que vivimos como en los años del cólera, las autoridades nos recomendaban que desinfectáramos la ropa, ventiláramos la casa y las habitaciones y lleváramos mascarillas, nos aisláramos en nuestras casas, evitando el contacto directo y estar en lugares con mucha gente.

La consulta diaria de la prensa y las circulares oficiales han permitido a Concepción Calvo incluir una enorme cantidad de consejos higiénicos y de productos medicinales que favorecieran el rechazo del contagio, pero no es nuestra intención incluirlos en este prólogo por su larga enumeración.

Aunque la epidemia del cólera tuvo su momento álgido en los meses de junio, julio y agosto de 1885 como demuestra ampliamente Concepción en las gráficas y estadísticas que publica en su libro, la autora comparte con la prensa que las buenas condiciones higiénicas de la población, los auxilios de todo tipo prestados a la clase proletaria y los socorros a los enfermos fueron la causa de que la enfermedad no se cebase en Castellón de la Plana tanto como en otras poblaciones vecinas.

Por último, en el libro que presentamos se estudia la gripe de 1918. Aunque se tiene noticia de que ya hubo una pandemia de gripe en 1530, a finales del siglo XIX y principios de XX aparecieron diversos brotes epidémicos que afectaron a toda Europa, sobre todo en 1893 y 1915, pero la gran pandemia llegó en 1918, y su causa fue un virus que se propagaba por las vías respiratorias. En las comarcas de Castellón la epidemia de gripe se inició en septiembre de 1918 y causó verdadero pánico en octubre de ese mismo año. Los focos se dispersaron por la provincia. El primero provocó gran número de muertes por el Maestrazgo, en Sant Mateu, Catí, Xert, Morella y después La Salzadella, Alcalà de Xivert y Torreblanca. Poco a poco, se fue propagando también a Eslida, Torás, Segorbe..., cada día llegaban a Castellón treinta o cuarenta casos de enfermos graves que tenían que ser encamados en el Hospital Provincial, además de los vecinos de la capital a quienes afectó.

Esta nueva pandemia, Concepción Calvo la relaciona con la crisis económica que produjo la Primera Guerra Mundial, en especial en España y en concreto en las comarcas de Castellón, que vivieron la merma del comercio de la naranja y productos como la cerámica por la guerra, la falta de fertilizantes por el bloqueo alemán con una subida de precios de los alimentos de consumo. El paro aumentó y las clases trabajadoras estaban mal alimentadas y algunas vivían en la miseria. Concepción Calvo nos describe minuciosamente el gran esfuerzo que realizó el alcalde de Castellón José Forcada para que las familias de los trabajadores tuvieran sus casas desinfectadas y recibieran gratuitamente los alimentos y medicamentos necesarios. Recurrió al Gobierno para pedir ayuda económica y trigo por los altos precios del pan, un producto tan necesario; pidió a los farmacéuticos que facilitaran medicinas gratuitamente y a los médicos que atendieran a los enfermos más pobres. Mandó cerrar en los meses de septiembre y octubre iglesias, escuelas y lugares de ocio ya que se era consciente de la necesidad de no estar en aglomeraciones y evitar cualquier contacto. Su labor fue encomiable, acompañada del doctor José Clará, quien como inspector provincial de Sanidad dirigió las operaciones de atención a los enfermos, visitó cada uno de los pueblos afectados de la provincia y marcó la pauta que se debía seguir a todo el personal sanitario. El centro de mando lo tenía en el propio hospital, pero se desplazaba diariamente a las zonas con mayor incidencia de la enfermedad.

La violencia de la gripe asoló a media España, pero enriqueció el concepto de *sanidad civil* con muchos avances, especialmente en la necesidad de vacunaciones masivas, de las que fue pionero el doctor José Clará que aplicó los experimentos de vacunación que algunos médicos como José Sánchez Gozalbo en Castellón y los doctores valencianos Peset y Rincón de Arellano junto con Jaime Ferrán habían descubierto.

Nuestros antepasados merecen un recuerdo y una memoria, tanto quienes sufrieron las enfermedades como los políticos, médicos y científicos que se dedicaron de manera infatigable a su profesión y las combatieron, y este es el principal objetivo que ha tenido la autora de la publicación que presentamos. Además su lectura contribuirá a conocer mejor nuestra historia y a familiarizarnos y aceptar los consejos que nos dé el personal sanitario cuando pasemos alguna enfermedad epidemiológica. Con el acercamiento a los tratamientos que se dan a las enfermedades del periodo 1880 a 1918, aquellos que son negacionistas podrán convencerse de la importancia de los científicos que tienen derecho a experimentar y aprender con los errores y aciertos, pero que, no cabe la menor duda, han hecho avanzar a la humanidad y les debemos nuestro agradecimiento.

Como también debemos agradecer a la investigación de Concepción Calvo los conocimientos que nos ha aportado, su minuciosidad, reforzada por la diversidad de fuentes que ha utilizado. Como siempre, los periódicos como *Heraldo de Castellón, La Provincia, El Clamor,* son una fuente inagotable de información, y que la autora ha utilizado constantemente junto con los Boletines Provinciales, las actas del Ayuntamiento, los datos del Instituto de Estadística, revistas de Castellón como la *Revista Médico-farmaceútica,* con lo que ha conseguido que su estudio sea completo, profundo y científico y no localista, sino local. Siempre siguiendo mis consejos, nos ha incluido diferentes gráficas sobre todas las enfermedades, en especial del cólera y la gripe, si bien se ha centrado en la mayoría de datos en Castellón, también aparecen los de España y los del País Valenciano porque una de mis premisas científicas en los trabajos que he dirigido ha sido hacer una historia local de Castellón y sus municipios, pero no localista, que ilumine y refleje nuestras peculiaridades respecto a España y al País Valenciano, pero también nuestros puntos comunes.

Espero que esta publicación sea de gran utilidad para los estudiantes de medicina y sus profesionales y además para la ciudadanía en general que quiera conocer los antecedentes de una pandemia como la del coronavirus, que se familiarice como parte de su vida ya que no era una novedad cuando ocurrió y que, por desgracia, nuestros antepasados vivieron con más intensidad y reincidencia que en la actualidad, conviviendo con diversas enfermedades y múltiples pandemias, algunas catastróficas como el cólera y la gripe.

Actualmente con los adelantos científicos y tecnológicos nos sentimos más fuertes que nunca, pero con la COVID-19 nos dimos cuenta de nuestra gran debilidad, que fue subsanada gracias a la ciencia. Si leemos las distintas enfermedades que nos describe y analiza Concepción Calvo comprobaremos que nuestros antepasados aún eran más sensibles y débiles ante las pandemias y agradeceremos a la ciencia y a los médicos y al personal sanitario el esfuerzo que han hecho a través de la historia y en nuestro presente. El recuerdo, la memoria del pasado nos enseña a entender mejor nuestro presente.

Como afirma el historiador Alberto Reig Tapia en su defensa de la memoria:

> La memoria forma parte indisociable de nuestro propio yo, porque si perdiéramos la memoria, perderíamos en realidad la vida [...]. Si tal fuera posible, estaríamos perdidos, no sabríamos nada, lo ignoraríamos todo, no tendríamos referentes, careceríamos de la capacidad de entender el sentido primero y último de nuestros actos. El verdadero conocimiento, la sabiduría auténtica, se construye siempre sobre lo que se ha vivido, sobre las experiencias acumuladas, sobre lo que hemos ido aprendiendo y, por tanto, recordando. ¿Cómo sería posible la vida sin la memoria y el recuerdo?

Seguro que el libro de Concepción Calvo que les presentamos y recomendamos les ayudará en esa construcción de referentes que nos enseñarán a entender y afrontar mejor nuestro presente y nuestro futuro, en este caso, en nuestro compromiso con el cuidado del cuerpo y la psique para comprender mejor y aceptar los consejos de la ciencia y beneficiarnos de ella.

ROSA MONLLEÓ PERIS
Universitat Jaume I
Institut d'Estudis d'Història, Memòria i Patrimoni

PRESENTACIÓN

Los factores que de modo más evidente intervienen en el estado de salud de una población, unos son de tipo biológico (infecciosos, toxicológicos, genéticos, inmunitarios, raciales...) y otros son susceptibles de un análisis demográfico, como sucede con la correlación entre la estructura demográfica y el patrón epidemiológico de esa población. Pero también la organización social del trabajo desempeña un papel fundamental: las condiciones laborales, el desarrollo o subdesarrollo tecnológico, las condiciones de vida de la población, la vivienda en la ciudad o el medio rural, las pautas de conducta frente a la conservación de la salud, las costumbres y las construcciones culturales de la enfermedad. Todo ello constituye un conglomerado de referentes y situaciones de riesgo o de protección de la salud, que a veces se asocian a un grupo o clase social o pueden relacionarse tal vez con situaciones de marginación.

En este contexto nos propusimos analizar cualitativa y cuantitativamente la incidencia de las enfermedades que con mayor frecuencia afectaron a la ciudad de Castellón de la Plana y cómo repercutieron en la población enfermedades como el paludismo, la difteria, la lepra, la viruela, la rabia, el cólera y la gripe. En el análisis pormenorizado de las enfermedades que afectaron a Castellón nos propusimos investigar el origen, las manifestaciones y el tratamiento médico de las enfermedades epidemiológicas como un objetivo prioritario en el presente estudio. También analizamos la situación de la higiene en la ciudad de Castellón de la Plana y la política sanitaria que se practicaba en esos años por parte de las autoridades municipales.

Pero antes de investigar las enfermedades, que son el núcleo temático de esta publicación, nos adentramos en aquellos estudios que nos puedan informar sobre los avances de la medicina en Europa y en España; de esa manera podremos conocer cuál era el nivel científico de los médicos que ejercían en la ciudad de Castellón de la Plana en esos treinta y ocho años que hemos estudiado. José Gil Valero, Vicente Gea Mariño, Juan Bautista Bellido, José Clará fueron unos intelectuales que contribuyeron a elevar la cultura científica castellonense e influyeron en los planteamientos higienistas de la ciudad. Nos interesó muy especialmente investigar su recorrido profesional y su intervención en momentos graves de mortalidad como fueron el cólera o la gripe y en las enfermedades endémicas.

Otro tema que nos ha servido de escenario para poder situar las enfermedades ha sido conocer la evolución demográfica de España, del País Valenciano y de Castellón para poder analizar el paso del modelo preindustrial al contemporáneo. Para conseguir este objetivo hemos tenido que averiguar las causas de la mortalidad en Castellón, asociadas a la crisis de subsistencias, las enfermedades infectocontagiosas y la higiene en las casas y en la ciudad de Castellón de la Plana, el control de los alimentos, la limpieza y la salubridad de las calles. Un estudio cronológico de la demografía en Castellón nos ha permitido analizar el tránsito del primer modelo preindustrial de alta natalidad y mortalidad de adultos e infantil al modelo contemporáneo de 1900-1918, que muestra un gran descenso de la mortalidad, progresos médicos, adelantos en higiene y sanidad públicas, en parte por ser establecidos los derechos sociales de los trabajadores.

Investigamos la epidemia del cólera de 1885 en la ciudad y si la vacuna de Ferrán fue aceptada por la sociedad castellonense. Este capítulo es extenso porque no solo analizamos cualitativa y cuantitativamente las muertes y los afectados en la ciudad de Castellón de la Plana, sino que lo ampliamos a toda la provincia. Hemos hecho un análisis diario de las medidas sanitarias de las instituciones públicas y las propuestas de los profesionales de la medicina, pues nos interesaba demostrar si está o no avanzada la medicina en España y, en concreto, en Castellón.

También nos ha interesado estudiar la repercusión de la epidemia gripal del año 1918 en Castellón y cómo fue vivida por sus habitantes. Es amplio el capítulo dedicado a la gripe de 1918 porque tuvo una alta incidencia en la ciudad de Castellón de la Plana y en los municipios de la provincia. Nos propusimos averiguar sus orígenes y sus modos de transmisión. En la prensa, desde el primer momento en que iniciamos el estudio de la gripe, aparecieron dos protagonistas destacados: el alcalde de Castellón de la Plana, José Forcada, y el inspector de Sanidad, José Clará. Paliar la mala alimentación por las crisis de subsistencias que se vivieron esos años y la higiene en las casas fueron las dos mayores preocupaciones del alcalde y el inspector. Intentamos analizar todo el proceso de organización de comisiones y subcomisiones de los respectivos distritos para realizar visitas de inspección a todas las viviendas de Castellón, a fin de conocer el estado higiénico de las casas, número de enfermos y remedios que debían aplicarse. Además nos propusimos demostrar los esfuerzos realizados para conseguir una mejor alimentación en la población.

Por otra parte, nos ha parecido importante averiguar los remedios que se proponían en la medicina popular para el tratamiento de las enfermedades. Nos ha interesado averiguar la reacción de la población ante los profesionales de la medicina y los tratamientos que les aconsejaban, si obedecían en su aplicación o estaban más influidos por la medicina popular y los remedios tradicionales.

La metodología empleada para averiguar, analizar y conocer a fondo las temáticas que acabamos de enumerar parte de un riguroso análisis e interpretación de las fuentes, de la documentación específica sobre el tema encontrado en archivos nacionales, provinciales y locales, colecciones legislativas, datos estadísticos, prensa, revistas... y de la amplia bibliografía sobre el tema.

A través de todos los documentos obtenidos de estas fuentes, hemos procurado realizar un análisis minucioso y crítico de cada uno de ellos con el fin de conocer con detalle el estado científico en que se encontraban las investigaciones sobre las enfermedades estudiadas y la finalidad, las ideas, actuaciones y los intereses socioculturales que confluyeron en el desarrollo de los acontecimientos investigados.

El método analítico, por tanto, nos ha permitido una crítica interna y externa de los documentos utilizados, así como de la procedencia y clasificación de estos para poder analizar el significado de cada texto según el contexto histórico en que está situado y, a la vez, interpretar las cifras y representarlas estadística y gráficamente.

Un enfoque estructural totalizador nos ha permitido el estudio integrado de las enfermedades y su interacción con los aspectos políticos, económicos y sociales, así como hacer un análisis comparativo entre España, el País Valenciano, Castellón y sus comarcas.

Investigar las enfermedades cronológicamente nos ha ayudado a entender los avances en la medicina y sus consecuencias en la población. Al mismo tiempo, el método cuantitativo y comparativo ha sido un complemento del estudio evolutivo de las enfermedades y su incidencia demográfica en diferentes niveles de España, el País Valenciano, comarcas de Castellón y la misma ciudad de Castellón de la Plana. La elaboración de gráficos, porcentajes y cifras absolutas y relativas creemos que permitirá a quien esto lea una visión concreta y más rápida de la incidencia de las enfermedades. Además la información y los datos obtenidos nos han permitido hacer una comparación con los conseguidos por otros autores que realizaron este mismo estudio aplicado a otras provincias de España y del País Valenciano.

En cuanto a las fuentes utilizadas, las primarias, muy abundantes, nos han permitido reconstruir la historia de la medicina y las enfermedades de Castellón y sus comarcas. La prensa de Castellón de los años 1880-1918 nos ha ofrecido una información muy amplia. La lectura de todos esos años nos ha llevado a descubrir temas de gran interés para el estudio que nos proponíamos como la incidencia de las enfermedades que con mayor frecuencia afectaron a Castellón y sus comarcas, así como la actuación de los médicos ante estas. Destaca sobre todo la información diaria de las epidemias del cólera de 1885, en *La Provincia* y en la *Revista Médico-farmacéutica*, y la de la gripe de 1918, en *El Clamor*.

Para el análisis comparativo de las enfermedades que tuvieron lugar a finales del siglo XIX y principios del siglo XX una fuente primordial ha sido la consulta en el Instituto Nacional de Estadística de los anuarios y los movimientos naturales de población, donde nos hemos encontrado con algunos inconvenientes, como el no disponer de la información relativa a todos los años del periodo estudiado. Para investigar la mortalidad nos han resultado muy útiles los libros del Registro General del Cementerio municipal de Castellón.

También ha sido útil para nuestra investigación el Archivo de la Diputación Provincial de Castellón, donde se conserva la colección completa de los *Boletines Oficiales de la Provincia de Castellón* desde 1834 hasta nuestros días. Nos ha servido para consultar las circulares que enviaban los gobernadores a los alcaldes y subdelegados de Sanidad de la provincia de Castellón, en los que se comunicaba lo que el ministro de la Gobernación ordenaba. Pudimos también extraer los datos que figuran sobre la marcha de la epidemia de cólera en Castellón de la Plana y sus comarcas.

Otra fuente digna de destacar ha sido el libro de *Actas del Ayuntamiento de Castellón*. Hemos consultado las colecciones completas desde 1868 hasta 1918, que se conservan en el Archivo Histórico Municipal. Para nuestro estudio han tenido particular valor las sesiones correspondientes a los acuerdos tomados sobre higiene y medidas contra las propagaciones de las epidemias de 1885 y de 1918.

De gran interés para completar nuestros datos ha sido el hallazgo en el Archivo de la Biblioteca Municipal de Rafalafena, de tres tomos del *Boletín de Estadística Municipal de Castellón*, que nos ha servido para recoger los datos de mortalidad en la ciudad de 1914 a 1918, causada por diferentes enfermedades, incluida la epidemia de gripe, que seguramente el Ayuntamiento publicó de manera extraordinaria por la situación que creó esta enfermedad.

La buena catalogación del Archivo Histórico del Colegio de Médicos de Castellón nos ha sido muy útil como fuente de consulta para comprobar el ritmo de colegiación, el número de médicos en proporción con el número de habitantes, y las biografías destacadas de los profesionales de la medicina de Castellón durante el periodo de estudio.

En el Centro Documental de Recuperación de la Memoria Histórica Local de la Universitat Jaume I de Castellón de la Plana hemos realizado consultas para completar las biografías de algunos profesionales de la medicina, y ver los expedientes del Tribunal Especial de Represión de la Masonería y el Comunismo contra algunos de estos profesionales.

Por último, me considero privilegiada al contar con una bibliografía de la Historia de la Medicina que se ha desarrollado en la Universitat de València, dirigida por José María López Piñero y por Josep Lluís Barona Vilar. Ellos me han sugerido algunas de las hipótesis de mi trabajo de investigación.

LA MEDICINA Y LOS MÉDICOS A FINALES DEL SIGLO XIX Y PRINCIPIOS DEL SIGLO XX

1. La medicina europea del siglo XIX y principios del siglo XX: De la teoría microbiana de las enfermedades a la genética

Al comienzo del siglo XIX la medicina hereda las orientaciones del XVIII y domina un vitalismo que no acaba de renunciar a los últimos reductos del hipocratismo, y ve surgir una serie de nuevas mentalidades que, dando un giro espectacular a la visión del cuerpo humano y de la enfermedad hasta entonces imperante, se encaran con la realidad del proceso morboso mediante la utilización de los recursos de la ciencia positiva que, al revés de las ciencias naturales, intentan y consiguen la objetivación y visualización de la enfermedad por vía no especulativa.

De una parte, en la Francia napoleónica, una serie de médicos eminentes (Bichat, Corvisart, Bayle, Laennec), seguidos por otros clínicos europeos, fundamentan la medicina científica en el conocimiento de la lesión anatómica que la produce: la enfermedad, para ellos, será simplemente la consecuencia de una alteración estructural más o menos limitada, susceptible de ser estudiada *de visu*, merced a los recursos diagnósticos que permiten la contemplación directa, desde los métodos endoscópicos hasta el empleo de los rayos x y, si fuera preciso, la cirugía exploratoria. Para los médicos que siguen esta mentalidad anatomoclínica lo fundamental en medicina es el cuerpo humano en su estructura anatómica, en tanto que sede de una lesión morfológica que es preciso modificar, curar o suprimir (Albarracín Teulón 1993, 498).

En contraposición a la «medicina hospitalaria» de comienzos del siglo XIX, surge a mediados del siglo, la medicina de laboratorio, cuyo objetivo central fue conseguir, además, una explicación científica de las enfermedades sólidamente fundamentada en los saberes físicos, químicos y biológicos. Por ello, la investigación experimental de laboratorio pasó a ser una fuente primordial de la ciencia médica, tal como afirmó Claude Bernard: «Yo considero el hospital solo como vestíbulo de la medicina científica, como el primer campo de observación en que debe entrar el médico, pero el verdadero santuario de la medicina científica es el laboratorio».

Desde mediados del siglo XIX, el primer cambio fue la indagación microscópica de las lesiones anatómicas y su interpretación mediante la biología celular. Por otra parte, se superó la visión estática de la enfermedad propia de los anatomoclínicos, al introducir un punto de vista dinámico mediante el estudio de las disfunciones orgánicas con los medios de las ciencias experimentales. Tras descartar las interpretaciones de tipo especulativo, la orientación fisiopatológica de la «medicina de laboratorio» entendió los trastornos funcionales como procesos energéticos o materiales, investigándolos respectivamente con los recursos de la física y de la química.

La microbiología, contribución etiológica fundamental de la «medicina de laboratorio», se viene desarrollando desde mediados del siglo XIX hasta la actualidad. No puede hablarse de genética médica en sentido estricto hasta la segunda mitad del siglo XX, cuando ha comenzado a fundamentarse en la biología molecular (López Piñero 2002, 489).

A partir de los trabajos fundamentales de Pasteur, Koch y Ehrlich, los médicos europeos comienzan a ver claro: la patología microbiana enseña a considerar aquellas enfermedades como la consecuencia de una agresión bacteriana. El cuerpo humano es ahora importante no por conseguir la sede de una lesión anatómica o ser expresión de una disfunción orgánica, sino en tanto que escenario de la lucha entre una concreta parte de ese, a través de sus células o tejidos, y un microrganismo atacante. La investigación se hace ahora más complicada porque a la directa acción de las toxinas bacterianas viene a unirse una serie de complejas reacciones biológicas fruto de procesos inmunitarios. El médico puede conocer la enfermedad infecciosa utilizando pruebas que se basan en estas reacciones —aglutinación, precipitación, etc.—, o bien visualizando directamente los gérmenes mediante su cultivo, tinción y utilización del microscopio. La actuación médica consistirá en diagnosticar y combatir la infección con los escasos medios que en el siglo XIX se conocen (Albarracín Teulón 1993, 499).

Dos nombres destacan por encima de todos, dos nombres que sin duda merecen el título que con frecuencia se les ha otorgado, el de «benefactores de la humanidad»: el francés Louis Pasteur (1822-1895) y el alemán Robert Koch (1843-1910), los fundadores de la bacteriología, los científicos que descubrieron el origen microbiano de los procesos infectocontagiosos. Pasteur fue un químico y físico que no desdeñó los problemas «aplicados» y que terminó ocupándose de problemas médicos.

Louis Pasteur, sin ser ajeno al mundo que le rodeaba, se interesó por problemas relacionados con la agricultura y con la industria de la seda o de la cerveza, al igual que por el origen de algunas enfermedades; de hecho, existe una continuidad entre sus trabajos en todos ellos. Así, sus estudios sobre disimetría molecular le condujeron a ocuparse del alcohol amílico, activo también ópticamente. Ahora bien, resulta que el alcohol amílico desempeña un papel importante en la fermentación láctica. Al introducirse en el campo de la fermentación, Pasteur demostró que esta era el resultado de la acción de organismos vivos microscópicos, y que no se producía cuando se excluían o aniquilaban (sometiéndoles, por ejemplo, a la acción del calor, la forma más primitiva de un proceso que, tras ser perfeccionado, recibió, en honor suyo el nombre de *pasteurización*).

En 1862 escribió «Memoria sobre los corpúsculos organizados que existen en la atmosfera. Examen de la doctrina de las generaciones espontáneas», en la que presentó los resultados con los que demostraba que hay microrganismos que viven en el aire que nos rodea y que pueden contaminar incluso el cultivo más estéril. Mostraba allí, asimismo, que, si un caldo de cultivo estéril era introducido en un recipiente sellado al vacío, en el que no podía penetrar el aire, no surgía ningún microorganismo, establecido este punto, era razonable pensar en aplicar el nuevo planteamiento al origen de enfermedades, algo que condujo a Pasteur, hacía 1877, al estudio del ántrax o carbunco, cuya causa asoció también con un microrganismo.

El médico alemán Robert Koch, tras desarrollar métodos sencillos para hacer crecer y examinar cultivos bacterianos, descubrió el bacilo de la tuberculosis, responsable en aquella época de la muerte en el mundo de millones de personas cada año.

Gracias a las investigaciones de Pasteur y de Koch, y de los que vinieron tras ellos, se llegó a conocer con gran precisión científica la relación causal entre microorganismos y enfermedades infecciosas. Surgió así un modo nuevo de concebir la enfermedad: la teoría microbiana de la enfermedad.

Producto, asimismo, de la teoría microbiana de la enfermedad fue una extensión radical de las técnicas asociadas a una técnica semiempírica existente desde hacía mucho: la vacunación (Ordóñez, Navarro, Sánchez Ron 2007, 499-502).

Al final del siglo XIX fue surgiendo la idea de que los procesos responsables de la herencia tienen lugar en el núcleo de las células, más concretamente en los cromosomas. Si a esto le sumamos el redescubrimiento, en 1900, del trabajo de Mendel, nos encontramos con el nacimiento de una nueva ciencia: la genética.

Un médico inglés, Archibald Edward Garrod (1857-1936), fue el primero que relacionó un desorden humano con las leyes mendelianas de la herencia. En 1896, Garrod se interesó por pacientes con un raro, pero poco dañino, trastorno, conocido como alcaptonuria, cuya manifestación más llamativa es el oscurecimiento de la orina tras su exposición al aire. Después de una serie de estudios, concluyó que el trastorno era de naturaleza congénita, esto es, que se heredaba de los progenitores; que no era el resultado, como hasta entonces se pensaba, de una infección bacteriana.

Garrod encontró un punto de apoyo en otro genetista británico: William Bateson (1861-1926). Tras licenciarse en la Universidad de Cambridge en 1882, Bateson amplió estudios en Estados Unidos, donde se interesó por los problemas relacionados con la evolución de las especies, decidiendo, antes de que se redescubriese el trabajo de Mendel, que las especies no evolucionan de manera continua, sino a «saltos». Instalado de nuevo en su patria, como profesor en Cambridge, Bateson supo de los trabajos que Garrod estaba acometiendo y los interpretó con la ayuda de las ideas de la genética mendeliana, es decir, tomando como base caracteres dominantes y recesivos (Ordóñez, Navarro, Sánchez Ron 2007, 618-621).

Los trabajos de Garrod no suscitaron mucho interés entre sus contemporáneos, y sus recomendaciones de que se estudiasen las enfermedades en términos bioquímicos no resultaron demasiado eficaces. Los genetistas estaban ocupados con organismos más simples que los seres humanos que él estudiaba, la bioquímica se encontraba todavía en su infancia y muchas de las enfermedades que analizaba Garrod eran poco frecuentes y los médicos rara vez se encontraban con ellas en sus prácticas clínicas. Sin embargo, en la década de 1950, cuando se empezó a comprender el papel directo que los genes desempeñan en la producción de proteínas concretas, Garrod comenzó a adquirir la reputación de que ahora goza como el «padre de la genética química».

Pronto la bioquímica mostró su poder, gracias a las investigaciones de, entre otros, Hans Krebs (1900-1981), o de su maestro, Otto Warburg (1883-1970), responsable del descubrimiento del mecanismo de la oxidación celular. La bioquímica desempeñó un papel central en el estudio de los procesos metabólicos, en la purificación, aislamiento y caracterización de enzimas, cinética de las reacciones que estas catalizan, y en su integración en efectos fisiológicos, como la contracción muscular o el crecimiento de tejidos.

Más influyente que Garrod, tanto para el desarrollo como para la institucionalización de la genética, fueron las investigaciones de Thomas Hunt Morgan (1866-1945), un estadounidense que se doctoró en 1890 en la Universidad Jons Hopkins y que se distinguió en el estudio de las mutaciones, proceso que constituye el mecanismo responsable de los cambios evolutivos, lo que contrarrestó la estabilidad de la herencia. Morgan era muy escéptico con respecto al mendelismo, esto es, a una teoría de la herencia que utilizase unidades discretas. Su cambio de actitud se debió a las investigaciones que emprendió con *Drosophila melanogaster*, la mosca del vinagre.

En su libro *The Theory of the Gene* ('La teoría de los genes') escrito en 1928, sintetizó las principales ideas a las que había llegado tras décadas de investigaciones, desarrollando «la teoría de los genes».

El desarrollo de la genética fue abriendo el camino a grandes avances en la comprensión de la vida, hasta el punto de que, si del siglo XIX se puede decir, en lo que se refiere a las ciencias biomédicas, que fue el siglo de la fisiología, el XX fue el de la genética y de la biología molecular. En el plano teórico, fue entonces cuando se obtuvo una base firme para entender la evolución: al ser esta la fuente principal de novedad biológica, la mutación de genes se erigía en el motor que la dirigía. Ahora bien, durante la primera mitad del siglo XX, mientras la genética se convertía en la reina de las ciencias biológicas, la naturaleza física del concepto central, el gen, continuó envuelta en el misterio. Todavía en 1950, en un artículo titulado «El desarrollo de la teoría de los genes» Hermann J. Muller (1890-1967), que había sido colaborador de Morgan y se había convertido en uno de los más grandes genéticos y defensores de la teoría de los genes, declaraba que nadie sabía de qué estaban hechos los genes, cómo podían ser capaces de imponer su carácter sobre los organismos que los transportaban o cómo se reproducen fielmente en la división celular (Ordóñez, Navarro, Sánchez Ron 2007, 618-627).

2. La medicina española: De los fernandinos e isabelinos a la Junta para la Ampliación de Estudios

Para entender lo que la medicina española fue a lo largo del siglo XIX, es preciso detenerse previamente en lo que esta había llegado a ser en los últimos decenios del siglo XVIII.

Por una parte, una Universidad tradicional, anquilosada, en la que la huella de la medicina medieval no permitía abrirse a las nuevas corrientes renovadoras que las universidades europeas inauguraban —tan solo el esfuerzo aislado de los novatores—; de otro lado, algún cambio innovador como el de la Universitat de València de manos de su rector Vicente Blasco, y en tercer término, la institucionalización de una ciencia al margen de la Universidad tradicional, la constituida por las Sociedades Médicas. Ya en 1699 se había fundado en Sevilla la Regia Sociedad Médica donde se discutía cualquier novedad científica. El choque entre estas Academias y la ciencia oficial universitaria atestigua el muro de incomprensión que ayudaron a alzar y mantener las polémicas que se suscitaron entre partidarios de una tradición médica con vigencia aún en las universidades y quienes, desde nuevas instituciones, propugnaron un cambio innovador.

Las Academias poseían un carácter minoritario frente a la ciencia oficial que se imponía en el mundo europeo de la época; pero no agotaron las posibilidades de acceder al saber por caminos al margen de la institución universitaria.

Pero al mismo tiempo, a finales del siglo XVIII, la enseñanza de la cirugía, hasta ahora dispensada en la propia Universidad que formaba cirujanos latinos, o en manos de empíricos sin ilustración denominados *cirujanos romancistas*, dio lugar a una profesión menospreciada frente al estatus social del médico. El utilitarismo de la época va a afectar a tal formación deficitaria, instituyendo los Colegios de Cirugía que van a dar lugar al incremento de la consideración social de los cirujanos, condicionada por la eficacia cada vez mayor de sus actuaciones. Imitando lo que en otros países se había constituido, se crean en España los Reales Colegios de Cirugía, sin duda la institución más importante del siglo XVIII.

La formación que en estos centros recibían los cirujanos primero, y más tarde, a partir de 1827, también los médicos, se caracterizó por un aire innovador, cuyas principales características eran: la enseñanza obligaba a la utilización de libros extranjeros como textos, con numerosas traducciones; se celebraban en ellas juntas en las que se discutían cuestiones médicas; se concedían ayudas económicas a cirujanos para que viajasen al extranjero y se contrataban cirujanos de otros países, con el deseo de que introdujeran en España la medicina europea.

Los avatares históricos de los primeros años del siglo XIX van a dar lugar a que tales esperanzas se agosten. Ante la situación que vive el país, primero por la propia guerra y más tarde por la represión absolutista, aquella prometedora medicina ilustrada se desgaja ideológicamente. Los médicos más conservadores consideran que todo esfuerzo de renovación y europeización ilustrado ha sido un error, y van a propugnar la incomunicación con el extranjero. Por otro lado, hay algunos profesionales que quieren proseguir esa europeización de la medicina, pero piensan que esta tarea modernizadora de la ciencia puede llevarse a cabo desde actitudes diferentes: para unos, dentro del marco de la política francesa posrevolucionaria que encabeza Napoleón, son los afrancesados; para otros, afirmando la necesidad de la independencia política nacional y buscando raíces españolas a su postura. Son los liberales, que al regreso de Fernando VII sufren persecución y exilio; para un tercer grupo, que militan en las filas del absolutismo, deberá llevarse a cabo la reforma de la medicina dentro de tal ideología absoluta (Albarracín Teulón 1988, 143-146).

Fernandinos fueron los profesionales que, nacidos en su mayoría en los últimos años del siglo XVIII, iniciaron su actividad con posterioridad a la guerra de la Independencia y se adentraron en los años del gobierno de Isabel II.

En este periodo hubo figuras interesantes, entre ellas, la del anatomista Lorenzo Boscasa Igual (1786-1857), que publicó en 1844 un *Compendio de anatomía general y descriptiva*; los fisiólogos Juan Mosácula Cabrera (1794-1831) —autor de unos *Elementos de fisiología*— y, sobre todo, Joaquín Hysern Molleras (1804-1883), que realizó una labor experimental original que fue criticada —le acusaron de dar mucha importancia a los experimentos— y careció de continuidad. La transición al pensamiento anatomoclínico la cumplió Antonio Hernández Morejón (1773-1856) en Valencia y en Madrid, y Francisco Juanich (1798-1868) en Barcelona. El foco principal de la nueva mentalidad estuvo en Cádiz: sus representantes fueron Pedro María González (1763-1837) y Francisco Laso de la Vega y Orcajada (1785-1836), líder de un grupo de clínicos integrado por José de Gadorqui, autor de un tratado de enfermedades respiratorias (1840).

A pesar del bajo nivel del saber médico, hubo entre 1800 y 1848, técnicos de cirugía de notable valor. La cirugía fernandina estuvo representada por Diego de Argumosa Obregón (1792-1865), considerado el «restaurador de la cirugía española». Argumosa introdujo la anestesia en España, técnica que había sido presentada en Estados Unidos, en público y por primera vez con éxito, en 1846. Cirujanos fernandinos fueron también, Antonio San Germán (1755-1833), autor de un libro de texto utilizado durante muchos años; Melchor

Sánchez de Toca (1806-1880), médico de Isabel II, y Tomás Corral Oña (1807-1882), que asistiría al nacimiento de Alfonso XII. Todos ellos, seguidores del movimiento anatomopatológico, fueron profesores de la Facultad de Medicina de Madrid. Por su parte, la higiene y la política sanitaria contaron con Pedro Monlau Roca (1808-1871) y con Francisco Méndez Álvaro (1805-1883).

Médicos *isabelinos* fueron aquellos que encauzaron la medicina hacia el nuevo siglo; en su haber contaron con la introducción de la medicina de laboratorio, de la que la anatomía patológica sería su más temprana manifestación y la que antes se consolidaría. Entre ellos Juan Fourquet Muñoz (1807-1865), y el anatómico y cirujano Pedro González de Velasco (1815-1882), que fundó la revista *El Anfiteatro Anatómico Español*. Aureliano Maestre de San Juan Muñoz (1828-1890) ocupó la primera cátedra de histología dotada en España y fundó la Sociedad Española de Histología el año 1874.

A la generación isabelina pertenecieron los médicos que protagonizaron una importante polémica doctrinal: positivismo frente a un añejo ideario hipocrático. Médico hipocrático fue, entre otros, José de Letamendi Manjarrés (1828-1897). Letamendi, catedrático de Anatomía en Barcelona, su ciudad natal, y luego de Patología General en Madrid desde 1878, fue el más significado crítico del positivismo; en cambio, los positivistas estuvieron representados por Pedro Mata y por Ezequiel Martín.

La renovación médica iniciada incluyó una tímida emergencia de las especialidades médicas: la dermatología, de la mano de José Olavide Landazábal (1836-1901) —impulsor del Hospital de San Juan de Dios de Madrid— y la pediatría, con Mariano Benavente (1818-1885). Con el antecedente de la *Patología psicológica* de Juan Bautista Peset y Vidal, la psiquiatría se desarrolló en dos grupos. En Cataluña destacaron Emilio Pi i Molist (1824-1892), Juan Giné i Partagás (1836-1903) —cuya obra *Tratado teórico-práctico de frenopatología* sirvió para institucionalizar la psiquiatría en

España— y Arturo Galcerán —que fundó la Sociedad de Psiquiatría y Neurología de Barcelona—. El grupo madrileño se constituyó alrededor de Pedro Mata Fontanet (1811-1877), autor de un *Tratado de la razón humana* (1878) y creador en España de la medicina legal y del cuerpo de médicos forenses. A Mata le seguirá José María Esquerdo Zaragoza (1842-1912), que se distinguió por la creación de centros asistenciales.

Federico Rubio y Galí (1827-1902), representante del quehacer quirúrgico, fue el máximo exponente de los médicos isabelinos. Rubio y Gali fue diputado a Cortes y senador del Reino. Este pionero de la cirugía en España se caracterizó por practicar en un cadáver todas las operaciones quirúrgicas que, en su tiempo, eran corrientes; ello le permitió introducir en España las técnicas quirúrgicas más actuales y también practicar algunas innovadoras (García Barreño 1998, 141-143).

Fernandinos e isabelinos prepararon la transición hacia el nuevo siglo, paso que realizaron dos generaciones de profesionales. En la primera de ellas destacaron el anatómico Julián Calleja Sánchez (1836-1913), autor de un *Tratado de anatomía*, el patólogo José de Letamendi, ya citado y el clínico Bartolomé Robert y Yarzábal (1842-1902). A mediados del siglo XIX nacieron los más destacados miembros de la segunda generación —los de la Restauración—, generación que fue designada por Laín Entralgo como «generación de sabios» que reincorporaron a España al terreno de las contribuciones originales: junto a la obra de Ramón y Cajal, iniciada en Valencia y Barcelona, Ramón Turró (1854-1926), junto con Jaime Pi y Sunyer (1851-1897), trabajaron en el laboratorio municipal de Barcelona, creado en 1877, entonces dirigido por Jaime Ferrán (1852-1929). Por su parte, José Ribera (1852-1912), fundó en Madrid la cirugía infantil. Alejandro San Martín (1847-1908) creó y cultivó con mentalidad fisiopatológica la cirugía vascular. Luis Simarro Lacambra (1851-1921) investigó la histología del sistema nervioso, la neurología clínica y la psiquiatría. José Gómez Ocaña (1860-1919) elevó el nivel docente de la fisiología experimental en su catedra de Madrid. Federico Olóriz Aguilera (1855-1912) era anatomista y antropólogo, y buen conocedor del evolucionismo biológico. Salvador Cardenal (1852-1927) introdujo en su servicio quirúrgico de Barcelona el método listeriano de la antisepsia, que aprendió en París. Eugenio Gutiérrez (1851-1914) fue artífice de la moderna ginecología operatoria en España, tras formarse en la capital francesa (Albarracín Teulón 1993, 502).

Al iniciarse el siglo XX la concatenación de una serie de figuras y de instituciones que habían comenzado a abrir las puertas de sus cátedras, laboratorios e institutos a la medicina europea, prepararon el terreno para que los jóvenes médicos, a partir de 1905, fueran a completar su formación médica en las instituciones europeas.

La Junta para Ampliación de Estudios y los laboratorios que creó posibilitaron la dedicación a la investigación para asimilar las mejores virtudes del extranjero y convertirse de hecho en un semillero para la instrucción del futuro cuerpo docente de la Universidad. Tras el objetivo inicial de designar candidatos para su estancia en el extranjero, se inicia la preparación de estos, antes de su salida, con vistas a un conocimiento anticipado de las técnicas y materias que habrán de desarrollar fuera de España. A tal fin, a partir de 1910, en la pequeña residencia de la calle Fortuny, en Madrid, y luego, desde 1915, en los altos del Hipódromo, una y otra dirigidas por Alberto Jiménez Fraud (1883-1964), se constituyen una serie de laboratorios —de anatomía microscópica, con Luis Calandre Ibáñez; de química general, con José Sureda y Julio Blanco; de química fisiológica, con Antonio Madinaveitia y José Sacristán; de fisiología general, con Juan Negrín; de histología normal y patológica, con Nicolás Achucarro—, y van anticipando a los estudiantes lo que luego será su tarea fuera de España.

Todas las ramas de la medicina fueron objeto de atención. Este conocimiento de la medicina extranjera supuso para España que un centenar de cátedras universitarias, en las distintas Facultades de Medicina nacionales, fueran ocupadas a partir de entonces por catedráticos que habían sido médicos becados por la Junta para Ampliación de Estudios (Albarracín Teulón 1998, 504-506).

3. La enseñanza médica: Influencia francesa y alemana

La profunda transformación que significó en todos los órdenes la Revolución francesa se manifestó de forma muy clara en el terreno de la enseñanza médica. La completa ruptura con las instituciones del *Ancien Régime* permitió crear un nuevo modelo cuyas características básicas, acordes con los supuestos de la mentalidad anatomoclínica, continúan hoy vigentes en la docencia médica de todos los países. Como hito inicial señalarse el informe que Antoine de Fourcroy presentó a la Convención en 1794. En él se consideraba la observación junto a la cama del enfermo y en la sala de autopsias como centro de la enseñanza y, al carácter libresco de la docencia tradicional, se afirmaba que la nueva debía consistir en «leer poco, ver mucho, hacer mucho». De acuerdo con estos criterios se fundaron en 1795 unos centros, llamados Écoles de Santé y poco después Écoles de Médecine, sin ninguna relación con las universidades, que habían sido suprimidas por un decreto de la Convención dos años antes.

El cambio revolucionario de la organización docente se completó en 1808 con la creación de un nuevo tipo de Universidad, en la que las escuelas citadas se integraron como Facultades de Medicina. El correspondiente decreto fue promulgado por Napoleón, debido a lo cual suele llamarse Universidad *napoleónica* a la todavía hoy existente. La nueva enseñanza médica acabó con la separación entre médicos y cirujanos, y quedó inseparablemente unida a los hospitales debido a que consistía fundamentalmente en un aprendizaje clínico. Entre otras muchas novedades didácticas se desarrollaron en ella dos de gran trascendencia posterior: la lección clínica, como forma de exposición magistral a base de casos concretos, y el internado en servicios hospitalarios anterior a la graduación.

En Alemania, como en la mayoría de los países europeos, se asimiló la reforma francesa, pero desde unos planteamientos que convirtieron a sus universidades en escenarios centrales de la «medicina de laboratorio» durante la segunda mitad del siglo XIX. Dichos planteamientos fueron formulados originalmente por Wilhelm von Humboldt en dos memoriales de 1809 destinados a la reorganización de la enseñanza médica en la Universidad de Berlín. Consistían esencialmente en dos principios: adscribir la formación de los médicos a Facultades de Medicina en universidades públicas, que debían ser para el Estado una responsabilidad económica y administrativa de primer orden, y mantener estrechamente asociadas la investigación y la enseñanza tanto en la selección del profesorado como en la práctica docente. Estos principios guiaron realmente el desarrollo posterior de la institución universitaria en los distintos estados alemanes, por lo que este modelo acostumbra a denominarse *Humboldts Universität.* Este condujo en la práctica a un fenómeno de extraordinaria trascendencia: la aparición del profesional de la enseñanza y la investigación médicas, dedicado a ellas en exclusividad tras varios años de preparación científica consagrados principalmente a la «tesis de habilitación» que faculta para la docencia. Por otra parte, el importante gasto público destinado a las universidades hizo posible una organización basada en un instituto para cada disciplina básica y una Klinik (hospital universitario de carácter monográfico) para cada asignatura clínica. Institutos y clínicas ofrecieron los medios adecuados para el desarrollo de la investigación y de la nueva concepción de la docencia, lo que les convirtió en los núcleos de importantes escuelas en casi todos los campos de la medicina. El modelo alemán se difundió después a la mayor parte de Europa y a Estados Unidos.

En cambio, Inglaterra carecía de tradición médica universitaria. Las universidades de Oxford y Cambridge, las únicas existentes hasta fechas muy tardías, tuvieron muy escaso interés por la enseñanza médica, que, acabó en ellas reducida a poco más de una serie de formalidades escolásticas para la concesión de títulos.

En España, la asimilación tanto del modelo francés como del alemán se desarrolló con graves deficiencias. La primera de las grandes aportaciones de la reforma francesa, la unificación de médicos y cirujanos se intentó en 1827, pero las distintas posibilidades de acceder a él por parte de los médicos y los cirujanos *puros* prolongaron todavía la confusión más de una década. Hasta el plan de estudios de 1843 y su reforma en 1845 no se consiguió la efectiva unificación de la enseñanza y la titulación médicas, dentro de un modelo estatal y centralista de universidad que cristalizó en la Ley Moyano (1857) y que se ha mantenido hasta las reformas del último cuarto del siglo XX.

El título de «licenciado en medicina y cirugía» concedido por las universidades bajo el control ministerial, ha facultado para el ejercicio profesional desde entonces, aunque a finales del siglo XX tropieza con obstáculos planteados por la implantación del sistema de médicos internos y residentes (MIR) para la formación posgraduada, y por la integración de España en la Unión Europea. El único paréntesis digno de mención se produjo como consecuencia del liberalismo académico radical consecutivo a la revolución democrática de 1868, cuya expresión normativa fue un decreto que permitió la creación de numerosas «escuelas libres y escuelas provinciales» de medicina, que desaparecieron tras la Restauración, con la excepción de unas pocas que pasaron a ser Facultades de Medicina estatales. Por otra parte, los sucesores de los antiguos cirujanos, después de una serie de reformas, se convirtieron en practicantes. Lo mismo que las matronas, su formación quedó adscrita a las Facultades de Medicina y su titulación, bajo control ministerial (López Piñero 2002, 623-625).

Las primeras carreras universitarias de mujeres fueron Medicina y Farmacia. Hay que destacar que la incorporación de la mujer a los estudios de medicina planteó numerosos debates en la prensa del siglo XIX. En España llegaban noticias de interés que la prensa médica transmitía a sus lectores. Continuamente se ponía en entredicho las aptitudes y cualidades de la mujer, así como de los grandes inconvenientes que suponía para su honor y su moral el ejercicio de la medicina.

Durante el siglo XIX la profesión de comadronas, matronas o parteras sufrió diversas vicisitudes, planteándose cuestiones referentes a lo conveniente o no de su existencia, a los requisitos exigidos, al campo de sus atribuciones especialmente en relación con el personal médico.

La mejora del nivel científico de las matronas se produjo con la ordenanza de Carlos IV en 1804. Existían matronas con prestigio social cuyos conocimientos eran reconocidos.

En referencia a su actividad profesional y al ámbito de sus atribuciones, aparece en el capítulo 24 del Reglamento para el Régimen y Gobierno de los Colegios de Medicina y Cirugía y de los profesores que ejerzan estas facultades.

La real cédula correspondiente se expidió el 10 de diciembre de 1828. Los artículos 11 y 12 hacen referencia a la instrucción que debían recibir las matronas o parteras. Las que querían obtener este título habían de acreditar haber practicado la obstetricia por un periodo de cuatro años con un facultativo o comadre aprobada, o bien dos años de prácticas y dos de estudios en alguno de los Colegios de Medicina y Cirugía. El catedrático supernumerario les enseñaba todo lo referente al modo de asistir a las parturientas y de socorrer a las criaturas cuando nacían «apopléticas o asfícticas». Además, debían saber leer y escribir y si querían ser aprobadas de parteras o matronas, tenían que ser examinadas por tres catedráticos de los Colegios (Álvarez Ricart 1988, 172-173).

En la Ley de instrucción pública de 1857, el artículo 41 dice «Igualmente determinará el Reglamento las condiciones necesarias para obtener el título de matrona o partera».

El 21 de noviembre de 1861, el Ministerio de Fomento publicó un reglamento para la enseñanza de practicantes y matronas. Las condiciones para ser admitida a la matrícula de partera o matrona entre otras eran: haber cumplido veinte años; ser casada o viuda, las casadas debían presentar la autorización de sus maridos y ambas debían justificar buena vida y costumbres mediante una certificación de sus respectivos párrocos; debían también haber recibido la Primera Enseñanza Elemental completa, que se comprobaría mediante un examen en la Escuela Normal de Maestras (Álvarez Ricart 1988, 175-176).

La moderna enfermería la inició en 1836 el alemán Theodor Fliedner y su gran protagonista fue desde 1860 la inglesa Florence Nightingale y su escuela en el St Thomas Hospital de Londres. Su principal introductor en España fue el gran cirujano Federico Rubio Galí, quien fundó en 1895 una escuela de enfermeras en el Instituto de Terapéutica Operatoria de Madrid. Practicantes, comadronas y enfermeras fueron integrados el año 1953 en el nuevo título de «ayudante técnico sanitario», que se ha mantenido hasta la creación de la diplomatura en Enfermería (1977) (López Piñero 2002, 626).

4. Los médicos de Castellón

Según el historiador Francisco Mezquita Broch (2000, 32-33) y que nosotros hemos podido comprobar a lo largo de nuestra investigación, los profesionales de la medicina tuvieron mucha influencia en la vertebración de la sociedad, en la conformación de una élite social a la cabeza de la ciencia necesaria para Castellón, y un indudable peso social y político.

Un número importante de los profesionales de la medicina desarrollaron sus conocimientos científicos impartiendo conferencias en los centros de sociabilidad de Castellón y en sus escritos en la prensa, con lo que contribuyeron a elevar la cultura científica de los castellonenses. Ejemplos los tenemos con Vicente Gea Mariño (1871-1956), José Gil Valero (1861- ?), Juan Marco Salvador, Francisco Badenes Champel, Ramón Penichet Delgado, etcétera. Asimismo, muchos licenciados en Medicina fueron profesores del Instituto de Enseñanza Media de Castellón. Citamos como ejemplo a Domingo Herrero, Pedro Aliaga, profesor de Matemáticas y director del Instituto en 1896; Antonio Forns y Sanz de Andino, profesores de Gimnasia.

Los médicos también influyeron en los planteamientos higienistas de la ciudad mediante el desarrollo de los nuevos ensanches y de zonas verdes que cumplían una doble finalidad: de higiene y educativa. Podemos citar a Domingo Herrero, que fue alcalde de la ciudad en 1876. Propicio la creación de lo que ahora es el parque Ribalta y que en su día se planteó como jardín botánico según las corrientes higienistas que se estaban dando en toda Europa.

Asimismo, intervinieron profesionalmente en los momentos más graves para nuestra ciudad como fue en la epidemia de cólera en 1885 y en la epidemia de gripe de 1918. Podemos citar entre ellos a Torres Roig, en la primera, y sobre todo al profesional por antonomasia del saber hacer en la profesión, el doctor José Clará Piñol, que ejerció una gran actividad en las dos epidemias citadas, y, sobre todo, el interés que desplegó junto al inspector de Primera Enseñanza, José Senent, en la creación de la primera Colonia Escolar de Castellón.

Al principio del siglo XIX los médicos ejercían su actividad sin estar colegiados, pues el Colegio de Médicos, otro ejemplo en aplicar las leyes y controlar la profesión médica, fue creado en 1898.[1] El ritmo

1. La Diputación de Castellón ha publicado en 2024 el libro de Julio García

de colegiación de los médicos de Castellón lo podemos separar en varias etapas, la primera, que abarca desde la creación del Colegio en 1898 hasta 1902, coincidiendo con el final de la obligatoriedad de la colegiación, en todo este periodo se inscriben treinta y un médicos; la segunda, hasta el año 1920, cuando se impone definitivamente la obligatoriedad, aparecen treinta y siete médicos que ejercen en Castellón; la tercera que llega hasta junio de 1938, cuando Castellón es ocupada por el general Franco, en la que se inscriben cincuenta médicos más, pero de la cual no sabemos exactamente las bajas, los traslados o las defunciones, y por último, hasta 1944, aparecen veintidós médicos más, con la misma salvedad de la etapa anterior. En total ciento cuarenta médicos inscritos en el Colegio, pero no podemos asegurar que cubran a todos, por varias razones, una es la que ya hemos comentado sobre la colegiación. De los ciento cuarenta médicos inscritos en el Colegio, cincuenta se licenciaron en la Facultad de Medicina de Valencia, le siguen Madrid con diez; Zaragoza y Barcelona con seis cada una; Granada con tres, Salamanca y Santiago con dos y Cádiz, Valladolid y la Habana con uno. Es decir, el factor geográfico era importante a la hora de escoger el lugar de estudio.

La especialidad más numerosa en la ciudad era la Pediatría con diez especialistas; le seguían la Ginecología (partos) con nueve; Oftalmología con siete; Cirugía General, con seis, Otorrinolaringología, Radiología, Venérea-sífilis, con cinco; Digestivo, Odontología, Vías respiratorias con tres; Análisis Clínicos, Cardiología y Nutrición, con dos; Aparato Circulatorio, Medicina Interna, Nutrición y Secreciones Internas, Urología, con una (Mezquita Broch 2000, 30-31).

Guerrero *Historia del Ilustre Colegio Oficial de Médicos de Castelló (1898-1978)*, donde en el capítulo 3 analiza el Colegio de Médicos en el periodo que estudiamos. Véanse las pp. 59-84.

Una cuestión importante es saber la relación de médicos con el número de habitantes para ver hasta qué punto la sociedad estaba asistida. Tenemos dos datos importantes con los cuales podemos hacer alguna comparación: la primera es de 1898-1902, y la segunda, de 1920. En 1900, Castellón de la Plana tenía 29.904 habitantes para los cuales ejercían treinta y un médicos; en 1900, Alicante tenía 62.546 habitantes para los que disponía de treinta y ocho médicos. Las cifras de Castellón de la Plana representan 964 habitantes por médico. En 1920, Castellón tenía 34.457 habitantes para los cuales había treinta y siete médicos, resultando 931 habitantes por médico, en Alicante no hay cifras para 1920, pero en 1925 tenía ochenta y cinco médicos. Todas estas cifras vienen a demostrar que el nivel asistencial por el número de profesionales era bueno y además la tendencia iba mejorando; habría que ver si la educación sanitaria o las posibilidades económicas de los enfermos les permitían acceder a ello.

Biografías destacadas de profesionales de la medicina en Castellón

Los médicos de finales del siglo XIX y principios del XX representaron un colectivo que irrumpió con la fuerza de sus estudios universitarios, unido con otros colectivos parecidos para tratar de modernizar nuestra sociedad. En general, la numerosa irrupción de los profesionales de la medicina a finales del siglo XIX en Castellón representó una mejora social considerable, si tenemos en cuenta que la estructura profesional de Castellón nos mostraba una sociedad donde el peso rural todavía era muy definitorio, con el 37,10 % que se dedicaba fundamentalmente a la agricultura, pero que realmente afectaba mucho más que las mismas cifras indican. Los médicos, por la consideración social de la profesión, se situarán como una élite en el seno de una clase media acomodada, al lado de la Administración local, influyendo con sus opiniones no solamente en cuestiones relativas a la profesión sino en todas aquellas que afectaban de un modo u otro a la sociedad.

Entre los profesionales de la medicina de la época que estamos estudiando destacan por su bien hacer en la profesión, José Clará Piñol y, por su influencia en la política del momento en la ciudad, Vicente Gea Mariño. También hacemos referencia a otros profesionales que estuvieron implicados en la política de Castellón.

José Clará Piñol (1858-1946)

El doctor José Clará nació en Torreblanca en 1858. Se licenció en la Universitat de València, en 1881 y se colegió en Castellón en 1898, según el real decreto de 12 de abril de 1898, y se volvió a colegiar en 1917. Comenzó a ejercer el 1 de agosto de 1881 en Castellón. Se dio de baja en el Colegio de Médicos el 30 de junio de 1938 por retirarse del ejercicio profesional por motivo de su edad avanzada.[2]

El 4 de enero de 1883 fue nombrado cirujano primero del Hospital y enseguida médico forense. Su prestigio se acrecentó cuando, además de la práctica de sus especialidades, con medios materiales rudimentarios, se volcó hacia los servicios hospitalarios de tipo general y atendió con entusiasmo la investigación y los trabajos de laboratorio que le convirtieron en pionero de la medicina preventiva a través de vacunas contra la rabia, que Louis Pasteur había practicado en Francia. El Hospital de Trullols de Castellón fue una referencia básica igualmente con motivo de la epidemia del cólera que se extendió por media Europa, también en España y con focos virulentos en la provincia castellonense. El doctor Clará tuvo ocasión de trabajar en perfecta sintonía con el joven bacteriólogo Jaime Ferrán, responsable de dirigir en España todas las operaciones sanitarias.

---

2. Archivo del Colegio de Médicos de Castellón (a partir de ahora ACMCS). Registro General de Colegiados. Tomo I, números 1-500.

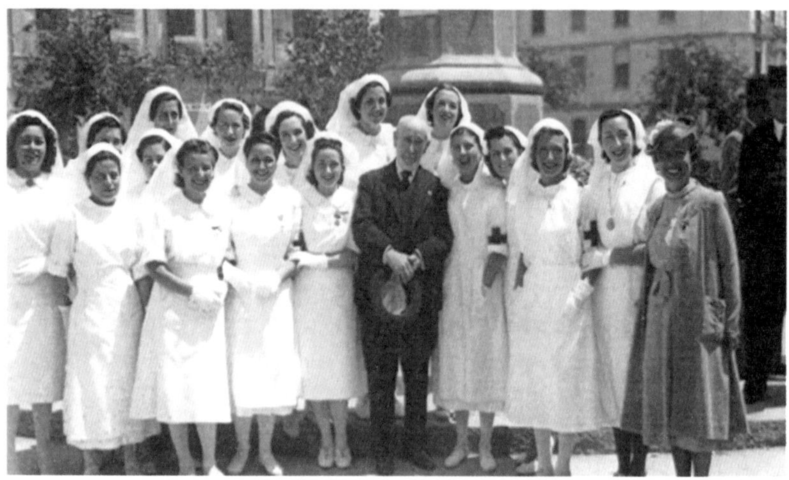

El doctor José Clará con las enfermeras del Hospital Provincial de Castellón. Fondo fotográfico: colección José Prades

El doctor Clará hizo las siguientes observaciones sobre la aplicación de la vacuna del cólera: «Fueron experiencias memorables. Los procedimientos vacunales se hallaban en sus albores y no teníamos antecedentes. Ferrán empleó ya una vacuna con gérmenes vivos y abrimos nuevos horizontes en las técnicas de vacunación preventiva».

Como cirujano, efectuó operaciones a enfermos de toda la provincia. También creó los servicios oficiales de Higiene para atender a la infancia.

En 1898 ganó las oposiciones para inspector de Sanidad, asumió la dirección del Hospital y sufrió la lentitud en la construcción del nuevo Hospital en la carretera de L'Alcora. Presidente honorario del Colegio de Médicos, recibió la Gran Cruz de la Orden de Beneficencia, fue nombrado académico de la Historia.

En la guerra civil, ya jubilado, fue respetado por ambos bandos contendientes y pudo seguir con su labor sanitaria. Al final de sus días fue concejal del Ayuntamiento de Castellón de la Plana.

El año 1918 fue una fecha imborrable para la sanidad castellonense, ya que a finales del verano se declaró una epidemia de gripe. Los focos se dispersaron por la provincia. El primero provocó gran número de muertes por el Maestrazgo, en Sant Mateu, Catí, Xert, Morella y después La Salzadella, Alcalà de Xivert y Torreblanca. Poco a poco, se fue propagando también a Eslida, Torás, Segorbe..., cada día llegaban a Castellón treinta o cuarenta casos de enfermos graves que tenían que ser encamados en el Hospital Provincial, y también afectó a los vecinos de la capital. Como inspector provincial de Sanidad, el doctor Clará dirigió las operaciones de atención a los enfermos, visitó cada uno de los pueblos afectados y marcó la pauta que se debía seguir a todo el personal sanitario. El centro de mando lo tenía en el propio Hospital, pero viajaba diariamente a las zonas con mayor incidencia. La violencia de la gripe asoló a media España, pero enriqueció el concepto de sanidad civil con muchos avances, especialmente en la necesidad de vacunaciones masivas, de las que fue pionero el doctor José Clará (Bellés Salvador 2012).

José Gil Valero (1861- ?)

Nació en Valencia el 5 de octubre de 1861, se licenció en Medicina y Cirugía en 1894. Ejerció en Eslida desde 1897 y se colegió por primera vez en 1899. Residente en Vila-real, llegó a ser jefe de los republicanos de la ciudad y diputado a Cortes, junto con el también médico republicano Vicente Gea, por el distrito de Castellón en 1915.[3]

Gil Valero fue iniciado en la logia Sol Naciente n.º 8 de Vila-real el 12 de marzo de 1926, adoptando el nombre simbólico de *Leonardo da Vinci*.

Los datos que aparecen sobre él en su expediente masónico[4] son muy escasos, incidiendo únicamente en su iniciación, tanto en el

3. ACMCS. Registro General de Colegiados. Tomo I, números 1-500.

4. Centro Documental de Recuperación de la Memoria Histórica de la Universidad Jaume I (desde ahora CDMH UJI), Legajo 318 B, expediente 33.

informe de la Comisaría General de Información de la Dirección General de Seguridad, que solo da cuenta de la ficha que sobre él existe en su Archivo Masónico, como en el de la Sección Especial de la Delegación del Estado para la Recuperación de Documentos, que el 3 de marzo de 1942 informaba al Ministerio del Ejército que sobre Gil Valero sólo poseía los datos de su iniciación y de que había sido denunciado como masón en la Declaración Retractación presentada por Manuel Usó Jarque el 22 de mayo de 1940.

Le fue incoado un sumario por el Tribunal Especial de Represión de la Masonería y el Comunismo en 1942, con el número de registro del TERMC[5] 167, que no ha podido ser hallado en el Centro Documental de la Memoria Histórica de Salamanca.[6]

Vicente Gea Mariño (1871-1956)

Vicente Gea Mariño nació en Castellón de la Plana en 1871 en el seno de una familia acomodada. Se licenció en la Universitat de València el 25 de octubre de 1895. Empezó a ejercer en Castellón en 1896 y con fecha 8 de agosto de 1899 se dio de alta en el Colegio de Médicos con el número 4, en la especialidad de Medicina General. Al interrumpirse la colegiación entre 1906 y 1917, por no ser obligatoria, Gea volvió a colegiarse el 17 de junio de 1917. El Ayuntamiento de Castellón de la Plana le dedicó una calle en 1989.

---

5. TERMC: Tribunal Especial para la Represión de la Masonería y el Comunismo.

6. Véase más ampliamente las leyes que creó el régimen franquista para la represión y, en especial, contra la masonería en la provincia de Castellón en el libro publicado en 2020 de Vicent Sampedro Ramo, *Inhabilitación absoluta y perpetua. La represión franquista contra los masones de Castelló*, colección «Història i Memòria» de la Universitat Jaume I. Referido concretamente a la represión que sufrieron los médicos de la provincia de Castellón véase de Julio García Guerrero *Médicos de Castelló. Ideología política y violencia (1936-1950)*, en la colección «UniverCiutat», publicado por la Universitat Jaume I y el Ayuntamiento de Castellón de la Plana.

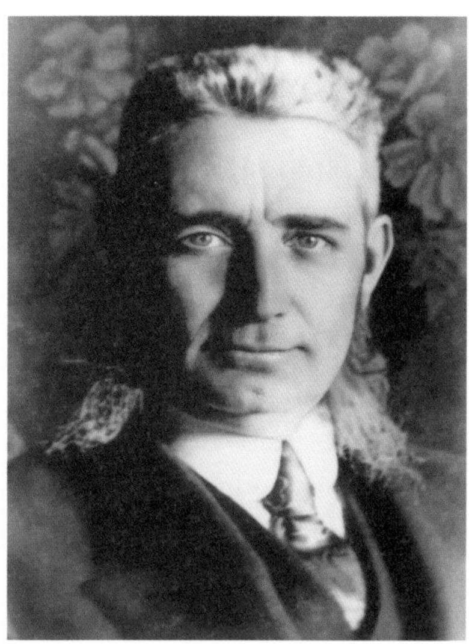

Vicente Gea Mariño. Fondo fotográfico: *I Centenario del Ilustre Colegio Oficial de Médicos de Castellón*

Fue presidente del Colegio de Médicos desde 1919 a 1927 y desde 1930 a 1932. El 29 de diciembre de 1947, por acuerdo de la junta directiva y por haber cumplido sus bodas de oro con la profesión se le concede el título de Colegiado de Honor.[7]

Vicente Gea era republicano perteneciente a los federalistas integrados junto con los unionistas en la Federación Provincial de Castellón. En 1899 fue nombrado concejal junto con Enrique Gimeno Michavila, que era presidente de los federales (Archilés Cardona 2001, 37).

Fue elegido diputado provincial por el distrito de Castellón en las elecciones de 1915, junto con José Gil Valero, jefe de los republicanos de Vila-real.[8]

7. ACMCS. Registro General de Colegiados, 1898.
8. *El Clamor*, 15/03/1915.

Vicente Gea dio varias conferencias sobre el darwinismo en el Círculo Mercantil que le valieron fuertes ataques de la prensa neocatólica por defender abiertamente la evolución de las especies; asimismo dio varias conferencias sobre ciencias naturales en los centros de sociabilidad republicana. Era un notable conferenciante que sabía hermanar admirablemente los conocimientos científicos con la sencillez del lenguaje para que fueran comprendidos por los asistentes que no poseían una formación científica. Demostraba un notable conocimiento de la ciencia de su tiempo en cada una de las conferencias que daba. Los títulos de las conferencias más notables fueron: «Darwin y su escuela», «Función de nutrición», «El origen del hombre», «Lo infinitamente grande y lo infinitamente pequeño», «Sol y agua en relación con la vida orgánica», «El tabaco».

También dio una conferencia sobre «La higiene en las escuelas», con otros científicos, en representación de la Liga contra la Ignorancia. En el Instituto General y Técnico se celebró una asamblea para pedir al Gobierno mejoras en la enseñanza y sanidad. Gea participó entre otros oradores con una conferencia sobre este tema.[9]

Asimismo, en Semana Santa los republicanos organizaban conferencias sobre temas filosófico-religiosos en el Centro Republicano, Vicente Gea fue invitado varias veces a disertar sobre estos temas donde defendía siempre la verdad de la ciencia en oposición a «históricos dogmatismos sin correspondencia con la civilización moderna».

Como diputado defendió abiertamente la implantación de la Escuela Normal de Maestros que la Diputación de Castellón se negaba a crear; asimismo se interesó vivamente por el desarrollo de las cantinas escolares, los roperos y la gota de leche en Castellón.

Gea Mariño había sido iniciado en la logia Juan Prim n.º 193 de Valencia, según informó esta logia al Gran Oriente Español en octubre de 1893, para que la Obediencia le proveyera de una carta de

9. *El Clamor*, 10/05/1909.

recomendación para los masones de París, a donde Gea iba a realizar una estancia de estudios y de un certificado del grado de aprendiz, que fue fechado el 11 de noviembre de 1893 y firmado por el Gran Maestre Miguel Morayta.

En 1894 pertenecía al Capítulo Integridad n.º 28 de Castellón de la Plana, del que se conserva un certificado de su investidura al grado 4.º en diciembre de 1895.

A pesar de contar con 73 años, el Tribunal Especial de Represión de la Masonería y el Comunismo le incoó el sumario 1373/1944 (CDMH. TERMC 11.518), acusándole del delito de masonería, habiendo alcanzado el grado 4.º y de no haber presentado la Declaración Retractación a la que obligaba la Ley de 1 de marzo de 1940. Fue condenado el 6 de octubre de 1945 a la pena de doce años y un día de reclusión menor y las accesorias correspondientes, que cumplió en prisión atenuada en su domicilio hasta que el 18 de febrero de 1948 el Consejo de Ministros le conmutó esta pena por la sanción de separación e inhabilitación para cargos políticos y sindicales.[10]

Juan Bautista Bellido Tirado (1878-1953)

Nació el 20 de agosto de 1878 en Castellón de la Plana. Se licenció en la Universitat de València en 1901 e ingresó en el Colegio de Médicos en 1911. Se dio de baja del Colegio de Médicos por acuerdo del consejo directivo de 16 de marzo de 1940 por hallarse

10. CDMH UJI. Expedientes de Causas. Sumario 1374-44 contra Vicente Gea Mariño por delitos de masonería. Véase también el de Concepción Calvo Más: «Médicos represaliados en la posguerra de Castellón. Vicente Gea Mariño y Juan Bautista Bellido Tirado, republicanos y masones». En *Víctimes de la guerra civil i el franquisme en les comarques del País Valencià. Personatges públics i testimonis anònims.* Rosa Monlleó edit. En prensa. Publicacions de la Universitat Jaume I. Colección «Història i Memòria».

cumpliendo condena impuesta por los tribunales de justicia por su actuación en «La Revolución Marxista». En sesión de 12 de julio de 1941 se le concede el reingreso por haber reanudado su ejercicio profesional, fijando su residencia en Almassora.[11]

En 1904 empezó a trabajar como médico interino en el Hospital Provincial de Castellón. Su vida profesional estuvo en aquel tiempo vinculada al doctor José Clará Piñol. En 1925 ganó las oposiciones a médico de sala que se celebraron en Valencia.

El 12 de abril de 1930 fue nombrado decano del Hospital Provincial. El cargo lo ostentaría ocho años, durante todo el periodo de la Segunda República, hasta la ocupación de Castellón en 1938 por las tropas sublevadas (Bellido Blasco 2012).

Cuando sobrevino la sublevación militar de julio de 1936, Juan Bautista Bellido permaneció en su cargo. El gobernador civil le encomendó la organización de la sanidad provincial, de este modo fue presidente del denominado Comité de Sanidad Provincial del Frente Popular.

Castellón permaneció fiel al Gobierno republicano legal. En este contexto, el Hospital fue refugio de algunas personas de significación derechista.

Perteneció al Partido Republicano de Alejandro Lerroux, formación política que abandonó para adscribirse a la Unión Republicana de Diego Martínez Barrios. En una votación fue nombrado candidato a la alcaldía de Castellón de la Plana. Fue compromisario para las elecciones presidenciales de febrero de 1936.

Se dice que pertenecía a la francmasonería y era muy «asiduo concurrente a la logia que establecieron en la iglesia de San Agustín de Castellón y que dirigía Gómez Hidalgo, destacado masón».[12]

---

11. ACMCS. Registro General de Colegiados. Tomo I, números 1-500.
12. Archivo Histórico Nacional, FC-CAUSA_GENERAL, 1399, exp. 2.
Otros médicos que influyeron en la sociedad de Castellón fueron Juan Salvador

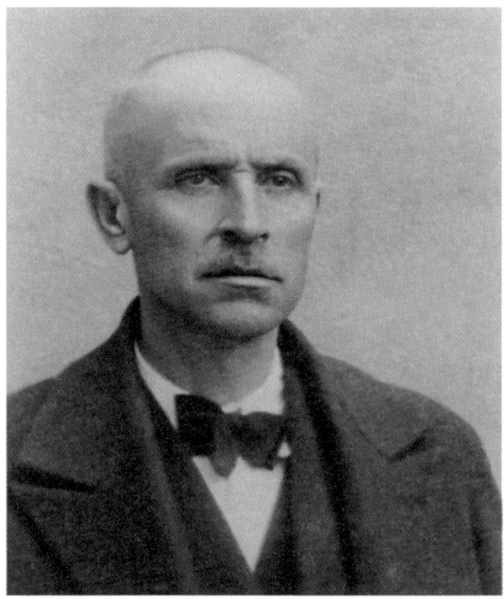

Juan Bautista Bellido Tirado. 2012. «Remembranza: Juan Bautista Bellido Tirado (2012) Castellón 20/8/1878-18/11/1952: médico y decano del Hospital Provincial de Castellón». Fondo fotográfico: www.memoriacastello.cat/11050603.html. [30/10/2012]

El 16 de junio de 1936 es conducido a la prisión donde se le abre el expediente procesal 2.987. Entre la fecha de detención y el 25 de agosto en que es conducido a la cárcel de Torrero (Zaragoza) es

Marco y Luis Sanz de Andino. De estos dos profesionales de la medicina no figura la fecha de nacimiento y de muerte en el Registro General de Colegiados. Juan Marco se licenció en Medicina en 1910, aunque no figura en el registro de la Universidad, ingresó en el Colegio de Médicos en 1917. Era médico especialista en partos y ejerció en Castellón. Fue republicano y vicepresidente de la Unión Republicana Propagandista. En los centros de sociabilidad republicanos pronunció varias conferencias sobre ciencias naturales, entre ellas: «Los microbios» y «Funciones de reproducción».

Luis Sanz de Andino Bellver nació en Almussafes, se licenció en Medicina y Cirugía en la Universitat de València en 1882. Dejó la profesión en 1897 y en 1899 se colegió en Castellón. Fue profesor de Educación Física en la Escuela Normal de Maestras y en el Instituto de Segunda Enseñanza de Castellón.

ACMCS. Registro General de Colegiados, 1898.

sometido al procedimiento sumarísimo de urgencia, identificado con el número 219 C.

La sentencia del Tribunal del Consejo de Guerra, procedimiento sumarísimo, presentada en Castellón el 9 de julio de 1938, le atribuye haber pertenecido al Partido Radical, a Unión Republicana, haber sido designado en febrero de 1936 candidato a la alcaldía por el Frente Popular, compromisario para la elección de presidente de la República y director del Hospital, cargo desde el cual desarrolló una intensa labor de propaganda contra el Movimiento Nacional, llegando a decir que a Franco había que matarlo y arrastrarlo; le reconoce que no tomó parte en la detención de enfermos del Hospital, pero dicen que no hizo lo suficiente para evitarlo. Lo condenan a reclusión perpetua por delito de adhesión a la rebelión militar, además de la interdicción civil, inhabilitación absoluta y pago de responsabilidades civiles, y fue trasladado a la prisión de Torrero (Zaragoza). Fue puesto en libertad condicional en 1940 tras sucesivas conmutaciones de pena. En 1946 recibió el indulto de la pena de cárcel por el delito de rebelión.

Tiempo después, recién indultado, solicitó el reingreso al Hospital que le fue varias veces denegado. Expulsado del Hospital y cesado como funcionario de la Diputación, y teniendo prohibido ejercer temporalmente en Castellón, abrió consulta en Almassora durante el tiempo que duró el destierro. Regresó a Castellón y reanudó el ejercicio médico en su consulta de la plaza de la Independencia n.º 8, murió en 1953, a los 74 años (Bellido Blasco 2012; Calvo Más 2012).

EVOLUCIÓN DEMOGRÁFICA E INCIDENCIA DE LAS ENFERMEDADES MÁS FRECUENTES EN CASTELLÓN. UN ESTUDIO COMPARATIVO

1. Evolución demográfica de España: del modelo preindustrial al contemporáneo

Según Josep Lluís Barona Vilar (2002, 15-16), la salud humana se encuentra condicionada no solo por factores biológicos, sino también por otros de carácter cultural y social. Por todo ello, el proceso de conservación y de reproducción social de la salud incorpora al menos las dimensiones biológica, ecológica, psicológica, cultural y económica.

Los factores que de modo más evidente intervienen en el estado de salud de una población son, entre otros, los de tipo biológico (infecciones, toxicológicos, genéticos, inmunitarios, raciales) y los susceptibles de un análisis demográfico, como sucede con la correlación entre la estructura demográfica y el patrón epidemiológico de esa población. Pero también la organización social del trabajo desempeña un papel fundamental: las condiciones de vida de la población, la vivienda en la ciudad o el medio rural, las pautas de conducta frente a la conservación de la salud, las costumbres y las construcciones culturales de la enfermedad (Barona Vilar 2002, 15-16).

El incipiente desarrollo de una demografía sanitaria durante la segunda mitad del siglo XIX aporta al menos la evidencia de que durante esa época y los comienzos del siglo XX las condiciones sanitarias en que se encontraba la población española eran por lo general, muy deficientes. Que tanto la población como los políticos eran conscientes de ello se deja ver en la publicación *Cuestiones fundamentales de higiene pública en España* elaboradas por el Real Consejo de Sanidad, editado en 1901. También el testimonio de los salubristas lo reitera a través de un sinfín de informes, bandos, propuestas institucionales y folletos. Ya hemos comentado en otro capítulo que, en Madrid, Philip Hauser calculaba en la década de los años 1880 la existencia de más de tres mil pozos negros contaminantes, señalaba también que la mayoría de los sumideros carecía de sifones y censaba en más de cuatro mil las viviendas que carecían de suministro de agua potable. Una década después, el mismo autor, en su *Geografía médica de la península Ibérica* denunciaba, que, a partir de los datos recogidos directamente de los inspectores provinciales de Sanidad, la práctica totalidad de las capitales de provincia carecían de las infraestructuras sanitarias adecuadas en lo que se refiere al tratamiento de aguas sucias y de bebida, control e higiene de alimentos, limpieza y salubridad de las calles (Hauser Philippe 1902).

En el siglo XIX las enfermedades del aparato digestivo, excluidos el cólera y la disentería, eran las que más fallecimientos ocasionaban, seguidas de las enfermedades respiratorias. La década de los setenta fue la de mayor mortalidad debido a la tuberculosis pulmonar y a infecciones en la población menor de cuatro años; en 1885, debido a la epidemia de cólera, hubo un fuerte aumento en el número de fallecimientos. En la segunda década del siglo XX se observa un aumento de la mortalidad causada por la epidemia de gripe de 1918; y aunque en conjunto la mortalidad fue descendiendo y este descenso se mantuvo en los años veinte y treinta, la guerra civil elevó estas cifras durante los años en que se desarrolló la contienda.

En cuanto a la mortalidad infantil hay un moderado descenso a partir de 1905; E. Ramos y M. A. Villatoro han estudiado las causas de muerte en menores de cuatro años hasta mediados del siglo XX y estas fueron la diarrea, la bronquitis aguda, la neumonía, la meningitis simple, las alteraciones congénitas y la prematuridad. Ese descenso observado en dicha mortalidad se debió a la disminución de la muerte por diarrea, y eso fue consecuencia de unas mejores condiciones higiénicas. Esta disminución se vio interrumpida en los tres años que duró la guerra civil (Báguena Cervellera 1998, 129).

Las primeras décadas del siglo XX fueron escenario de toda una serie de medidas profilácticas, preventivas e institucionales dirigidas a afrontar la vergüenza pública que representaba la elevada mortalidad de los niños: una legislación protectora de la infancia, la fundación de nuevos centros de acogida de niños, la gota de leche, los dispensarios de puericultura y las campañas de vacunación, fueron aspectos concretos de las estrategias médicas y políticas encaminadas a mejorar las condiciones de vida de la infancia y atajar su muerte prematura (Barona Vilar 2002, 61-62).

En el siglo XIX puede afirmarse que, en términos generales, cada país europeo adquirió sus propios perfiles en el proceso de transición demográfico, desde la economía del Antiguo Régimen hasta la era del capitalismo industrial. A largo plazo, las naciones avanzadas se aproximaron rápidamente en cuanto a sus rasgos estructurales en el comportamiento de su régimen demográfico: disminución de la mortalidad y mantenimiento e incluso avances en la natalidad, en una primera fase, para caer luego a largo plazo. El resultado del nuevo orden en la población fue un mayor crecimiento vegetativo y una creciente esperanza de vida.

En España el proceso de modernización del ciclo demográfico no tuvo lugar hasta el siglo XX. En contraste con la evolución de los efectivos poblacionales de los países europeos que habían experimentado desde la segunda mitad del siglo XVIII el proceso industrializador,

España solo creció modestamente y con ritmos más lentos que los que alcanzaron Gran Bretaña, Alemania, Francia o Suecia a lo largo del siglo XIX.

A comienzos del siglo XIX la población española rondaba los once millones de personas; mientras que en 1877 las cifras del censo arrojaban un total de 16.622.175 (tabla 1) (Nicolau Roser 2005, 124).

TABLA 1. POBLACIÓN DE ESPAÑA (POR SEXOS Y TOTAL) Y TASAS DE CRECIMIENTO ACUMULATIVO ANUAL, 1787-2001. POBLACIÓN DE HECHO. PENÍNSULA, ISLAS BALEARES Y CANARIAS

Año	Hombres	Mujeres	Total	Índice de población (base 1900 = 100)	Tasa de crecimiento acumulativo anual Porcentaje
1787	5.190.448	5.202.468	*10.392.916*	56	...
1797	5.220.299	5.320.922	*10.535.975*	57	0,14
1857	7.663.541	7.790.973	*15.454.514*	83	...
1860	7.740.842	7.904.230	*15.645.072*	84	0,34
1877	8.125.862	8.496.313	*16.622.175*	89	0,36
1887	8.601.333	8.948.275	*17.549.608*	94	0,54
1897	8.779.240	9.329.370	*18.108.610*	97	0,31
1900	9.071.965	9.522.440	*18.594.405*	100	0,89
1910	9.674.168	10.252.982	*19.927.150*	107	0,70
1920	10.315.655	10.987.507	*21.303.162*	115	0,67

Fuente: Nicolau Roser. 2005. «Población, salud y actividad», en Albert Carreras y Xavier Tafunell, *Estadística histórica de España.* Volumen I, Fundación BBVA, Bilbao, p. 124

Para todo el siglo, la tasa de crecimiento anual se movió en torno del 0,5 %, no más allá de las que se habían alcanzado en el siglo XVIII. A grandes rasgos el siglo XIX presentó unas tasas de natalidad todavía muy altas con unas tasas de mortalidad también elevadas, lo cual se combinó con fuertes corrientes migratorias que se concentraron en periodos muy concretos y en regiones particulares. Ello caracterizaba todavía un ciclo demográfico de tipo antiguo o de transición (Saiz Pastor; Vidal Olivares 2001, 15-17).

El mayor aumento de la población durante el siglo XIX se produjo en el periodo comprendido entre los años 1814 y 1855. Entre 1821 y 1860 la tasa de crecimiento anual fue del 0,76 %, el doble de la calificada como modesta tasa del 0,42 %, alcanzada en la segunda mitad del siglo XVIII (Saiz Pastor; Vidal Olivares 2001, 18).

Las transformaciones sociales acaecidas durante este siglo como el cambio de la propiedad feudal en propiedad liberal burguesa, la venta de tierras de titularidad eclesiástica y municipal y la desvinculación y la supresión de los diezmos, hicieron aumentar la producción de la agricultura lo que elevó las rentas disponibles en el sector agrario, e hizo disminuir relativamente las tasas de mortalidad y, al mismo tiempo, que se incrementasen las de natalidad (Pérez Moreda 1980, 407-418).

Los demógrafos han señalado que España, a pesar de las insuficiencias estadísticas existentes hasta 1858 desde el censo de Floridablanca realizado en 1787, poseía una tasa bruta de natalidad alta, pero todavía presentaba una tasa bruta de mortalidad muy elevada durante gran parte del siglo XIX. La primera se movió casi siempre por encima del 35 ‰ mientras que la segunda se orientó al alza entre 1858 y 1868 entre el 29 y el 34 ‰. Esto ha conducido a los especialistas en demografía histórica a centrarse en el estudio de las razones que se escondían detrás de una mortalidad tan acusada, cuyo signo tan negativo realmente lastraba el proceso de modernización del ciclo demográfico español.

En particular, los historiadores económicos han puesto el acento en las repercusiones negativas que las crisis de subsistencias, asociadas a las malas cosechas recurrentes a lo largo del Antiguo Régimen y primera mitad del siglo XIX, tuvieron en la elevada mortalidad que presentan las estadísticas vitales españolas. Hay que añadir además la difusión epidémica de enfermedades infectocontagiosas como una de las razones principales que contribuyó a explicar las pérdidas de población de la España del siglo XIX.

Las enfermedades epidémicas fueron importantes en la medida en que el hambre ocasionada por la escasez y el encarecimiento de las subsistencias debilitaba los organismos humanos y los hacía más vulnerables frente a enfermedades endémicas, como la fiebre amarilla y sobre todo el cólera morbo. Las epidemias se manifestaron en la España de la primera mitad del siglo más o menos asociadas cronológicamente con las disminuciones de cosechas. En particular, fueron importantes los brotes de cólera de 1833-1835, que produjeron, entre 90.000 y 300.000 muertes, el de 1854-1856, que ocasionó casi 240.000 víctimas y el del año 1885, causante de una mortalidad de alrededor de 120.000 personas. Las evaluaciones que se han llevado a cabo sobre el impacto de las enfermedades de carácter epidémico señalan que para todo el siglo XIX hubo unas 700.000 personas que fallecieron víctimas del contagio de algún tipo de dolencia infectocontagiosa.

Las crisis de subsistencias no tuvieron efectos significativos de carácter general, aunque sí a escala de ciudades concretas, comarcas o regiones especialmente afectadas por las peores coyunturas sobre el comportamiento de la mortalidad a largo plazo. Los efectos fueron más ligeros y afectaron mucho más a la caída temporal de la nupcialidad y la tasa de fecundidad, pero mucho menos sobre el crecimiento de la mortalidad. Han sido los estudios posteriores los que han ido acotando con mayor precisión las razones de la elevada mortalidad española del XIX, y uno de los factores que han apuntado como responsable de la alta mortandad ha sido la mortalidad infantil y juvenil.

La mortalidad infantil española fue de las más altas de Europa hasta comienzos del siglo XX, sobre todo la que afectaba a los niños durante el primer año de vida.

Fueron tiempos en que las epidemias se produjeron sin cesar, en particular el cólera, pero también la viruela, la difteria y el sarampión, cebándose en la población infantil y juvenil. Hay que señalar también en la incidencia de la mortalidad infantil, el deterioro de las condiciones de vida de los niños como consecuencia de la incorporación de las mujeres al mercado de trabajo. Si bien esta no parece ser una explicación aplicable al caso español, sí lo es el hecho de que se difundiesen hábitos poco higiénicos a consecuencia de la introducción de nodrizas en los usos sociales de la crianza y con la extensión de la lactancia artificial en vez del uso del biberón. A esta elevada mortalidad también contribuyó el bajo uso de la vacunación y en algunos casos el descrédito en que cayeron algunas vacunas como la de la viruela (Saiz Pastor y Vidal Olivares 2001, 20-22).

En los tres primeros años de vida, la mortalidad infantil en España era mayor que la de los países europeos de su entorno, con 13,7 puntos por encima de Italia. Con respecto a Francia, la mortalidad española era en 1900 casi 24 puntos superior durante el primer año de vida, aumentaba considerablemente durante el segundo año y se mantenía sustancialmente más elevada hasta el grupo de edad comprendido entre los quince y los veinte años. En esa franja las tasas de mortalidad general de ambos países se igualan y en los grupos de mayor edad iba adquiriendo gradientes progresivamente más favorables a la sociedad española con respecto a la francesa (Barona Vilar 2002, 60).

Independientemente de las argumentaciones de tipo médico o de los cambios en los usos sociales del papel de las mujeres en las economías europeas, en el caso español fue más evidente la relación existente entre malas cosechas, insuficiencia alimenticia por escasez y por mala distribución comercial de los productos agrarios y la todavía muy elevada mortalidad infantil y juvenil. Las hambrunas y los problemas asociados a las crisis de subsistencias se encontraban en la base de la elevada mortalidad infantil y juvenil hasta incluso en el último cuarto del siglo XIX, en que las epidemias fueron todavía muy importantes como impulsoras de esta mortalidad (Saiz Pastor y Vidal Olivares 2001, 21).

La cifra anual de defunciones y la tasa bruta de mortalidad de la población española siguieron, desde finales el siglo XIX hasta la década de 1950, una clara tendencia decreciente, alterada profundamente en tres ocasiones: la epidemia de cólera de 1885, la de la gripe de 1918 y la guerra civil española.

Entre 1900 y 1930 la población de España aumentó en cinco millones de personas, con un incremento anual doble al del periodo anterior 1877-1900, y con una densidad de treinta y siete habitantes por kilómetro cuadrado, una de las más bajas de Europa occidental.

Los tres últimos lustros del siglo XIX se caracterizaron por: recesión en los índices absolutos y relativos de mortalidad, que se estanca en el 30 ‰; retroceso en los índices de crecimiento vegetativo, fijándose en torno al 5 ‰; débil decrecimiento del índice absoluto de nacimientos, que se sitúa en 1900 en 34,8 ‰ frente al 37,9 ‰ de 1977.

Hasta comienzos del siglo XX se vive una situación demográfica preindustrial, un periodo de pretransición con alta mortalidad, alta natalidad, con una esperanza de vida media de treinta y cinco años y con un incremento de población realmente bajo.

El periodo comprendido entre 1900 y 1931 puede dividirse en dos subgrupos, separados en 1918, año que provocó gran número de defunciones.

Desde 1900 a 1918, podemos observar la paulatina disminución de la mortalidad que se explica por los progresos médicos, la mejor distribución de recursos económicos y los adelantos en la higiene, la sanidad pública y los logros de derechos sociales por el trabajador. La mortalidad desciende desde 28,8 ‰, en 1900, a 22,3 ‰ en 1917.

De 1919 a 1931, superados los efectos de la gripe de 1918, la mortalidad continúa descendiendo más aceleradamente que la natalidad, de modo que el crecimiento vegetativo pasó de 4,9, en 1919, a 11,4 en 1930. El mayor índice de crecimiento corresponde a 1926, con el 19,8, quizá como consecuencia del corto bienestar que la dictadura de Primo de Rivera supuso y de la reducción de las emigraciones tras la guerra de 1914-1918. En definitiva, se trata en los dos subperiodos de un crecimiento sostenido de la población con una sola crisis grave, la producida por la gripe de 1918, verdadero cenit de las grandes epidemias de nuestra historia y consecuencia en parte de múltiples factores: la guerra, la carencia o la escasez de productos alimenticios, la avitaminosis consiguiente y la desnutrición en amplias regiones del país y en las clases sociales peor dotadas (Sánchez Jiménez 1984, 183-186).

2. Crecimiento demográfico y económico de Castellón: hacia la modernidad

La ciudad de Castellón de la Plana contaba a finales de 1857 con 19.945 personas. Setenta años después, según el censo de 1930, la población de la ciudad era de 36.781 habitantes.

Castellón de la Plana, tal como se aprecia en la tabla 2, registra en su población un aumento considerable y en cierta medida constante, aunque no uniforme. La ciudad tiene periodos donde el movimiento natural, especialmente en el siglo XIX, y sobre todo el migratorio mantienen unas fluctuaciones considerables. El crecimiento de la población castellonense en este periodo es superior al de todo el País Valenciano. Esta evolución diferente queda reflejada al comparar la población de la ciudad con la «provincial». En el siglo XIX las comarcas castellonenses registran una población creciente, pero en la entrada al nuevo siglo las comarcas interiores ven como su población comienza a descender (Segarra Blasco 1986, 145-146).

Tabla 2. La población en el País Valenciano y en la ciudad de Castellón de la Plana

	País Valenciano		Castellón de la Plana	
Año	Población	Incremento anual	Población	Incremento anual
1857	1.246.270	-	19.945	
1860			20.123	0,27
1877	1.371.161	0,59	23.393	0,95
1887	1.459.461	0.64	25.193	0,77
1900	1.587.533	0.68	29.904	1,44
1910	1.704.127	0,73	32.309	0,80
1920	1.745.514	0,24	34.457	0,66
1930	1.896.758	0,87	36.781	0,67
1940	2.176.670	1,48	46.876	2,74

Fuente: Censos de la Población. INE. En Agustí Segarra Blasco. 1986. «Evolució demográfica de Castelló de la Plana (1857-1936). *Boletín de la Sociedad Castellonense de Cultura.* Tomo LXII. Castellón, abril-junio, p. 146

En la evolución de la población castellonense hay que distinguir una serie de subperiodos que cuentan con datos comunes. En la etapa comprendida en el siglo XIX, 1857-1900, las altas tasas de natalidad han perdurado junto con la aparición de mortalidades casi catastróficas, debido sobre todo a epidemias, enfermedades infecciosas y la persistencia de crisis alimentarias. Además, la entrada de inmigrantes ha posibilitado un crecimiento considerable. En esta segunda mitad del XIX, el movimiento vegetativo se caracteriza por unas alternancias entre saldos positivos y negativos, propios de una sociedad del Antiguo Régimen.

Las epidemias del siglo XIX son causadas por el cólera, enfermedad importada de países asiáticos, aparecidas en el continente europeo a partir de 1830. En los años 1859- 1860 se sufre una epidemia en la que la comarca de la Plana no resulta de las zonas más afectadas, a pesar de grandes estragos en comarcas valencianas, como ocurrió en L'Horta de Valencia. Si las consecuencias de esta catástrofe no fueron importantes, no se puede decir lo mismo de la pandemia de 1885. En este caso todo el País Valenciano resultó muy afectado, tanto en las ciudades como en las zonas rurales, siendo su incidencia desigual para las distintas clases sociales y la estructura de edades. En este último aspecto fueron los jóvenes los más afectados, incidiendo sobre la oferta de mano de obra y la tasa de natalidad quince o veinte años después (Nadal 1973, 159).

Las tierras valencianas fueron las más afectadas, la crisis económica que estaba sufriendo el País Valenciano contribuyó a que sus comarcas estuvieran predispuestas para la catástrofe. Las heladas de enero, las lluvias excepcionales en el invierno y la primavera, las riadas e inundaciones, las malas cosechas y la situación decadente de la industria sedera, explican la repercusión de la epidemia en el País Valenciano.

En las últimas cuatro décadas del siglo XIX, encontramos dieciocho años que presentan un saldo negativo del movimiento natural, es decir, la población castellonense, al margen de los efectivos provenientes de la inmigración, registra más muertes que nacimientos. Dada la fuerte relación de la natalidad y mortalidad con la situación económica, la estrecha dependencia de la comarca del sector primario fue la principal causa de este comportamiento, superado con creces en el resto de los países europeos. El conjunto de la sociedad española solo presenta saldos negativos en los años dominados por fuertes catástrofes demográficas.

En la comarca de la Plana, la agricultura poco comercializada, carente de excedentes para el mercado, obliga a depender de la marcha de los cultivos por lo que se refiere a la naranja, que vive una aceleración considerable en los años centrales del siglo, y al vino, producto comercializable por las comarcas interiores. La dependencia exterior acaba siendo determinante.

En el periodo 1895-1900 se registran en Castellón 4.568 nacimientos vivos frente a 5.253 defunciones. Otra vez, la crisis comercial incide intensamente sobre los productos agrícolas de estas comarcas, sobre todo lo que se relaciona con el vino. La prensa de la ciudad se hacía eco de los escasos rendimientos del producto en las comarcas de Llucena, Viver y el Maestrazgo.[13] Ante estas perspectivas, el creciente volumen de habitantes decide emigrar a Cataluña. En Castellón la situación no es menos crítica que en el resto. El *Heraldo de Castellón* denuncia el caos urbanístico de la ciudad, así como el precario estado de la clase obrera.[14]

El conjunto de obreros y jornaleros de la ciudad, incrementado por el aumento de inmigrantes, resulta especialmente afectado por la marcha del comercio y los cultivos. La intensificación de los cítricos y el acceso de labradores a ser pequeños propietarios, establecen unas relaciones capitalistas en el campo junto a una demanda creciente de jornaleros, dando lugar este monocultivo a la reducción de los sectores no relacionados con la naranja (cáñamo, algarrobas, hortalizas), y a una fuerte dependencia hacia este producto. La clase obrera se verá especialmente afectada durante esta segunda mitad del siglo por el alto precio de los alimentos, la aparición de epidemias y enfermedades infecciosas (especialmente la tuberculosis), la insalubridad de las ciudades, la falta de una infraestructura sanitaria y la guerra.

En el periodo de 1901-1920, la crisis de final de siglo se refleja con un decrecimiento vegetativo durante los últimos cinco años, lo cual no impide que la venida de inmigrantes suponga el 97 % del aumento intercensal. Una crítica coyuntura económica incide sobre la fecundidad y el número de muertes, pero, por otra parte, el papel de la ciudad como destino de las comarcas excedentarias, supone la venida de inmigrantes en los momentos críticos. En los años de la Primera Guerra Mundial, a pesar de que muchos castellonenses decidieron emigrar dada la caótica situación de la ciudad, la llegada

13. *Heraldo de Castellón*, 14/02/1895.
14. *Heraldo de Castellón*, 23/02/1895.

de trabajadores provenientes de las comarcas interiores y de otras zonas del Estado, crea un circuito que da como resultado una mayor población en los años de crisis.

El primer decenio del siglo, al contrario de lo que ocurrió en el precedente, representa una fuerte aportación del movimiento natural y una disminución de las inmigraciones. Respecto a las tasas brutas, la natalidad y la mortalidad, con la entrada al siglo XX, la tendencia decreciente marca una uniformidad constante, únicamente alterada por la mortalidad de los años de la guerra mundial y especialmente por la gripe de 1918.

Si en el año 1903 la tasa de natalidad local era de 32, 27 ‰, la española era de 36,2, tasas elevadas las dos que evidencian el retraso demográfico español, a pesar de estar la población de habla catalana más adelantada. Hay que decir, sin embargo, que en el año 1920 el comportamiento de la natalidad había mejorado, se encontraba en un 25,18 y un 29,3. Con respecto a las defunciones, en estos años, Castellón tenía un 27,29 y 22, 59 ‰, frente al Estado que alcanzaba un 24,8 y un 23,2 ‰. En este periodo, se nota claramente un avance en el comportamiento demográfico de la sociedad castellonense. La mejora de las condiciones sanitarias locales y, por otra parte, la venida de nuevos activos, comprendidos entre los veinte y los cuarenta años, inciden sobre la caída de las defunciones. Además, la fecundidad comienza a ser regulada, huyendo del comportamiento fisiológico del siglo pasado. No hay que olvidar que la mejora de la dieta alimentaria favorece la disminución de la mortalidad infantil.

Con la entrada del nuevo siglo la comarca de la Plana empieza a resurgir en el aspecto económico, las inversiones en el campo transformando el secano (algarrobas, vino, cáñamo) en regadío (naranja) es un negocio rentable, lo que consolida una burguesía local que nace con el comercio del vino y la Liga de Contribuyentes.

Pero la situación creada por la Primera Guerra Mundial representó una grave crisis para la economía castellonense. La reducción de las importaciones españolas y el incremento de las manufacturas exportadas dio lugar a una subida de los precios de los productos de consumo con un nivel de los salarios estacionario. En el País Valenciano, a la crisis general se sumó la caída de las exportaciones citrícolas. La reducción de las importaciones de la naranja por parte del gobierno inglés, el bloqueo alemán y la falta de material ferroviario para el mercado español, produjo una paralización del campo y de los sectores industriales. La producción manufacturera que no se canalizó hacía una economía de guerra no encontró salida, las naranjas se quedaron en el árbol, y a los miles de jornaleros solo les quedaba la caridad y la emigración. La crisis se agudizó en 1917, en la comarca de la Plana se produjeron revueltas para exigir pan, trabajo, barcos y vagones (Romeu Alfaro 1964, 118-125).

El periodo de 1921-1936 se caracteriza por la continuidad respecto al periodo anterior. El movimiento natural de la población mantiene las tendencias dadas desde principios de siglo. La natalidad continúa disminuyendo por debajo de la general del Estado, en cambio la mortalidad refleja unas variaciones remarcables. A principios de los años veinte, la grave situación del país va a suponer para Castellón una situación crítica de gran parte de su población.

Después de una década donde la creciente demanda de los países europeos posibilitó una forma de expansión de la exportación citrícola y de los negocios en general, la Gran Crisis creó una recesión en el campo valenciano junto a la aparición del problema del paro. Por otra parte, el retorno de los emigrantes agravó la situación.

Castellón en el siglo XIX tenía unas altas tasas de mortalidad que hasta el siglo XX no bajan del 30 %, con unas variaciones considerables a lo largo del periodo que indican la indefensión de la ciudad frente a las epidemias y las crisis económicas. Los efectos de la crisis agrícola de finales de siglo XIX representan una mortandad superior a los nacimientos, situación que se repetirá con la crisis producida en la Primera Guerra Mundial (Segarra Blasco 1986, 152-155).

3. Análisis de algunas enfermedades que afectaron con mayor frecuencia a la población de Castellón

Desde 1880 hasta 1918 en Castellón se dieron, con relativa frecuencia, enfermedades que afectaron a su población en diferente grado. Algunas de ellas como el paludismo, la difteria, la viruela, la rabia, la lepra y el dengue son objeto de análisis en este apartado. Las enfermedades del cólera y la gripe, por su mayor importancia como epidemias, serán analizadas en capítulos posteriores.

3.1. *El paludismo: orígenes, transmisión y medidas en Castellón*

Una de las enfermedades endémicas que afectó a la población de Castellón en todas las épocas pasadas fue el paludismo o malaria.

El paludismo era descrito en los textos médicos del siglo XVIII como el conjunto de fiebres infecciosas conocidas bajo los nombres de «tercianas», «cuartanas», «fiebres estacionales» o «calenturas intermitentes». La verdadera causa del paludismo era desconocida. Incluso no se le diferenciaba bien dentro del conjunto de infecciones, y se confundía a veces con el tifus, la gripe, la hepatitis y la tuberculosis, lo que dificultaba la posterior identificación de la epidemia.

Para los médicos de la época las tercianas eran consecuencia del ambiente corrupto generado por las aguas encharcadas. La teoría médica del momento hacía hincapié en el contagio que nacía en el agua pútrida y que se transmitía a través del aire. El autor de esta teoría, Giovanni María Lancisi, no solo la había formulado, sino que había contrastado su validez al desecar las lagunas pantanosas de Roma. Adelantándose a otros médicos interesados en el tema, Lancisi consideraba que los miasmas no provenían solamente de la putrefacción del agua, sino de la materia orgánica en descomposición de los animales e insectos que vivían en los pantanos.

El aire, según la medicina de la época, era el elemento por el cual circulaban los vapores miasmáticos, por ello tenía gran importancia la situación de los arrozales en relación con los pueblos, su distancia y la dirección que tomaban los vientos. Incluso había que tener en cuenta la naturaleza de estos últimos; unos arrozales a poniente de un núcleo de población unían al viento procedente de allí, temperaturas calurosas que aumentaban la malignidad de las miasmas desplazadas. El propagador de la epidemia, el mosquito, no despertaba el recelo de los cultivadores y médicos, y si era citado en los informes tomaba más el aspecto de una molestia adjunta a los terrenos pantanosos que el de la causa de una epidemia.

En la actualidad sabemos que el paludismo se produce por la irrupción en la sangre humana del plasmodio. Este protozoo, parásito de las personas, provoca en su sangre la destrucción periódica de millones de glóbulos rojos, que es la causa de fiebres en el organismo humano y de la debilidad corporal. La infección palúdica se transmite con el protozoo a través de un animal intermedio o vector que es el mosquito anofeles, el cual adquiere el plasmodio al alimentarse con sangre de un organismo atacado de paludismo. Este plasmodio se reproduce en el estómago de los mosquitos, y es inyectado en la sangre humana otra vez, cuando el mosquito vuelve a alimentarse picando a un ser humano, que de esta forma contrae el paludismo.

Hay cuatro especies de plasmodio, de ellas, tres reconocidas por su intervención en la propagación del paludismo en España: el *Plamodium vivax*, el *Plamodium malariae* y el *Plamodium falciparum*. Es este último el más importante por su fuerte implantación en la cuenca mediterránea, y por su probada intervención en las epidemias palúdicas en España durante el siglo XVIII. El *Plamodium falciparum* es de los tres el más virulento, por haber sido el que más recientemente tomó contacto con el organismo humano, y por lo tanto el que se adaptó más tarde a él (Mateu Tortosa 1987, 79-80).

El paludismo, enfermedad que afecta a los labradores

Según Mateu Tortosa (1987, 80-82), aunque el paludismo había estado presente antes en Valencia, es durante el siglo XVIII cuando aumenta su morbilidad. La razón de este hecho es la acomodación del *Plasmodium falciparum* con el *Anofeles atroparvus*, que facilita su extensión dada la mayor movilidad del nuevo vector. Con ello se unían el protozoo palúdico más virulento con la variedad del mosquito con mayores posibilidades para moverse por todo el país. En segundo lugar, las transformaciones de numerosas tierras en arrozales provocaron cambios ecológicos de efectos imprevisibles sobre el medio animal; con estas mutaciones se favoreció la expansión del mosquito, que alcanzaba a un mayor número de comarcas. Por último, el incremento de la población valenciana posibilita una mejor y mayor difusión de la epidemia al poder actuar en tierras de mayor densidad demográfica.

Asimismo, las condiciones en que se desarrollaba el trabajo destruían la salud de los jornaleros. A los mosquitos y al ambiente pestilente había que añadir lo fatigoso de la preparación, siembra y cosecha de este cultivo. Recorriendo los campos agachados, atrapados por el barro, envueltos por nubes de mosquitos y soportando altas temperaturas. Todo ello, unido a un fuerte ritmo de trabajo con el fin de acabar antes de que la lluvia o el granizo de octubre destruyeran la cosecha. Esto debilitaba el cuerpo del jornalero y lo empujaba hacia la enfermedad o la muerte.

El cultivo del arroz propiciaba las enfermedades infecciosas del aparato digestivo. El agua de los arrozales contaminaba las acequias, y al filtrarse en los campos iba a parar a los pozos de donde bebían las poblaciones, las cuales ingerían un agua que, al haber estado en contacto con los arrozales, llevaba la podredumbre de los abonos y demás materias en putrefacción. Eso explica las diferencias en mortalidad entre los pueblos grandes y las aldeas pequeñas. Las ciudades y pueblos grandes disponían de fuentes públicas con unas condiciones higiénicas muy aceptables para su época. En cambio, en los pueblos pequeños la gente bebía el agua de pozos y cisternas contaminadas, cuando no en las mismas acequias que regaban los campos del arrozal. Por ello no es extraño que las autoridades, ante una epidemia, trataran siempre de higienizar las conducciones del agua, evitando pozos y cisternas, y proyectando fuentes que garantizaran la pureza de agua. Acciones que quedaban en su mayoría como proyectos utópicos que los vecinos demandaban, y que las autoridades, por falta de recursos, no realizaban (Tortosa 1987, 79-80; Beltrán i Fos 1984, 7-11).

Una de las zonas que con mayor intensidad sufrió el paludismo fue el delta del Ebro. Empezó a ser una zona endémica desde los comienzos del cultivo de arroz en 1859. Según García Roselló, en su tesis doctoral,[15]la actividad agraria había sido tradicionalmente escasa en la desembocadura del río. La alta salinidad solo permitía cultivos de cereales y hortalizas y la población presentaba unos altos índices de dispersión. La nueva red fluvial para el riego, el canal proveniente del término municipal de Xerta, fue inaugurada en 1857 y comportó la llegada de un caudal de agua dulce que junto con un clima templado propició la reproducción del mosquito transmisor de la enfermedad y el recrudecimiento de esta. El cultivo del arroz en el delta fue autorizado en 1868 y tuvo como consecuencia un gran crecimiento de la población inmigrante desde zonas limítrofes y de Valencia. La gran superficie anegada del delta, tras el inicio del cultivo del arroz, tuvo como consecuencia la expansión del mosquito anofeles en los arrozales y

15. Joaquín María García Roselló. 2011. *Historia de las medicinas alternativas y complementarias en les Terres de l'Ebre durante la edad contemporánea.* Tesis inédita, dirigida por Josep Sánchez Cervelló. Departament d'Història de l'Art. Facultat de Lletres. Universitat Rovira i Virgili.

zonas circundantes que convirtió este territorio en uno de los más endémicos de España.

La malaria era una enfermedad de gran peso en la psicología colectiva. La importancia epidemiológica en lugares de Extremadura como Talayuela, hizo que, en los años veinte, el Gobierno español se implicase en un proyecto piloto en colaboración con la Fundación Rockefeller para erradicar un mal de tan enormes dimensiones, que resultaba intolerable para una sociedad en proceso de modernización. Odón de Buen fue el encargado de encabezar ese proyecto, que incorporaba medidas de higiene y salubridad, pero también terapéuticas basadas en el desarrollo de investigaciones de laboratorio. Por Real Orden de 23 de agosto de 1920, se había nombrado una comisión nacional para organizar la lucha antipalúdica que estaba presidida por Gustavo Pittaluga. Su función consistía en verificar ensayos científicos en una zona gravemente atacada por el paludismo en la provincia de Cáceres: Talayuela.

La comisión antipalúdica propició la publicación en 1924 de un real decreto que contenía los aspectos principales de la lucha contra la enfermedad: la constitución de una comisión central y a partir de ella, unas comisiones provinciales y locales necesarias, las premisas para la declaración oficial de las zonas palúdicas, los derechos y deberes de las zonas declaradas palúdicas, el suministro de la quinina con fines terapéuticos y las políticas sobre profilaxis en arrozales y cultivos análogos. El Decreto establecía un plazo de tres meses para que se constituyera la comisión central y redactase la reglamentación del decreto ley. Las medidas que instauró la comisión nacional consistían en el análisis hematológico de las personas sospechosas de padecer la enfermedad, intento de suprimir las vías de infección, estudio de los mosquitos infectantes y la aplicación de tratamiento de los enfermos con quinina y píldoras que la contenían mezclada con arsénico y hierro.

Según el profesor Josep Lluís Barona (2002, 274-276), la sociedad valenciana no fue escenario de estrategias preventivas o terapéuticas de tanta envergadura. No obstante, el problema sanitario que representaba el paludismo era objeto de acercamiento en las páginas de la prensa médica valenciana y testimonio en las tipografías médicas. Pesaba seguramente sobre la opinión pública el peso de una larga polémica de casi seis siglos a lo largo de los cuales prohombres e instituciones de la sociedad valenciana habían debatido estrategias de prohibición del cultivo del arroz en los marjales o incluso la desecación de las grandes superficies pantanosas. El informe del naturalista Antonio José Cavanilles a finales del siglo XVIII fue uno más entre otros.

Desde la década de 1850 se produjo un ciclo de sequías y fríos con las consiguientes malas cosechas, crisis de subsistencias y epidemias en toda España. A la epidemia del cólera en la provincia de Valencia se añadió el aumento de las fiebres intermitentes o tercianas producidas por los arrozales. La reglamentación de las plantaciones de arroces parece ser que en 1865 se habían liberalizado para remediar las pérdidas que las inundaciones del Júcar habían causado en 1864. Como consecuencia se multiplicaron las plantaciones ilegales y el aumento de las tercianas en los pueblos de la ribera del Júcar (Monlleó Peris 1996, 154).

Los focos de paludismo en la ciudad de Castellón de la Plana. Un debate público

El foco más grande de emanaciones palúdicas que tenía Castellón de la Plana era el terreno conocido con el nombre de *El Cuadro*, «que son unos marjales muy extensos situados detrás del pinar del Grao, cuyas pantanosas aguas se corrompen durante los calores del verano e infeccionan la atmósfera con sus exhalaciones pestilentes».

En todos los tiempos encontramos disposiciones encaminadas a remediar las fiebres palúdicas.

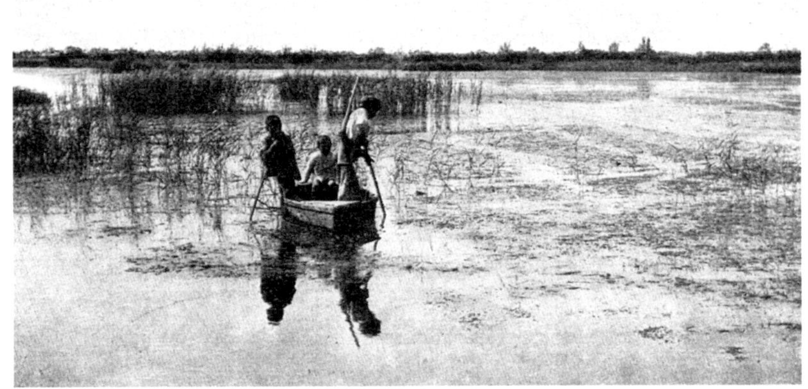

Laguna del cuadro en Castellón, denominada El Lluent. Fondo fotográfico: Carlos Sarthou Carreres. 1914. *Geografía general del reino de Valencia. Provincia de Castellón*

En el siglo XVI continuaba la preocupación por el saneamiento de los marjales, y en 1533 piden a Carlos I autorización para formar con las del término y las contiguas de Benicàssim, una albufera, dando entrada en toda la extensión pantanosa a las aguas del mar. No llega a realizarse la proyectada albufera y las aguas del marjal junto con las de las balsas del cáñamo, siguieron produciendo estragos.

Según el archivero Juan Antonio Balbás, se ignoran los motivos por los que no se llevó a cabo la proyectada albufera:

> Tal vez surgieron inconvenientes en su ejecución o quizás lo impidieran vicisitudes políticas sobrado-frecuentes en todos tiempos. Creemos, no obstante, que el citado proyecto no hubiera remediado el mal; pues en los veranos secos y cálidos muy frecuentes en este país meridional, se evaporarían lentamente las aguas, se descompondrían las sustancias animales y los despojos vegetales acumulados anteriormente, y viciando la atmosfera, producirían los mismos funestos resultados.[16]

16. José Antonio Balbás: «La higiene pública en Castellón durante los tiempos pasados y saneamiento del cuadro». *Revista de Castellón*, 1/06/1882 y 15/06/1882.

Balbás expone que el medio de saneamiento más eficaz sería la desecación de los terrenos pantanosos, y para ello se debería levantar su fondo. «Pues no sólo se trataría de conquistar a la agricultura extensiones considerables de terreno completamente pérdidas por la incuria, sino también de proporcionar mejores condiciones de existencia a los habitantes de esta comarca, haciendo desaparecer la causa que altera su salud durante el otoño». Sigue exponiendo Balbás:

> Conviene insistir en esta materia y que las autoridades presten toda su atención a este importante asunto, y mucho más que ahora que tan próxima está la construcción del puerto en nuestra playa. Las ventajas que se reportarían con el saneamiento de todos estos marjales serían incalculables, el Grao se convertiría en una estación deliciosa de baños, que dejaría muy atrás las más nombradas de Europa y nuestro suelo a cubierto ya de las deletéreas emanaciones de *El Cuadro*, sería indudablemente el país sano por excelencia y el abrigo de todos los que afectados del pecho buscan hoy lejos de su patria el alivio de sus dolencias.[17]

En Castellón había preocupación por saber el origen de las fiebres palúdicas. Así, la prensa de Castellón publica un artículo sobre el descubrimiento de los microbios que producen las tercianas.

Describen que nacen en el seno de pequeños charcos, que pasan por diferentes fases de existencia y realizan el ciclo entero de su vida sin salir del lago en que nacieron; penetran en el organismo humano por el aire que respiramos; allí se adaptan al nuevo medio y constituye el comienzo del contagio de la enfermedad, del estado anómalo para la persona que tuvo la desgracia de convertirse en su morada.

Afirman que la existencia de tan peligrosos seres, «[...] que antes solo se sospechaba, está ya demostrada por la observación y la experiencia».

---

17. *Ibidem.*

Se describe cómo se obtiene la sangre a través de un pinchazo en la pulpa de un dedo, con una aguja muy limpia. Recogida la sangre se deposita en un portaobjetos, se la cubre y se extiende observándola al microscopio. A continuación, siguen diciendo que un estudio detenido descubre varias formas extrañas que tienen en común, entre otras, la propiedad de ser destruidas por la quinina.

> Hay allí cuerpos esféricos de cinco a seis milésimas de milímetro. Los cuerpos extraños están adheridos a los glóbulos sanguíneos a expensas de los cuales se nutren; cuando se realiza la destrucción del glóbulo rojo, queda solo una masa parduzca que representa su materia colorante, y es absorbida por los organismos descritos.[18]

La *Revista Médico-farmacéutica de Castellón* publica en diferentes números la tesis doctoral de Manuel Lassala Emo titulada *Etiología del paludismo*, en donde muestra lo que se sabía de dicha enfermedad en los años ochenta del siglo XIX.

En esos años no se sabía la etiología del paludismo; existían multitud de investigaciones sobre las condiciones genésicas y cualidades peculiares de la malaria, pero cuando se trataba de determinar la causa intima o el verdadero agente físico, se entraba en la esfera de las conjeturas y muchos autores preferían confesar que lo ignoraban, a la espera de que trabajos ulteriores dieran más luz sobre este asunto.

Muchos médicos prestigiosos adoptaron el fitoparasitismo para explicar la etiología del paludismo.

La definición que más se aceptaba por todos los autores era la siguiente: el «*mefitismo palúdico* es una viciación particular que adquiere el aire en los lugares donde hay aguas estancadas». Según Lassala Emo, esta definición no puede ser más inexacta, porque primero, puede haber mefitismo palúdico donde no hay aguas

---

18. *La Provincia*, 25/02/1883.

estancadas; segundo, porque puede haber aguas estancadas donde no hay mefitismo palúdico, y tercera, porque las aguas estancadas pueden desarrollar otros mefitismos. Según el citado autor, se entiende por *mefitismo palúdico* «la viciación del aire por el agente del paludismo».[19]

Los vecinos del Grao eran los más castigados por la enfermedad por lo que había preocupación de que «aquel populoso barrio quedara desierto».

La prensa se queja del abandono que tenían las distintas corporaciones municipales del caserío del Grao, que hacía que aquella población perdiera cada día las condiciones de salubridad y que las calenturas intermitentes se desarrollasen cada año con más intensidad. Por ello «la colonia que durante la época del calor se traslada al pueblo terminará por disminuir y hasta abandonarla si el Ayuntamiento no toma medidas».[20]

La solución que proponen es no tolerar que se hicieran plantaciones de cáñamo en los predios situados junto a las acequias de los marjales, ni que se llevaran dichas plantaciones en puntos que lo tenían prohibido.

La idea que se tenía de Castellón era muy positiva, pero para dar a la capital la importancia que debía tener, había que destruir:

> El foco mefítico y temible que hacia el Este se extiende amenazador en el círculo que forman los llamados cuadros, verdadera laguna estigia que lleva en el aire el imperio de su fatal influencia. Castellón tiene un suelo fértil donde se planta el trigo, el cáñamo, la caña, la naranja, la cepa más preciada, y la oliva, donde todo arraiga y da fruto, con un clima el más benigno y un aire puro, y un cielo azul y siempre limpio, con vecindario laborioso, sufrido y por ende honrado y pacífico, con la categoría que en la provincia ocupa. Con su proximidad al mar que es el gran camino del comercio y con la topográfica

19. *Revista Médico-farmacéutica*, 17/11/81, p. 306.
20. *La Provincia*, 19/08/1880.

> situación que la determina, está llamada a otra vida mayor de actividad y engrandecimiento que la vida pobre y casi rutinaria que hoy lánguidamente arrastra.[21]

Las tercianas eran consideradas el castigo mayor que pesaba sobre la gente de mar y sobre los labradores, ya que había familias enteras enfermas:

> Y es lo más sensible que no puedan sustraerse a la fatalidad que les agobia. Sabido es que las tercianas reconocen como una de sus principales causas productoras la emanación palúdica de las lagunas y aguas estancadas de poco fondo, emanaciones que constantemente infeccionan el ambiente con nocivos miasmas que el hombre recibe con el aire que respira, introduciendo así en su organismo, como traidor enemigo, la semilla contagiosa de tan penosa enfermedad.[22]

Las playas no eran muy frecuentadas debido al temor a contagiarse de las «fiebres», y las familias buscaban otras zonas alejadas del litoral donde pasar el verano.

La prensa se pregunta si no sería conveniente la desaparición de esas aguas y la plantación de arbolado en el terreno que ocupan.

> [...] ¿No convendría acaso la emancipación de esos terrenos para cualquier explotación, el cultivo de eucaliptos, por ejemplo, que es hoy objeto de lucrativas empresas y árbol es por sí un antídoto a la enfermedad que deseamos evitar?
> Ahora bien, ¿Es tan difícil y costosa la desecación de esos pantanos? ¿Existen obstáculos tan poderosos que impidan su propia desaparición? Creemos que no. Su gran proximidad al mar facilita muy ventajosamente el desagüe. El producto que a aquellos terrenos puede arrancar el cultivo

21. *El Clamor*, 22/08/1880.
22. *Ibidem*.

> es patente en la contigua marjalería, fértil y frondosa; cuando otra no, la indicada plantación de eucaliptus había de superar con magnificencia, estamos seguros, a los gastos relativamente menores que se ocasionaran. Pero hay otro medio: sáquese aquella porción de tierras a subasta, cédase en condiciones y requisitos útiles a manos que particularmente se encarguen de realizar la mejora; no dudamos que habría quien tome sobre sí la empresa.[23]

La opinión pública de Castellón reclamaba la solución a los problemas de salud que ocasionaban los *cuadros* y las aguas «sin corriente» de la marjalería. Si Castellón había de entrar en el camino del progreso, una de las mejoras era la desecación de los *cuadros* como preludio y base de otras de mayor coste.

En la capital, las fiebres palúdicas se dejaban sentir en el arrabal de San Roque, que era la parte más enfermiza de la población y en la que mayor número de atacados por las tercianas se registraban, «consecuencia precisa de su mayor proximidad al temible foco y más frecuente o desnudo contacto con los aires infeccionados que de su lado soplan».

Los barrios más afectados fueron los del Norte de la población, San Félix y San Roque, porque allí vivía una población eminentemente agrícola. La trilogía secano, huerta, marjal preside la historia económica de Castellón, aunque la huerta ha sido siempre el eje vital. A finales del siglo XVIII casi las tres quintas partes de los activos se dedicaban a la agricultura. Los jornaleros residían preferentemente en los arrabales, edificados como núcleos rurales pobres (Burriel de Orueta 1971, 266).

En 1884 se declararon insalubres más de mil hectáreas de terrenos pantanosos y marjales comprendidos entre la ciudad de Castellón de la Plana y Benicàssim.[24]

---

23. *El Clamor*, 27/11/1881.
24. *La Provincia*, 10/04/1884.

El Clamor publica un artículo de la *Revista de Castellón* de 15 de junio de 1884 sobre el proyecto de la sociedad La Fertilizadora para desecar y sanear los terrenos conocidos por «el Cuadro y marjales adyacentes».

Desde hacía muchos años, preocupaba a los estudiosos de la salubridad pública, el gran número de afecciones intermitentes que en Castellón se padecían.

> [...] y reconociendo como la ciencia reconoce hoy que esta clase de afecciones son producto de los miasmas y emanaciones desprendidos de las aguas estancadas cenagosas y en putrefacción, se ha visto que los focos de donde proceden estas emanaciones son los puntos conocidos con el nombre de Cuadros.

El proyecto de La Fertilizadora encontró defensores decididos y serias oposiciones. El proyecto comprendía:

— La desecación y saneamiento de los terrenos pantanosos o encharcados enclavados en el término de Castellón y el de Benicàssim.
— Aprovechamiento de las aguas que corrían por las acequias, barrancos de La Ratlla, Obra, Obertella, Molinera, Senillar, Travesera, Mota, Fileta, Plana y Entrilles, para regar los terrenos desecados y otros de secano.
— Instalación de un establecimiento de pesca y piscicultura, aprovechando al efecto las aguas sobrantes del riego antes indicado.
— Formación de un banco ostrícola en el Mediterráneo frente a la masía de Los Frailes.

Hubo mucha polémica y lucha de intereses entre los propietarios de los marjales y la empresa La Fertilizadora en el deslinde de los terrenos.

Uno de los informes favorables al proyecto fue el de la Junta Provincial de Sanidad, que interrogada sobre si era conveniente para la salud pública la desecación de los terrenos pantanosos, contestó afirmativamente «ya que como saben hasta los profanos en las ciencias médicas, los pantanos son el origen de la malaria que ocasiona las intermitentes». Sin embargo, había serias dudas de que el proyecto de La Fertilizadora acabara con las fiebres palúdicas que, según la prensa, ocasionaba el 50 % de los enfermos de Castellón.

No obstante, se creía que la desecación de los *cuadros*, en la extensión que se proponían en el proyecto, podía contribuir a que disminuyera el número de enfermos de tercianas, pero también se pensaba que nunca sería bastante para que dichas enfermedades dejaran de presentarse con frecuencia en Castellón.

Las razones que argumenta la prensa eran las siguientes: en primer lugar, el proyecto de La Fertilizadora no comprendía todos los terrenos pantanosos o encharcados del término municipal, y añadía:

> [...] pues nadie ignora que desde la acequia de *Entrilles* hacía la parte sur del término municipal de esta ciudad queda una gran extensión de terrenos en condiciones completamente idénticas a los declarados insalubres y por consiguiente han de continuar siendo origen y causas de gran número de intermitentes.[25]

En segundo lugar, no se debía dar demasiada importancia a la desecación de los *cuadros* ya que otra de las causas de las intermitentes era las aguas encharcadas en las balsas de curar cáñamo:

> Cuya causa, claro está, que ha de persistir por más que se realice el proyecto en cuestión. Dedujese de lo expuesto que, si bien bajo el concepto que hoy examinamos el proyecto no puede negarse que ofrece

25. *El Clamor*, 22/06/1884.

> alguna ventaja, no debemos hacernos ilusiones sobre la desaparición de las intermitentes en esta ciudad, aun suponiendo, y es mucho suponer, que la desecación fuera tan completa que jamás se encharcarán las aguas en los terrenos que se trata de fertilizar.[26]

Antes que la empresa La Fertilizadora, unos cuantos hombres de negocios concibieron el plan de sanear los *cuadros* de Castellón. Presentaron los planos de saneamiento a las autoridades y por no reunir las condiciones científicas que la ley exigía fueron rechazados. Años después, la empresa arriba citada, concibe otro plan más basto dentro de las exigencias legales, y después de vencer miles de contrariedades, por Real Orden de 22 de febrero de 1884 son declarados «insalubres» los terrenos señalados por La Fertilizadora.

Ni antes ni después de la declaración de insalubridad levantó la voz ningún propietario. Pero en vista que circulaban rumores de descontento entre varios propietarios de terrenos comprendidos en los planos de saneamiento, la citada sociedad La Fertilizadora publicó —unos días antes de salir las comisiones oficiales de ingenieros y del Ayuntamiento a comprobar los deslindes— una hoja impresa en la que prometía a los descontentos reformar de común acuerdo los planos salvando los intereses particulares que se creyeran perjudicados, para lo que se levantarían al efecto actas notariales que sirvieran de garantía para los propietarios y como punto de partida para la empresa.

Nadie se opuso a «la buena fe» demostrada por La Fertilizadora. Sin embargo, horas antes de salir las comisiones, debido a ciertos trabajos de zapa, se había logrado soliviantar a los marjaleros, diciéndoles que iban a robarles los marjales, que el Gobierno, previo los informes facultativos, había declarado insalubres sus campos «cediéndolos a una sociedad». El Gobierno era el que había dado la

26. *Ibidem.*

orden para que robaran sus bienes. «Id y sublevaros contra el poder que así lo ha dispuesto».[27]

El 1 de diciembre de 1917, *El Clamor*, publica un artículo que titula «Los estragos del paludismo en España», donde hace hincapié en los problemas económicos que ocasionaba a parte de los sanitarios.[28]

En el año 1916, España tenía 9.216 términos municipales, de los que se consideraban palúdicos 1.492, más de la octava parte. La dimensión de los focos morbosos en hectáreas representaba la suma de 305.331, «que en cifras redondas y descontando el desmérito natural que les hace perder el terrible mosquito, 25 millones y medio de pesetas».

Esos mismos terrenos saneados, valían, 126,5 millones de pesetas; de manera que solo por esta razón perdía la riqueza nacional una cantidad de 101 millones de pesetas.

El número de enfermos en 1916 era de 509.420, de los cuales fallecieron 2.139:

> Entre vivos y muertos consumieron 2.094.200 pesetas, dinero que empleado en sanear los terrenos palúdicos daría al cabo de seis y ocho años el resultado de hacer desaparecer de España las fiebres larvadas.
>
> Calculando que cada enfermo, obreros del campo casi todos, han perdido quince días de trabajo por la enfermedad, resulta un total de 3.141.300 días perdidos; o sea 8.606 años y 110 días.
>
> Estos días se traducen en jornales (a dos pesetas), y entonces representan una pérdida anual de 6.282.600 pesetas, que, sumadas a los 10.695.000 valores de las vidas desaparecidas, ofrecen un total de 16.677.600 pesetas.[29]

27. *El Clamor*, 29/06/1884.
28. *El Clamor*, 1/12/1917.
29. *Ibidem*.

3.2. *La difteria, enfermedad infantil*

La difteria compartía con la viruela el papel responsable destacado de la mortalidad infantil. Su distribución socioeconómica era tan desigual como la de la tuberculosis. Por ejemplo, Luis Marco en su libro sobre *La difteria en Madrid* (1888), destacó que solamente en un barrio pobre (Chamberí) hubo 189 muertes por esta causa, mientras que los veinticinco más ricos sumaron 129.

El descenso de la mortalidad se produjo gracias al suero antidiftérico obtenido por Emil von Behring y Émil Roux, que se difundió en Europa a partir de 1894. En poco más de una década, en España, por ejemplo, los fallecimientos se dividieron por diez, pasando la tasa de mortalidad específica por cien mil habitantes de sesenta y seis en los años ochenta a veintiocho en las fechas iniciales del siglo XX. No obstante, la difteria no llegó entonces a desaparecer. En nuestro país produjo el año 1920 casi tres mil muertes y en 1939, al final de la guerra civil, más de cuatro mil. Únicamente durante la segunda mitad del siglo XX había pasado a ser en Europa un problema residual, gracias principalmente a la vacunación (López Piñero 2002, 655).

En los años ochenta del siglo XIX, la difteria causaba muchas víctimas en Castellón, «[...] sin que su progresivo desarrollo se oponga a ninguna medida higiénica». La prensa llamó la atención de las autoridades para que adoptaran las disposiciones que la ciencia aconsejaba.[30]

Medidas contra la difteria y manifestaciones de la enfermedad

En 1884, ante las circunstancias que atravesaba Castellón con respecto a la enfermedad diftérica, *La Provincia*, publica un artículo del especialista y director del hospital de niños, Dr. Brochlcaus, traducido directamente del periódico alemán *Die Gesellschaft*. El periódico

30. *La Provincia*, 2/10/1884.

destacaba el progreso que se había hecho con la enfermedad ya que la difteria, que se había incrementado en Europa desde hacía pocos años, había llamado poderosamente la atención de los hombres de ciencias, «[...] habiéndose conseguido resultados tan satisfactorios, que bien podemos congratularnos de ellos». En el artículo, se culpa al descuido o torpeza de las madres, «[...] pues si estas llamasen al médico desde que advierten en sus criaturas síntomas anormales, ciertamente que no habría que lamentar defunciones».

Para prevenir la difteria, se aconseja llevarles abrigados; evitar las corrientes de aire en las habitaciones; alimentarles bien y sin exageraciones; librarles de humedades; lavar las habitaciones de muy tarde en tarde; «Darles a todo pasto el agua de alquitrán y la leche»; no sacarles de casa sino a horas de sol a sitios donde hubiera poca vegetación; apartarles del roce con los demás niños y lavar la ropa en casa evitando las lavanderas (eran consideradas un peligro constante para la salud pública); de vez en cuando fumigar las habitaciones con una mezcla de incienso, benjuí y estoraque a partes iguales echándolo sobre ascuas.

Se prohibía jugar con frutas porque «[...] las algas diftéricas, que son las que constituyen las falsas membranas, se crían sobre las naranjas; esta es la fruta más peligrosa y dañina». «[...] observando fielmente estos preceptos, es seguro que los niños no serán atacados del crup ni de anginas diftéricas».

Para la curación de la difteria, el citado doctor Brochlcaus, indicaba la esencia de trementina, en jarabe o en leche; los vapores de brea o la misma esencia; las pulverizaciones de una disolución al 8 % de sulfato de hierro, vinagre puro o de agua de cal.

Si el desarrollo de las algas globulares, *entofitos*, fuese muy violenta —crup—[31] y la acción de los anteriores medicamentos no surtieran

31. La difteria es una enfermedad infectocontagiosa de origen bacteriano que ocasiona una intensa inflamación en la faringe y los tejidos cercanos. En ausencia de tratamiento, puede provocar la asfixia del enfermo. Actualmente, gracias a la aplicación sistemática de

efecto pronto que peligrase la vida del niño, recomendaba la traqueotomía, «[…] pues solo en este caso debe practicarse».[32]

En Artana y otros pueblos de la provincia existían muchos casos de crup, una enfermedad que ocasionaba bastantes víctimas.[33]

Como consecuencia de los muchos casos de difteria que se presentaban en Castellón, la Junta Local de Sanidad acordó que además de las medidas de desinfección y aislamiento que se tomaran en cada caso particular, se pasaran con frecuencia visitas médicas a las escuelas de párvulos, para que no se admitieran en ellas a los niños que presentaran síntomas prodrómicos o sospechosos de tan terrible enfermedad.[34]

---

la vacuna antidiftérica a los niños, la incidencia de esta enfermedad en nuestro medio es casi nula. El agente etiológico de la difteria es el *Corynebacterium diphteriae*, que se caracteriza porque elabora y secreta en la sangre una toxina muy potente con efectos tóxicos en diversos tejidos del organismo. El hábitat natural de esta bacteria son las mucosas respiratorias o algunas veces la piel de los enfermos o los portadores sanos. La fuente de la infección son las secreciones mucosas de estas personas, que se propagan en el aire en forma de pequeñas gotas. La vía de contagio es respiratoria y el periodo de contagio se inicia al cabo de unas horas o unos días del contagio, y se extiende hasta que los síntomas remiten del todo. Después de penetrar en el organismo por vía respiratoria, los gérmenes se reproducen en la mucosa nasal, la faríngea y la laríngea, y hasta en la tráquea, y provocan la inflamación y la muerte celular de estos tejidos, y una secreción entre blanquecina y gris a partir de la cual se forman las llamadas seudomembranas diftéricas, que en los casos graves pueden obstruir completamente las vías respiratorias. La enfermedad se inicia con la inflamación de las mucosas faríngea o laríngea o bien las dos a la vez, dolor de cuello, ronquera, tos, dificultad respiratoria, fiebre elevada y malestar general. Al cabo de unas horas, se observa la formación de las seudomembranas diftéricas, gruesas y adherentes, de un color gris, que solo se pueden desprender de las mucosas con dificultad y que al hacerlo provocan pequeñas hemorragias. El desarrollo de las seudomembranas puede provocar una oclusión más o menos pronunciada de las vías aéreas que precise la necesidad de practicar al enfermo una traqueotomía para favorecer el acceso del aire a los pulmones. Se llamaba *crup diftérico* a la propagación de las falsas membranas de la difteria a la laringe, las cuales impidiendo la entrada y la salida del aire en los pulmones daban lugar a fenómenos de sofocación, de intoxicación de la sangre por el ácido carbónico y como consecuencia la asfixia del enfermo.

32. *La Provincia*, 6/11/1884.

33. *La Provincia*, 18/12/1884.

34. *El Clamor*, 4/01/1885.

Igualmente, la Junta Local de Sanidad acordó prevenir a los profesores de instrucción primaria que no toleraran la asistencia a sus escuelas a los niños con síntomas sospechosos de difteria.

Asimismo, se nombró a varios médicos para inspeccionar las escuelas privadas y adoptar en ellas igual medida.[35]

Era de obligado cumplimiento que los médicos informaran a la alcaldía de los individuos atacados y fallecidos de difteria, para que la autoridad hiciera cumplir las medidas de la Junta, como trasladar el cadáver al cementerio enseguida que falleciera la víctima, sin dar lugar a las prácticas ordinarias, y además fumigar, blanquear y limpiar la habitación y las ropas.[36]

Otro preservativo que se aconsejaba contra el crup y la difteria era el azufre mezclado con agua.

Diversos artículos que se publicaban en *La Provincia* con el título «La madre y el niño» aconsejaban a las madres lo que debían hacer frente a la enfermedad de la difteria:

> La difteria es cuatro veces más mortífera que el tifus y ocho más que la tosferina; urge, pues acudir pronto y con energía cuando se presenta, sobre todo en los niños pequeños.
>
> Los accesos bruscos de sofocación durante la noche, acompañados de tos bronca (perruna que dicen algunas madres), deben inquietar menos que la tos pertinaz, sobre todo de igual índole, que produce síntomas de asfixia y aumenta en intensidad y frecuencia acompañada de fiebre alta.[37]

Los consejos eran examinar la garganta del niño en cuanto este sintiera la menor molestia al tragar o alteración en la voz, y se hallara triste y calenturiento.

35. *La Provincia*, 11/01/12885.
36. *El Clamor*, 8/02/1885.
37. *La Provincia*, 12/03/1885.

Vigilar los niños débiles y predispuestos a catarros, dándoles una alimentación vigorosa y tónica sin exagerar los abrigos al cuello y cabeza, pero preservándolos de la humedad y de todo cambio brusco de temperatura.

La orientación de las habitaciones donde permanecieran los niños debía ser al mediodía, huyendo de las alcobas oscuras y estrechas, y evitando que la cuna se hallara entre camas de personas adultas.

Las nodrizas debían vigilar al niño cuando mamaba para observar si tragaba bien, «[...] siendo un síntoma de interés el que no mame y que se presente un flujo de moco blanquecino por las fosas nasales».

Aislar a los niños que viven en compañía del afectado, y que los niños sanos no utilizasen los objetos que utilizaban los enfermos.

No emplear remedios que no constituyeran un tratamiento racional recomendado por el médico, aunque autorizaba a las madres a facilitar la expulsión de las falsas membranas con un vomitivo como la ipecacuana. «La peor complicación que puede sobrevenir en un caso de difteria es el desorden y el pánico en los que rodean al enfermo, conviene en lo posible que no lo cuiden personas muy afectadas, a fin de que las curas se hagan como es debido y las prescripciones sigan con puntualidad exquisita».

Por último, se recomendaba la traqueotomía, «[...] siempre que se haga a tiempo y por consejo de la ciencia. No hay que olvidar que es una operación de urgencia vital».[38]

En 1885 el *Boletín Oficial de la Provincia de Castellón*, para evitar la generalización de la difteria en algunos pueblos de la provincia, publicó unos consejos con el fin de que no se extendiera la enfermedad.

Se recomendaba sumergir las ropas del enfermo en un barreño con agua y cloruro de cal (vulgarmente llamado *polvo de gas*). Después de permanecer tres o cuatro horas en remojo, se podían entregar al lavado, teniendo cuidado de someterlas antes a la acción del agua

38. «La madre y el niño». *La Provincia*, 12/03/1885.

hirviendo y no mezclándolas con otras prendas; los utensilios utilizados: vasos, tazas, cubiertos, etcétera, ponerlos en agua hirviendo; quemar las ropas y los diversos objetos usados por el enfermo, antes que cualquier otro medio de desinfección; deshacer los colchones, jergones y almohadas de la cama, donde hubiera fallecido el enfermo. Después de esto quemar azufre sobre ascuas dentro de la habitación herméticamente cerrada y no abrirla hasta después de veinticuatro horas; rascar las paredes y el techo de las habitaciones, y después pintarlas con cal. Los suelos de azulejo, mosaicos, etcétera, lavarlos con agua caliente cargada de cloruro de cal, y las puertas, ventanas y vigas lavarlas con jabón de potasa.

Estos consejos iban dirigidos a los jefes de familia. Cuando se trataba de enfermos pobres, eran las autoridades locales las que debían cuidar de su cumplimiento.[39]

Durante el año 1885 ocurrieron en Castellón 809 nacimientos y 957 defunciones, lo que daba un resultado de 148 muertos más que nacidos. Esta diferencia era debida a las epidemias de cólera y difteria que se propagaron en dicho año.[40]

En Valencia, según *La Provincia*, la difteria se extendía de una manera alarmante. No solo atacaba a los niños sino también a las personas adultas. «En Castellón sin que haya desaparecido dicha enfermedad, no presenta los caracteres graves que tiene en Valencia».[41]

En 1888, *La Provincia*, publica una carta dirigida al director general de comunicación, señor Mansi, fechada en Chichester (condado de Sussex) y firmada por Anna Kuntfielt, en la que esta manifiesta que, teniendo noticia de que la difteria estaba causando estragos en España, y no conociendo a ningún español, le remite una receta copiada de un periódico profesional científico, para que un

39. *El Clamor*, 21/12/1885.
40. *La Provincia*, 14/01/1886.
41. *La Provincia*, 4/02/1886.

médico español la ensayara y pudiera recomendar su uso si el ensayo resultara satisfactorio.

El medio curativo consistía en poner una cucharadita de flor de azufre en una copita de agua y revolviéndolo bien con el dedo, pues con «la cuchara el azufre no se mezcla bien con el agua». Cuando el azufre estaba bien mezclado, el enfermo debía hacer gárgaras con ello, y en diez minutos se hallaba el atacado fuera de peligro. Según decía la receta, el azufre destruye todo género de hongos en las personas, en los animales y en las plantas en pocos minutos. En vez de escupir el gargarismo, se recomendaba tragarlo.

En los casos extremos, cuando el hongo se había desarrollado hasta obstruir casi la garganta, con objeto de facilitar el gargarismo, se introducía el azufre en la garganta poniéndolo en un cañón de pluma y soplando, y cuando las fungosidades se habían contraído, entonces, se daba el gargarismo mencionado.

Si algún enfermo no podía hacer gárgaras, sobre una ascua se espolvoreaba la cantidad de una cucharilla pequeña de azufre, o a veces dos y se hacía aspirar al enfermo el humo. De este modo las fungosidades eran destruidas.[42]

En septiembre de 1888, la Junta Provincial de Sanidad se reunió con el gobernador a fin de que los asistentes resolvieran los medios preventivos para hacer frente a la difteria y nombraran una comisión en su seno para el mismo fin.[43]

En el mes de octubre de 1888, aumentaba la alarma por los casos de difteria en Castellón, las familias temían que la enfermedad afectara a sus hijos. Se instó a la Junta Provincial de Sanidad a que aumentara el rigor y la severidad de sus medidas, a fin de contener el contagio y la extensión de tan terrible azote infantil.[44]

42. *La Provincia*, 23/09/1888.
43. *La Provincia*, 23/09/1888.
44. *La Provincia*, 14/10/1888.

El gobernador convocó a la Junta Provincial de Sanidad por el aumento de casos de difteria que se habían observado en los quince primeros días del mes de octubre de 1888, que ascendían a trece casos.

También se leyó una cartilla sanitaria que contenía las instrucciones a que debían atenerse en los casos de invasión diftérica, escrita por el médico Antidio Desbertrant, ponente de la comisión que en la sesión anterior se nombró al efecto.

Dicha cartilla, que se insertó en el *Boletín Oficial de la Provincia de Castellón*, contenía en su parte dispositiva la desinfección periódica por el ácido sulfuroso, los locales y el material de los establecimientos donde los niños acudían en gran número y permanecían muchas horas en ellos. Quemar en el local de las escuelas —herméticamente cerrado los sábados por la tarde— 100 gramos de azufre por metro cúbico de capacidad, no abriendo estos locales hasta el lunes siguiente, dos horas antes de la entrada de los niños en las clases.

Atendiendo al riesgo de contagio y con el fin de evitar molestias al vecindario, con la adopción de medidas represivas para conseguir el aislamiento de los invadidos, las juntas locales de Sanidad, médicos de la población y autoridades locales debían divulgar los peligros a que se exponían las personas sanas con la proximidad de los atacados.

El ayuntamiento de cada población donde se registraran casos de difteria debía nombrar, del cuerpo de practicantes, uno o más individuos según fuera el número de habitantes de aquella y el número que allí hubiera alcanzado la difteria, destinados a la vigilancia de los invadidos, y los cuales debían visitar, dos veces al día por lo menos, cada uno de los atacados y obligar a las familias a que bajo su dirección y en su presencia se ejecutaran escrupulosamente las desinfecciones siguientes: lavar con una solución de bicloruro de mercurio al uno por mil y después con agua que haya sido hervida las vasijas y objetos de loza, barro, cristal y madera, inmediatamente usadas por el enfermo. Los objetos metálicos que fueran atacados por esta sustancia se debían sumergir durante treinta minutos por lo menos en agua hirviendo; las ropas usadas por el enfermo, que por cualquier circunstancia no se podían quemar, se debían dejar apartadas en la misma habitación del invadido, para ser desinfectadas después de muerto o curado este; a continuación, se debía proceder a la desinfección de sus ropas y muebles de la habitación por medio del ácido sulfuroso. Para ello se quemaba en la habitación completamente cerrada 250 gramos de azufre por metro cúbico de capacidad debiendo permanecer cerrada dos días por lo menos; nada más el Ayuntamiento tuviera aviso de una defunción, el alcalde debía ordenar el traslado del cadáver al depósito del cementerio, debería recorrer las calles y sitios menos transitados y llevarse a cabo la inhumación en fosas de mayor profundidad que la ordinaria; los médicos de la población también debían dar inmediatamente aviso al Ayuntamiento de los casos de difteria que se presentaran en la ciudad.

También se indicaba que la Corporación tendría existencias, mientras en esa población hubiera casos de difteria, de leña, azufre y solución de bicloruro de mercurio al uno por mil, teñida con un color de anilina, a fin de facilitarlas gratuitamente a las familias necesitadas. El alcalde debía procurar que no se cometieran transgresiones a los reglamentos de sanidad y policía urbana en lo que a la salud pública se refiere, aplicando el castigo a los que faltasen a ellos. Diariamente el alcalde debía dar cuentas de las nuevas invasiones y defunciones de difteria que en la población ocurriesen.[45]

En la última semana del mes de octubre de 1888, solo había en Castellón un caso de difteria y las expectativas eran positivas si se cumplían las disposiciones que la Junta de Sanidad tenía ordenada.[46]

En 1889 se repetían los casos de difteria; la prensa recomendaba cumplir con las disposiciones vigentes a fin de evitar la propagación

45. *La Provincia*, 18/10/1888. El alcalde de Castellón de la Plana en 1888 era Antonio Forns, médico.

46. *La Provincia*, 28/10/1888.

de la enfermedad. Se creía que la negligencia y la ignorancia por parte de las familias era la causa de que la enfermedad se extendiera.[47]

Algunos hijos de personalidades de Castellón también murieron por causa de la difteria, como fue la única hija del jefe de los republicanos Francisco González Chermá y la del abogado de Castellón Mateo Asensi.[48]

También en la provincia proliferaban los casos de difteria. En Vila-real había casos de difteria hacía días hasta el punto de que el gobernador dispuso que se tomaran todas las medidas necesarias para evitar el contagio.[49]

En el mes de julio de 1889, no había casos de difteria en la capital, no obstante, seguían apareciendo noticias en la prensa para impedir su difusión.

> Dicha enfermedad tiene al parecer un poder de difusión poco extenso alrededor del enfermo, y es transportable a grandes distancias, principalmente por los objetos que están en contacto con el enfermo. Además, el germen de la enfermedad es muy tenaz, lo cual explica la reproducción de la difteria en las mismas familias con intervalos de varios años. Por lo tanto, es preciso destruir los objetos que han estado en contacto con los diftéricos cuando no se les puede someter a una desinfección completa, por lo cual hay que recurrir a aparatos que den 120º con una presión de dos atmosferas.[50]

Otro remedio contra la difteria era el alcohol. Se debía administrar diluido en agua en partes iguales, por peso, y se daban cucharadas repetidas veces. Con solo este procedimiento desaparecían los síntomas malignos. El alcohol disolvía las exudaciones diftéricas de

47. *La Provincia*, 24/01/1889.
48. *La Provincia*, 20/01/1889, 24/01/1889; 31/01/1889.
49. *La Provincia*, 13/06/1889.
50. *La Provincia*, 11/07/1889.

la garganta, y hacía bajar la temperatura, calmando a la vez el pulso y destruyendo los gérmenes del mal absorbidos por las glándulas, así como purificando la sangre.[51]

En Eslida, la difteria y el sarampión, en los primeros cuarenta días de 1890, ocasionaron más de cuarenta víctimas.[52]

La vacuna de la difteria

En 1895, el *Heraldo de Castellón* señala que «Ya no ofrece duda alguna los trabajos del doctor Roux, para la curación de la difteria, constituyen no solo una esperanza sino una hermosa realidad para los padres que ven a los hijos expuestos a los ataques de esa enfermedad traidora y cruel que deja tantas cunas vacías y que tantas angustias produce y tantas lágrimas arranca a las pobres madres».

Continúa diciendo que el doctor Ferrán tenía en el Laboratorio Microbiológico Municipal de Barcelona algunos caballos inmunizados de los que se obtiene el suero antidiftérico con todas las garantías de pureza y perfecta elaboración que exige la ciencia.

> [...] y creemos que fuera muy conveniente que la corporación municipal de Castellón solicitase del doctor Ferrán el envío de una cantidad de suero antidiftérico para que en caso necesario pudiesen emplearlo los médicos de esta ciudad.
> Esto mismo han hecho los ayuntamientos de las más importantes poblaciones de España y confiamos que el nuestro procurará estar a la altura de los que hayan demostrado más interés en estos asuntos, verdaderamente humanitario y que habrán de agradecerlo todas las madres.[53]

51. *La Provincia*, 13/10/1889.
52. *La Provincia*, 13/02/1890.
53. *Heraldo de Castellón*, 16/01/1895.

Más adelante, el mismo periódico resalta los casos de curación gracias a la vacuna de la difteria, para convencer a los que ponían en duda el tratamiento del doctor Roux. Anticipa la noticia que, de cinco niños sometidos en Cartagena al referido tratamiento, «[...] dos habían expulsado a la segunda y tercera inyección respectivamente, las falsas membranas; otro que había sufrido la traqueotomía, continuaba en estado satisfactorio; otro estaba en convalecencia, y el último, con difteria faríngea quedó a las dos inyecciones sin fiebre y sin las falsas membranas».[54]

En la sesión de 25 de enero de 1895, el Ayuntamiento acordó adquirir todo lo necesario para combatir la difteria por el método del doctor Roux.[55]

Dos médicos de Vinaròs fueron comisionados por el Ayuntamiento para trasladarse a Barcelona con el objeto de adquirir del laboratorio del doctor Ferrán el suero antidiftérico del doctor Roux. Fueron atendidos con gran deferencia por parte de Ferrán y sus ayudantes, quienes les facilitaron «una gran dosis de aquel maravilloso suero».[56]

En Castellón, fue comisionado para adquirir del doctor Ferrán el suero de Roux antidiftérico, el concejal del Ayuntamiento Andrés Puig. La cantidad de suero que se adquirió fue pequeña y se agotó rápidamente por la gran demanda que había.[57]

En la ciudad, el propietario de la farmacia Catalana fue el primero en adquirir el suero antidiftérico; en la primera plana de el *Heraldo de Castellón*, aparece un anuncio dirigido a los «señores médicos» sobre la adquisición de dicho suero.[58]

54. *Heraldo de Castellón*, 18/01/1895.
55. *Heraldo de Castellón*, 26/01/1895.
56. *Heraldo de Castellón*, 4/02/1895.
57. *Heraldo de Castellón*, 28/02/1895.
58. *Ibidem.*

3.3. *La viruela, una enfermedad de tiempo inmemorial. El origen de la vacunología moderna*

La historia de la viruela alcanzó uno de sus hitos muy poco tiempo después del descubrimiento de la vacuna. Un ilustre alicantino, Francisco Javier Balmis y Berenguer, cirujano, médico, botánico y sobre todo un gran emprendedor, lideró la Real Expedición Filantrópica de la Vacuna, que fue patrocinada por el rey Carlos IV. Balmis llevó entre los años 1803 y 1806, la vacuna de la viruela a América, Filipinas y China en un periodo agotador alrededor del mundo que supone una de las gestas más gloriosas de nuestra salud pública (Balaguer i Perigüell 1996).

La viruela es una de las enfermedades transmisibles más antiguas que ha conocido la humanidad, sus datos de mortalidad entre los siglos XVII y XIX son impactantes y los brotes epidémicos que ocasionó la hicieron temible.

La enfermedad alteró la situación demográfica de algunas regiones e influyó políticamente tras cobrarse la vida de reyes y emperadores. Desde tiempo inmemorial fue combatida con las herramientas terapéuticas de que se disponía en cada momento. No es hasta el siglo XVIII cuando se empieza a vislumbrarse un remedio eficaz para doblegarla. Serán los hombres de la Ilustración los que proporcionen un método novedoso para conseguirlo: la inoculación preventiva de viruela vacuna, más tarde llamada *vacunación*. La figura de Edward Jenner marca un antes y un después en esa lucha de las personas contra los estragos de la enfermedad.

No habían trascurrido más que cinco años desde la genial intuición de Jenner, cuando Francisco Javier Balmis, curtido en viajes y batallas, traduce la obra de Moreau de la Sarhe, difusor en Europa de las ideas de Jenner sobre la vacuna, y obtiene el mando para llevar a cabo el proyecto innovador que supuso la Real Expedición Filantrópica de la Vacuna.

Las personas observaron y aprendieron que, si se sobrevivía a la viruela una vez, ya no la volvías a padecer y de su manifestación más visible, la pústula, podían extraer el antídoto para defenderse de ella.

Nació así, en distintos lugares y épocas, la práctica de inocular la sustancia morbosa desde los individuos variolosos a los que permanecían sanos. Aquel esfuerzo por combatirla duró siglos y la técnica de variolización fue practicada de diversas maneras, según las regiones y los utensilios disponibles. También se supo que no era bueno el contacto directo, en estrecho hacinamiento, con los enfermos y que en los malos tiempos de epidemia podía aislarse a pueblos enteros o ciudades durante, al menos, cuarenta días, para limitar su propagación.

A finales del siglo XVIII, se observó que ciertas personas, en contacto con una enfermedad variolosa que padecían las vacas, adquirían la propiedad de no padecer viruelas. Se procedió a inocular el fluido extraído de pústulas de las vacas en individuos sanos, lo que resultaba menos dañino para las personas que la variolización. Allí estuvo el origen de la vacunación, un legado de la Ilustración. La difusión de la práctica no estuvo exenta de gran controversia, en la que participaron todas las clases sociales, pero se fue aceptando hasta generalizarse ampliamente. La enfermedad que provocaba la vacuna era más benigna que la variolización y el procedimiento no exigía medidas como el aislamiento del vacunado, ni obligaba a la interrupción del trabajo. En años sucesivos, conforme fue propagándose el método vacunal, las autoridades sanitarias y legisladoras, desarrollaron campañas de vacunación en masa que hicieron declinar la mortalidad por viruela. No obstante, a lo largo del siglo XIX aparecieron nuevas oleadas epidémicas que hicieron dudar del valor de la vacuna.

Habían transcurrido casi cien años desde el inicio de la vacunación. Entonces, por medio de la experimentación en laboratorio, comenzó a hacerse realidad la inmunización artificial, de modo que aquel método se generalizó para otras enfermedades transmisibles y se abrió, con ello, una amplia perspectiva que dará origen a la vacunología moderna.

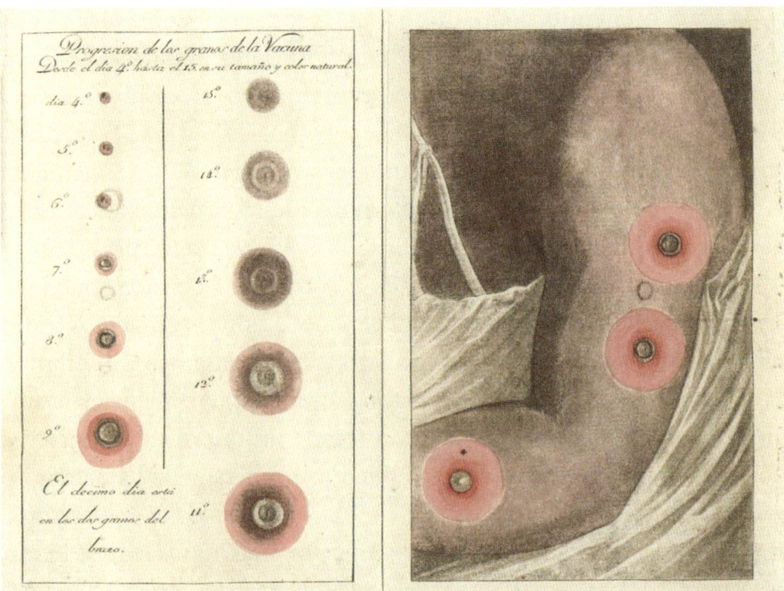

Progresión de los granos de la vacuna de la viruela desde el día 4.º hasta el 15.º. Fuente: José María López Piñero y Felipe Jerez Moliner. 1999. *La imagen científica de la vida. La contribución valenciana a la ilustración médica y biológica (siglos XVI-XIX)*

La viruela fue desapareciendo de la faz de la Tierra gracias al progreso de la higiene, el saneamiento y la vacunación. El esfuerzo coordinado de las naciones durante el sexto y séptimo decenios del siglo XX dio el impulso definitivo para conseguir su extinción.

En el siglo XVIII, la viruela causaba en Europa más de 400.000 muertes anuales y dejaba a un tercio de los supervivientes ciegos. Pero ese será también el siglo de propagación del método inoculador, que restará virulencia a la enfermedad; el siglo XIX será el de la propagación de la vacuna, y el XX, el de la erradicación de la enfermedad.

Antes y después de ser denominada viruela, la enfermedad recibió muchos nombres. Estaban relacionados con los signos clínicos por los que se manifestaba, con el nivel de conocimiento que de ella se tenía en el momento, con el horror que producía o con asociación a las regiones de dónde provenía (Tuells y Ramírez 2003, 17-19).

En Europa, se menciona por primera vez la palabra *viruela* —*variola*— por Marius de Avenches (hacia 530-593), que fue obispo de Lausana y declarado santo a su muerte.

En el mundo anglosajón los nombres de la viruela tienen raíces distintas al de la viruela.

La pústula es llamada en inglés *pock* o *pokes* ('bolsa' o 'saco'). El vocablo se alteró tomando el nombre fonético de *pox*, usado desde el siglo x para dar nombre a un conjunto de enfermedades diferentes, caracterizadas por presentar pústulas eruptivas en la piel (sarampión rubeola, etc.). *Pox* fue posteriormente utilizado, en la literatura médica del siglo xv, para designar cualquier enfermedad venérea.

Cowpox, viruela de las vacas, es una enfermedad —vacuna que aparece en las ubres de las vacas de un color azul más o menos lívido.

Aunque las causas de la viruela permanecían oscuras, no lo eran así sus efectos o manifestaciones, y sobre esta base se establecieron diferentes clasificaciones. Las teorías médicas de la segunda mitad del siglo xviii y principios del xix que indagaron sobre las causas de la enfermedad, fueron las más prolijas en ese intento explicativo.

El virus y su familia, los poxvirus, será *visto* y descrito por Buist (1886), Prowazek (1905), Paschen (1906) y Ledingham (1931).

Antes de Pasteur, las vacunas, desde finales del xix, solo eran una forma intuitiva de luchar contra una única enfermedad, después de él se convierten en un instrumento preventivo sistematizado y aplicable a otras infecciosas.

En España, la Administración tomó parte activa en pro de la vacuna y en la *Gaceta de Madrid* se anunciaron cuantas novedades se iban produciendo. La Real Cédula de 21 de abril de 1805 ordenaba que en todos los hospitales de las capitales de España se dedicara una sala para conservar el fluido vacuno, y que se administrara gratis a los pobres (Balaguer i Periguell 1996, 34-39).

En 1815 (Real Orden de 14 de agosto) y 1817 (circular de 8 de julio) se articulan o ratifican las anteriores disposiciones. Coincidiendo con la pandemia de los años treinta, se prohíbe la asistencia de los niños a la escuela sin estar vacunados (Real Orden del 30 de noviembre de 1833).

En 1855 se promulga la primera Ley de sanidad (Ley orgánica de sanidad del 28 de noviembre) que dedica un capítulo a la vacunación y hace recaer la responsabilidad de practicarla en las instituciones o autoridades.

Desde 1851 el Instituto Médico Valenciano, entidad privada, había creado la Comisión Central de Vacunación con objeto de organizar y aplicar la vacuna gratuitamente a los indigentes de Valencia. Hasta 1880, esta institución fue el principal suministrador de vacuna en España.

Por real decreto y siendo ministro de Fomento Manuel Ruiz Zorrilla, el 24 de julio de 1871, se crea el Instituto Nacional de Vacuna. Se le hacía dependiente directamente de la Academia de Medicina, lo que interfirió los planes que esta tenía de crear uno propio. Tampoco faltaron reticencias del Instituto Valenciano, el mayor distribuidor de vacuna hasta ese momento, ni de algunos médicos deseosos de fundar sus propios centros de vacunación. La respuesta oficial fue una Real Orden de diciembre de 1872 que determinaba que no era necesaria la autorización del Gobierno para establecer institutos de vacunación a los médicos.

Durante el año 1873, el gobierno de la República intentó activar el Instituto de Vacunación con la vacuna que traería de Nápoles y París con el fin de conservarla y reproducirla. Asimismo se dispuso la obligatoriedad de la vacunación y revacunación de cuantas personas estuvieran bajo la dependencia de las autoridades civiles.

A la vez se multiplicaron los institutos privados de vacunación, había tres en Barcelona, dos en Madrid, otros en La Coruña, Granada, Santander o Valencia; se sucedieron órdenes y reglamentos en 1875 y 1876, intentando reorganizar la producción, investigación y actividad práctica en materia vacunal.

La situación de la viruela en España, durante los años finales del siglo XIX se caracterizaba por:

— Persistencia de oleadas epidémicas concurrentes con las europeas, que producían entre cinco mil y seis mil muertes por año, en los momentos de recrudecimiento de los brotes (1879, 1888-1892).
— Incumplimiento generalizado de las medidas preservativas de aislamiento, desinfección o cuarentena.
— Escasez de datos centralizados y falta de perspectiva general para abordar los brotes. No había informes sobre cobertura vacunal, ni se comunicaba la incidencia de casos con la rapidez necesaria para adoptar medidas preventivas. No es hasta 1885 (Real Orden de 5 de enero), cuando se organizan las estadísticas sanitarias y se incluye a la viruela entre las enfermedades sometidas a vigilancia epidemiológica.
— Resistencia de la población al acto vacunal. Motivadas por la insuficiente explicación proporcionada por la clase médica a dos preguntas clave: ¿la vacuna transmite la sífilis? Y ¿por qué es necesaria la revacunación?
— Dispersión en las directrices científicas, originadas por la división de la clase médica entre vacunistas y antivacunistas, a lo que hay que añadir la práctica de la vacunación por colectivos paramédicos.
— Las condiciones del acto vacunal. Había una vacuna de pago y una para pobres. Aun tratándose del mismo producto, en muchos lugares se practicaba en precaria situación higiénica y por personal no suficientemente preparado, para los que solo constituía una oportunidad más de negocio. El uso de la glicerina como conservante y reductor de la contaminación bacteriana, mejoró la efectividad y evitó muchos efectos indeseables.

— Deficiencias en el control institucional. Las autoridades siempre iban a remolque de los acontecimientos, promulgando decretos al ritmo de los brotes epidémicos (Tuells y Ramírez 2003, 249-252).

La situación en los primeros años del siglo xx no difiere mucho. Durante el primer decenio, España ocupa el segundo lugar entre los países europeos por número de casos, con un total de 37.000 defunciones, por detrás de Rusia (400.000) y por delante de Italia (18.000), Portugal (14.000) y Francia (11.000). Por el contrario, países como Alemania (386), Austria (312), Suecia (35), Noruega (35) y Dinamarca (13) tenían en ese periodo un aceptable control sobre la enfermedad (Tuells y Ramírez 2003, 250).

El gobierno de Antonio Maura, vista la situación epidémica, promulga en 1903 un real decreto, recogido en la publicación del ministro de la Gobernación *Datos históricos acerca de la vacuna en España, leyes y decretos contra la viruela, vacunación obligatoria,* prologa la ley el entonces director general de Sanidad, Carlos María Cortezo. El artículo 6 declara que «Será obligatoria la vacunación y revacunación, con arreglo al art. 99 de la Ley de sanidad, en tiempos de epidemia o recrudecimiento de la endemia, a saber, desde que en el distrito municipal exista pluralidad de enfermos variolosos o las defunciones por viruela pasen del 1 por 1.000 los fallecidos».

A pesar de las dificultades, la vacunación empieza a extenderse de forma masiva, ayudada por el establecimiento de delegaciones provinciales de Sanidad. En 1909, se ordena vacunar a todos los empleados del Estado, provincia o municipio y que se interese de las grandes empresas la vacunación de su personal. Sin embargo, los brotes persisten, en Badajoz (1917), Ciudad Real y Madrid (1918), Valencia, Bilbao, Santander, Pamplona y Ciudad Real (1919) y Valladolid, Almería y Guipúzcoa (1920). La mortalidad por viruela en España alcanza en el periodo 1900-1909 un total de 41.827

defunciones, que se reducen a casi la mitad durante la siguiente década, 24.512 (1910-1919) y 9.727 en la tercera (Tuells y Ramírez 2003, 53-54; Lopez Piñero y Bueno Cañigral 2009).

A partir de 1926 el declive de la viruela es evidente, con lo que se alcanza una situación de preerradicación en 1929. Solo habrá un repunte de la viruela en 1939-1941, durante los años inmediatos al final de la guerra civil (1936-1939).

La Ley de bases de sanidad de 1944 declaró la obligatoriedad de las vacunaciones contra la viruela y la difteria, incluyéndolas entre las enfermedades de declaración obligatoria. Acorde con los progresos en la vacunación, a finales de los años cuarenta deja de ser endémica y a partir de 1955 no se dan más casos de viruela en España, por lo que se consideró erradicada (Tuells y Ramírez 2003, 53-54; Lopez Piñero y Bueno Cañigral 2009).

La viruela en Castellón

En los años ochenta del siglo XIX se presentaban muchos casos de viruela en la ciudad.

En la provincia de Castellón, pueblos como Vila-real sufrieron en 1882 una epidemia de viruela que produjo 84 defunciones.[59]

La prensa llamaba continuamente la atención de la Junta de Sanidad para que tomara las medidas oportunas a fin de evitar que la viruela tuviera mayores proporciones.

El 11 de abril de 1883 se reunió la Junta de Sanidad para acordar las disposiciones convenientes con el fin de aminorar en lo posible la extensión que podía tomar la viruela en la capital por falta de precauciones.[60]

---

59. *El Clamor*, 3/09/1882.
60. *La Provincia*, 8/04/1883; *La Provincia*, 12/04/1883.

La Junta Local de Sanidad exigía a todos los alumnos de la ciudad el certificado facultativo de haber sido vacunados si tenían menos de siete años o revacunados en el caso de haber cumplido dicha edad.

La Corporación municipal ordenaba a los médicos titulares que procedieran, en el plazo más breve posible, a la vacunación gratuita de los niños pobres de la ciudad, autorizándoles para adquirir los tubos o cristales de linfa necesarios.[61]

Acto seguido, el alcalde de la ciudad convocaba a la Junta Local de Primera Enseñanza, a fin de someter a su aprobación el acuerdo tomado por la Junta Local de Sanidad en el que se exigía a todos los alumnos de las escuelas certificado facultativo de haber sido vacunados.

El Ayuntamiento señalaba un día para la propagación gratis de la verdadera linfa vacuna del Cowpox del Glovester.[62]

La Junta Local de Instrucción Pública, oída la proposición de sanidad de no admitir en las escuelas a los niños no vacunados, acordó que los profesores abrieran un registro en el que se consignara dicha circunstancia.[63]

En Castellón no se cumplían las disposiciones dictadas por el Ayuntamiento de vacunar a todos los niños contra la viruela por miedo a la reacción, tampoco los maestros cumplían con el dictamen del Ayuntamiento.

La Corporación municipal dictó una disposición para impedir que acudieran a los centros de instrucción niños que llevaran el «germen del mal» o se encontraran desprevenidos contra él.

Los esfuerzos del Ayuntamiento no fueron secundados por los primeramente interesados, antes bien, algunos burlaron la vigilancia de los maestros y médicos, funcionarios a quienes quedaron encomendados de ejecutar lo dispuesto por la Corporación municipal.

---

61. *El Clamor*, 2/03/1884; actas del Ayuntamiento de Castellón de la Plana, 29/05/1880.

62. *La Provincia*, 2/03/1884.

63. *La Provincia*, 6/03/1884.

Las personas, en su mayoría, desconocían los beneficios de la vacunación, y procuraban la manera de engañar a los facultativos. Los padres de familia transigiendo con el miedo de los niños a vacunarse, o porque este no muriera a consecuencia de la revacunación, como había ocurrido en algunos casos, determinaron que el niño no fuera a la escuela con la esperanza de que más adelante, todo quedara tranquilo y se olvidasen las disposiciones municipales.

Los maestros, para evitar que los niños no dejasen de acudir a la escuela, eludieron el cumplimiento de las disposiciones municipales, y pidieron a los médicos que en las papeletas que expedían conforme a lo dispuesto por la sección de Sanidad, faltasen a la verdad de los hechos, haciendo constar vacunaciones y revacunaciones que no existían, o bien alterando la edad de los revacunados.[64]

Como medio profiláctico para curar la viruela se recomendaba tomar miel mezclada con agua, pues según la prensa, este remedio curó a tres niños.

> Como los tres casos citados parecen ser bastantes para pronunciar en favor de la miel como un remedio eficaz y sencillo contra la viruela, queremos darlo a conocer al público y especialmente a los señores médicos, quienes pueden hallar la causa entre los buenos efectos de aquel específico y usarla de una manera ilustrada y conveniente.[65]

En el mes de mayo de 1884 proliferaban en la ciudad de Castellón de la Plana las fiebres exantemáticas (viruela, roséola, sarampión, escarlatina...) y la prensa de Castellón recomendaba a la Junta Local de Sanidad la «más severa y escrupulosa inspección de las escuelas y demás puntos donde se reúnen los niños, a fin de evitar las funestísimas consecuencias del contagio en semejantes enfermedades».[66]

---

64. *La Provincia*, 30/03/1884.
65. *La Provincia*, 27/04/84.
66. *La Provincia*, 29/05/1884.

Por las calles de Castellón había casos de mendigos que iban acompañados de niños con viruela «No solo por un sentimiento de humanidad, por prescripción higiénica debe prohibirse espectáculo tan lamentable».[67]

En 1889, se registraban en la provincia algunos casos de viruela como en marzo en Vinaròs y Torreblanca; o en 1895 en Almassora, por lo que el gobernador civil dictó las medidas oportunas para atajarla.[68]

En Castellón, en 1895, aparte del dengue, se registraban algunos casos de viruela. Se temía que con la debilidad del convaleciente del dengue fuera atacado de viruela, y las consecuencias entonces de la «epidemia reinante serían verdaderamente terribles».[69]

La Junta Local de Sanidad al dar la noticia de que en algunos pueblos inmediatos se padecía la viruela acordó, en la reunión del día 25 de enero de 1895, adelantar las vacunaciones y revacunaciones que anualmente practicaban los médicos titulares del Ayuntamiento y prevenir a todos los facultativos de la capital de que dieran cuenta de los casos que tuvieran en tratamiento.[70]

En el siglo xx, la viruela siguió haciendo estragos en la capital. El inspector de Sanidad, en una sesión celebrada por la Junta Provincial de Sanidad, en abril de 1915, dio lectura a una memoria sobre la epidemia de viruela que tuvo lugar en Castellón.

Durante dicha epidemia hubo doscientos cincuenta y siete casos, ciento ochenta y dos en adultos y setenta y cinco en niños. Todas las invasiones tuvieron lugar en individuos no vacunados, siendo el número de defunciones de ocho adultos y siete niños.

---

67. *La Provincia*, 4/11/1888.

68. *La Provincia*, 11/04/1889; *La Provincia*, 25/04/1889; *Heraldo de Castellón*, 23/01/1895.

69. *Heraldo de Castellón*, 23/01/1895.

70. *Heraldo de Castellón*, 26/01/1895.

En el Hospital Provincial, ingresaron noventa y nueve enfermos, todos los demás fueron aislados en sus domicilios, y allí el servicio municipal de desinfección les desinfectó convenientemente.

Se practicaron durante el transcurso de la epidemia 1.167 vacunaciones y 19.288 revacunaciones, total 20.455 operaciones: la mayoría las llevó a cabo el cuerpo facultativo de Beneficencia municipal y fueron facilitadas gratuitamente por el Ayuntamiento.

Según el doctor Clará, la viruela que en años anteriores había casi desaparecido en la provincia, había aumentado notablemente en 1915, y este aumento era debido al poco interés que se observaba en los pueblos en los servicios de vacunación y sobre todo de revacunación. Había pueblos en la provincia donde no se practicaba ninguna vacunación, a pesar de remitirles la vacuna necesaria para ello.[71]

En la segunda decena del siglo XX aumentó la propagación de la vacuna antivariólica según los datos proporcionados por la Junta Provincial de Sanidad, celebrada el 1 de abril de 1917. Durante ese año se repartieron entre los pueblos de la provincia ochocientas noventa y ocho viales de vacuna antivariólica de diez dosis cada uno procedentes del Instituto Nacional de Higiene de Alfonso XIII.

Según los datos suministrados por las alcaldías se practicaron 7.185 vacunaciones y 9.243 revacunaciones.

Durante el mismo periodo ocurrieron doscientos un casos de viruela en veintiséis pueblos, solo en tres de ellos el número de invasiones fue superior a diez y en ocho se limitó a una sola. La mortalidad fue de diecinueve personas.[72]

Según la prensa, en 1916, el estado sanitario de la provincia era bastante satisfactorio. La mortalidad que en 1915 fue de 5.978, en 1916, se redujo a 5.476. Ocurrieron 502 defunciones menos.

---

71. *El Clamor*, 26/04/1915.
72. *El Clamor*, 3/04/1917.

La natalidad seguía decreciendo desde 1905 en que fue de 10.420, y en 1916, de 7.094.[73]

En 1917, el inspector provincial de Sanidad José Clará informó que se había declarado una epidemia de viruela en Tírig y Canet lo Roig, debido a la dejadez del médico Cayetano Matamoros a quien se le instruyó expediente. El gobernador ordenó que se vacunaran y revacunaran todos los vecinos, dándole cuenta diariamente de todas las operaciones que se llevaran a cabo, advirtiéndole de que por cada día que dejara de verificarlo le impondría la máxima multa.

El gobernador estaba dispuesto a castigar con dureza al médico de Tírig, tan pronto se concretaran los cargos que contra él hacia la sociedad de Socorros Mutuos de aquel pueblo y de la cual formaban parte la mayoría de los vecinos.

Asimismo, se daba cuenta a la Dirección General de Sanidad de la aparición de las enfermedades contagiosas en los pueblos.

En Canet lo Roig se declaró también la meningitis cerebroespinal, donde habían ocurrido veintiséis casos en niños menores de catorce años, de los cuales fallecieron diez; se desconfiaba de que pudieran sobrevivir los que aún no habían muerto, dada la gravedad en que se encontraban los niños.[74]

El gobernador civil, de acuerdo con el inspector provincial de Sanidad, pidió al Instituto del Alfonso XII material sanitario y aparatos para atacar tan terrible enfermedad y les rogaba que se le asignase un médico.

La comisión médica del Instituto de Alfonso XII vino con material sanitario a Canet lo Roig para atacar la enfermedad que tanto se cebaba en los niños de aquel pueblo.

---

73. *El Clamor*, 3/04/1917.

74. *El Clamor*, *14/04/1917*.

El instituto envió para estudiar la epidemia aparecida en Canet lo Roig, a dos médicos bacteriólogos, acompañados por el inspector de Sanidad José Clará, con el fin de dictar las medidas más convenientes para extinguirla.[75]

Los institutos de vacunación, creados para producir y distribuir la vacuna, comienzan a proliferar por toda Europa a mediados de siglo XIX, en ocasiones serán financiados por la iniciativa privada y, en otras, por la Administración pública o sanitaria y por instituciones médicas.

En la ciudad existía un instituto privado de vacunación que estaba situado en la calle de Campoamor y después en la calle de San Juan, número 19 (hoy calle de Colón), donde se propagaba la verdadera linfa vacuna, en dicha corporación se celebraban dos sesiones semanales. Hasta 1880, el Instituto Médico Valenciano fue el principal suministrador de vacuna al instituto castellonense.

En el mismo establecimiento se vendían los tubos de vacuna extraídos directamente de la ternera.

El gobernador de la provincia aprobaba el reglamento de la Sociedad del Instituto de Vacunación que quisiera establecerse en Castellón.[76]

3.4. *La rabia, enfermedad que transmitían los perros*

Fue el químico y bacteriólogo francés Luis Pasteur, quien consiguió, al final de su vida, obtener la vacuna antirrábica. El éxito de la aplicación de su vacuna antirrábica entre 1885 y 1886 a casi 2.500 personas motivó una suscripción popular, cuyos fondos permitieron la fundación del Instituto Pasteur (1888) (López Piñero 2002, 536).

---

75. *El Clamor*, 18/04/1917 y 19/04/1917.

76. *El Clamor*, 15/04/1883; *La Provincia*, 20/03/1884 i 12/03/1885.

En Castellón no eran pocos los casos que se producían de personas mordidas por perros rabiosos.

Para defenderse de los perros rabiosos estos los mataban con estricnina. Los agentes municipales arrojaban morcillas envenenadas y los niños corrían tras ellos para verlos agonizar. La prensa aconsejaba que se cogieran los perros vagabundos con lazo y que por lo menos se les exterminara por la noche.[77]

En 1889, *La Provincia* publica el descubrimiento de la vacuna antirrábica y dice que el doctor Jaime Ferrán, director del Laboratorio Microbiológico municipal de Barcelona, había remitido a la Academia de Ciencias de París una nota detallada sobre el particular, en la cual describía la morfología de dicho microrganismo y exponía los procedimientos de que se había valido para aislarle, cultivarle e inocularle.[78]

El Instituto de Vacunación Antirrábico fue instalado por la Diputación en el Hospital Provincial. En dicho instituto fueron tratados gran número de personas mordidas por perros rabiosos. Por ejemplo, en 1915 fueron sometidas al tratamiento preventivo antirrábico sesenta y ocho personas mordidas por animales sospechosos de rabia, en una proporción de treinta y siete perros y cinco gatos[79] y, en 1917, fueron sometidas al tratamiento preventivo antirrábico sesenta y nueve personas mordidas por animales domésticos, en una proporción de cuarenta perros y un gato.[80]

Se recomendaba la extinción de todos los perros vagabundos y la sujeción de estos mientras durara el periodo de infección.

77. *La Provincia*, 8/06/1884.
78. *La Provincia*, 3/01/1889.
79. *El Clamor*, 26/04/1915.
80. *El Clamor*, 3/04/1917.

3.5. *La lepra, una enfermedad muy temida, pero de baja incidencia*

En 1860, Méndez Álvaro, en su *Memoria sobre la lepra en España*, caracterizó su epidemiología a partir del análisis de las doscientas ochenta y cuatro encuestas de los casos censados en la estadística realizada en los años 1851 y 1852.

A pesar de que la descripción epidemiológica evidenció una realidad alejada claramente de la visión popular, la comunidad científica necesitó más información, de base científica, para cambiar el paradigma. El descubrimiento del *Mycobacterium leprae*, en 1878, la superación de la hipótesis hereditaria por la infecciosa, el mejor conocimiento de su clínica y la aparición de la moderna terapéutica y de su epidemiología, modificaron el paradigma de la enfermedad, de manera que, a finales del primer tercio del siglo XX, la estrategia de abordaje de la lepra —sustentada sobre bases científicas— era radicalmente distinta a lo que había sido en años anteriores (Martínez Navarro 2009, 51).

La prevalencia, a tenor de lo obtenido por las diferentes estadísticas sobre enfermos de lepra realizadas a lo largo del siglo XIX, era baja: 284 en 1851-52; 521 en 1878, y 522 en 1904, con gran estabilidad espacial (tabla 3) tanto provincial como local, de manera que a finales del siglo XIX estaban bien identificadas las zonas endémicas: tres peninsulares: Valencia, Andalucía y Galicia, y una insular, Canarias. Diferentes autores como Hauser Hauser 1913, 52) y Sánchez Puente (1915) consideraron esta prevalencia baja e hicieron estimaciones al alza, que no llegaron a cambiar el sentido de ser una enfermedad de baja prevalencia.

La cuestión del contagio era el problema más complicado. Se aceptó la etiología bacteriana —*Mycobacterium leprae*— y, por tanto, el carácter infeccioso de la enfermedad, así como la presencia del germen en las lesiones y secreciones —espacialmente las nasales—, pero no se conocía la forma de trasmisión, si bien para determinar la construcción de las hipótesis se centraron en la información

TABLA 3. PREVALENCIA DE LA LEPRA EN ESPAÑA

PROVINCIAS	*Año 1851 Número enfermos*	*Año 1878 Número enfermos*	*Año 1904 Número enfermos*	*Año 1914 Número enfermos*	*Número de Ayuntamientos*
Albacete		9		1	1
Alicante		68	31	137	43
Almería	51			22	8
Ávila		1			»
Badajoz				14	8
Burgos		2			»
Barcelona		2		5	3
Cádiz	28		1	13	8
Canarias				76	25
Castellón	30	51	70	84	23
Ciudad Real				1	1
Córdoba	4	8	21	32	16
Coruña			21	53	16
Cuenca				1	1
Gerona				1	1
Granada	51	74	27	27	16
Guadalajara				1	1
Huelva		19	6	19	10
Jaén	18			53	17
Lérida				2	2
Logroño				1	1
Lugo		18		6	1
Madrid		2		2	2
Málaga	61	15	67	54	23
Murcia	2			1	1
Orense		12		3	2
Pontevedra		135	27	68	26
Salamanca				2	2
Santander				1	1
Sevilla	24	45	34	17	13
Tarragona		7	9	20	10
Valencia	15	53	122	155	59
Vizcaya				1	1
Total	*284*	*253*	*436*	*873*	*342*

Fuente: Juan Sánchez Puente. 1915. *Contribución al estudio de la monografía del bacilo de la lepra humana, con algunos experimentos y consideraciones acerca del mismo.* E. Maestre, Madrid, en Joan Ferran Martínez Navarro, 2009

epidemiológica: forma de presentación de los casos, con un dominio de clústeres familiares y sociales, y la presencia en las lesiones del germen. La situación la podemos resumir al ser una enfermedad de prevalencia baja, con focos endémicos y limitados al medio rural, preferentemente, y a la presencia de grupos familiares o sociales con exposiciones continuas y prolongadas.

Solo dos de las hipótesis formuladas —hereditarias y contagiosas— fueron destacadas, al tiempo que se dejaban al margen determinadas discusiones acerca del valor de otras posibles causas como la pobreza, la alimentación o los mosquitos.

La hipótesis hereditaria se basó en la observación acerca de la presentación de los casos en pequeñas agrupaciones espaciales, en municipios, preferentemente rurales, y la acumulación de casos familiares.

Para los partidarios de la hipótesis contagiosa, esta tenía dos formas de transmisión: indirecta y directa, si bien esta última poco frecuente, de acuerdo con las observaciones epidemiológicas que encontraron pocos casos relacionados de forma directa con el caso fuente, lo que hizo pensar en una baja capacidad contagiosa de la enfermedad.

A pesar de que la evidencia epidemiológica mostraba una situación de baja endemia y escasa capacidad de difusión, el peso del paradigma tradicional sustentaba un miedo a la enfermedad que las mismas autoridades sanitarias apenas conseguían superar. Por ello se mantuvieron severas medidas de control de la enfermedad centradas básicamente en las condiciones del aislamiento. Así Hauser (Hauser 1915, 54-55) recoge las medidas propuestas por la comisión nombrada por la Academia de Medicina Práctica de Barcelona en 1860 para evitar su propagación:

— Prohibir el matrimonio si alguno de los contrayentes fuese sospechoso de la lepra, previo examen de facultativos.

— Separar los leprosos que se hallaran casados.
— Impedir que las leprosas críen hijos, propios ni ajenos.
— Vigilar para que los solteros que ofrezcan indicios del mal no tengan comunicación con mujer alguna.
— Colocar en aposentos separados del resto de la familia a aquellos cuyos tubérculos estuviesen ulcerados.
— Trasladar a los hospitales los leprosos pobres, faltos de buenos alimentos y del conveniente aseo.
— Cuidar de que no se propague el mal por medio de la vacunación, atendiendo con esmero a la procedencia del virus.
— Evitar el fraude de expender al público carnes de cerdos lazarinos.
— Hacer responsables del cumplimiento de estas disposiciones a los magistrados, a las familias y a los médicos.

Estas medidas, de la segunda mitad del siglo XIX, responden a la hipótesis hereditaria que restringía la incorporación de los leprosos en la familia —por su posible transmisión hereditaria— y no en las relaciones sociales cotidianas. Esta situación cambió a lo largo del primer tercio del siglo XX.

En los años ochenta del siglo XIX había casos de lepra en la ciudad de Castellón de la Plana. En la Casa Provincial de Misericordia ingresaron dos niños que procedían de padres leprosos fallecidos a consecuencias del mal de San Lázaro. Y, como según la ciencia, esta enfermedad era hereditaria y contagiosa, se decidió que dichos niños debían aislarse, caso de tener derecho a ser asilados, para evitar el peligro de ser contagiados los demás albergados.

La prensa de Valencia dio la noticia que en Vila-real había muchos casos de lepra seguidos algunos de ellos de defunción. El gobernador pidió al pueblo citado antecedentes acerca del particular, de lo que resultó que no existían más que tres leprosos, que la padecían hacía más de cuatro años.[81]

En Castellón de la Plana se montó una clínica en la calle de Ximénez, cuyo director se declaraba especialista en la curación de muchas enfermedades, pero con preferencia de la lepra.

La prensa se quejaba de que, en el centro de Castellón de la Plana, uno de los puntos más concurridos, se convirtiera en lugar de reunión de los enfermos que sufrían tan contagioso mal. Este hecho fue denunciado al doctor Clará, inspector provincial de Sanidad, para que lo evitara por los medios que la ley le concedía. El doctor Clará se preocupaba porque estos enfermos estuvieran aislados.[82]

En 1915 había en Castellón, según el doctor Clará, setenta y seis leprosos, dieciocho de ellos albergados en el Hospital Provincial y el resto en diecisiete pueblos.

El Gobierno tenía el proyecto de construir leproserías en número suficiente para recluir a todos los enfermos. En la segunda decena del siglo XX, el Hospital Provincial podía albergar un mayor número de enfermos gracias a los dos pabellones que se construyeron para este fin, donde se podían recluir todos los que en los pueblos no tenían las condiciones de aislamiento necesarias.

Las órdenes del gobernador eran terminantes a algunas alcaldías, especialmente a la de Vila-real, donde el número de leprosos sin hospitalizar era muy numeroso.[83]

La Junta Provincial de Sanidad, en sesión del 1 de abril de 1917, daba los siguientes datos: en la provincia residían sesenta y ocho leprosos repartidos en diecinueve pueblos, en el Hospital Provincial se albergaban once. Los sesenta y ocho leprosos eran treinta y cinco varones y treinta y tres mujeres.

---

81. *La Provincia*, 10/03/1889.
82. *El Clamor*, 5/11/1914.
83. *El Clamor*, 26/04/1915.

3.6. *El dengue o la gripe hace su aparición entre 1889 y 1890*

A mediados de diciembre de 1889 la gripe invadió España. La enfermedad era conocida con los nombres de *dengue*, *trancazo*, *gripe* o *influenza*. Se estaba extendiendo por las principales provincias de España, pero principalmente era en Madrid donde en muy pocos días fueron atacadas más de seis mil personas y penetró en algunos hospicios y asilos.

Según informaba la prensa, la enfermedad era benigna y el vecindario la había acogido con indiferencia.[84]

En Madrid, el presidente Cánovas había sido atacado por la enfermedad. En Barcelona, el dengue se propagó con gran rapidez en 1890, hasta el punto de que se cerraban peluquerías, por estar atacados todos los dependientes; en las cárceles, se encontraban la mayoría de los reclusos y empleados enfermos. La enfermedad se complicaba con una pulmonía.[85]

En París los atacados pasaban del 60 %, en Lisboa, estaba atacada más de la mitad de la población. También estaba extendida en Estados Unidos, México e Italia.

En Valencia presentaba caracteres alarmantes y predominaba la creencia de que se ocultaba el número de los atacados, que se calculaban en unos ocho mil. La alcaldía hizo circular una hoja, en la que se indicaban las precauciones que debían adoptarse para que la influencia del mal fuera menos perniciosa. El rector de la Universidad dispuso que todos los establecimientos superiores continuaran cerrados hasta mediados de enero.[86]

En Castellón, la humedad reinante favorecía aún más la enfermedad, que día a día se iba incrementando en la ciudad, donde

---

84. *La Provincia*, 19/12/1889.
85. *La Provincia*, 1/01/1890.
86. *La Provincia*, 9/01/1889.

difícilmente se podía encontrar una familia que no tuviera ningún enfermo en casa.

La prensa señalaba que la epidemia tenía un carácter benigno, y se reducía a tener que pasar algunos días molestos en la cama, y hacerle frente siguiendo las prescripciones higiénicas y guardándose de las recaídas.

Los médicos pensaban que la enfermedad imperante no era otra cosa que una calentura perniciosa, de forma neumónica en la mayor parte de los casos. Para combatir la enfermedad se usaba la quinina y sus sales, especialmente el sulfato. Algunos médicos aseguraban haber administrado en varios casos tres gramos de sulfato de quinina en un solo día y que habían obtenido excelentes resultados.

La mayor parte de las personalidades de Castellón estaban atacadas de la enfermedad. También penetró en los cuarteles de San Francisco y de la Guardia Civil, donde causó numerosa bajas. En los centros oficiales y puntos públicos de recreo se notaba la incidencia de la gripe, pues algunos estaban desiertos. Las hermanas de la Caridad, que prestaban sus servicios en el Hospital, fueron todas víctimas del llamado popularmente *trancazo*.[87]

A pesar del número de atacados, había pocas defunciones, por ello se decía que la enfermedad era benigna.

La Junta Local de Sanidad dispuso la clausura indefinida de todos los establecimientos públicos y privados mientras continuara la enfermedad.

Todos los pueblos de la provincia estaban invadidos por la enfermedad. En la ciudad, el mal continuaba siendo benigno, pero si no se tomaban precauciones, la enfermedad se convertía en pulmonía.

En el cuartel de San Francisco había días que el número de atacados por la enfermedad era de cincuenta personas y las

87. *La Provincia*, 5/01/1890.

autoridades militares, entre otras medidas, dispusieron que la música amenizara con sus acordes las horas del rancho.[88]

En la provincia, en la mayoría de los pueblos del Maestrazgo se había presentado la epidemia.

A medida que la epidemia iba decreciendo aumentaban las afecciones de los órganos respiratorios que degeneraban en pulmonías.[89]

A mediados de enero la enfermedad decrecía y las nuevas invasiones eran muy pocas. «Si la enfermedad no recrudece, muy pronto se reanudarán las tareas escolares, suspendidas hoy por esta causa».[90]

Según la Sociedad de Medicina de Barcelona, la epidemia de gripe se presentaba en tres formas distintas:

— *Forma nerviosa*, cuando se presentaba de una manera brusca, con fuerte dolor de cabeza, quebrantamiento en todos los miembros y tendencias al síncope, y la fiebre alcanzaba los 40º y 41º, con gran agitación general. A las doce horas se presentaban otros síntomas acompañados de dolor fuerte, que remitían a las veinticuatro horas. Muchas veces la convalecencia era corta, pero el enfermo sentía dolores en todo el cuerpo.

— *Forma catarral.* Esta solía estar en incubación durante dos días, subiendo lentamente la temperatura. Los síntomas esenciales eran los ataques de toses violentas y convulsivas. A los dos días la calentura desaparecía gradualmente y no súbitamente, y la curación para ser definitiva necesitaba diez días.

— *Forma gástrica.* En ella predominaban los desarreglos digestivos, presentándose algunas veces vómitos que aliviaban al enfermo. La duración media de esta forma se hallaba entre las dos primeras.[91]

88. *La Provincia*, 9/01/1890.
89. *La Provincia*, 12/01/1890.
90. *La Provincia*, 16/01/1890.
91. *La Provincia*, 9/02/1890.

A últimos de mayo de 1890, reaparecía otra vez el dengue o trancazo en la provincia.

El dengue o trancazo visitaba muy a menudo Castellón. En 1895, la prensa señalaba la aparición del mal en la capital, los enfermos se contaban por millares y eran varias las familias en las que ni uno siquiera de sus individuos se libró del contagio. «No ataca con fuerza, pero requiere escrupulosos y continuados cuidados por el peligro a que degenere en pulmonía».[92]

4. Un estudio cuantitativo y comparativo de las enfermedades que más incidencia tuvieron en el País Valenciano y en España

Nos ha parecido conveniente, después de realizar un análisis cualitativo de los orígenes, manifestaciones y tratamiento médico de las enfermedades epidemiológicas más comunes, abordar un estudio comparativo de las causas de mortalidad y la incidencia que tuvieron en el País Valenciano y España durante el periodo comprendido desde finales del siglo XIX hasta principios del siglo XX.

En el estudio comparativo nos centraremos sobre todo en comentar las enfermedades que tuvieron más incidencia en los primeros años del siglo XX, puesto que hasta entonces los censos que proporciona el Instituto Nacional de Estadística no detallan las diversas enfermedades comunes. No obstante, hemos creído conveniente hacer un análisis introductorio de los años 1869 y 1870, más el sexenio de 1886-1892.[93]

Los años 1869 y 1870 los debemos enmarcar en un periodo de crisis económica con malas cosechas, insuficiencia alimenticia iniciada

92. *Heraldo de Castellón*, 11/01/1895.

93. Algunos de los datos que figuran en las tablas han sido extraídos del trabajo de investigación inédito de Vicenta Suller Trilles: «Medicina y enfermedad a principios del siglo XX en España. Un estudio comparativo» y qué, posteriormente, hemos corroborado en el Instituto Nacional de Estadística.

en 1866 y que repercute en los años sucesivos que estamos estudiando. Una prueba de ello es que en 1869 tanto las enfermedades comunes como las epidémicas son más numerosas que en 1870, porque en este año y a partir de 1871 la crisis económica va disminuyendo.

Hay que notar una mayor mortalidad en el sexo masculino, frente al femenino tanto en el ámbito del País Valenciano como de España, mientras que por muerte senil debido a que hay más mujeres que hombres vivos mueren más personas del sexo femenino.

También hacemos notar que por muerte violenta es la sección de hombres los que presentan las cifras más elevadas, suponemos que al estar el hombre más integrado y ser cabeza de familia tiene las responsabilidades más directas, lo cual puede llevarle al suicidio, a las reyertas y sobre todo resulta curioso observar como en la provincia de Valencia e incluso en la capital, la proporción por muerte violenta es elevadísima respecto a la cifra total de España (tanto en provincias como en capitales). Creemos que las discusiones familiares por herencias de tierras es un factor que siempre ha influido en ese aumento citado.

TABLA 4. MORTALIDAD EN 1869 EN CAPITALES
DEL PAÍS VALENCIANO Y CAPITALES DE ESPAÑA

CAUSAS	*AH*	*AM*	*CSH*	*CSM*	*VH*	*VM*	*EH*	*EM*	*Total PV*
Enfermedad común	632	563	447	399	2.070	1.738	35.065	31.205	5.849
Enfermedades epidémicas y contagiosas	0	0	0	0	3	1	4.179	3.811	4
Muerte natural repentina	4	2	1	1	5	1	833	198	14
Muerte violenta	13	5	5	3	94	20	833	198	140
Muerte senil	3	6	1		42	75	951	1360	127
Totales	*652*	*576*	*454*	*403*	*2.214*	*1.835*	*41.861*	*36.772*	*6.134*

Fuente: Instituto Nacional de Estadística. Elaboración propia

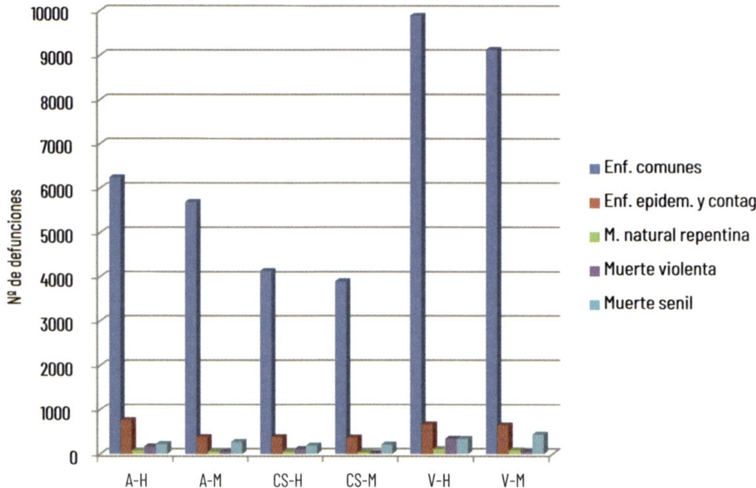

Gráfica 1. Mortalidad en el año 1869 en las provincias del País Valenciano. Fuente: Instituto Nacional de Estadística. Elaboración propia

Tabla 5. Mortalidad en el año 1870 en provincias del País Valenciano y España

CAUSAS	*AH*	*AM*	*CS H*	*CS M*	*VH*	*VM*	*EH*	*EM*	*Total PV*
Enfermedad común	5.525	5.137	4.574	3.996	9.474	8.439	230.901	213.665	37.145
Enfermedades epidémicas y contagiosas	467	343	213	233	258	236	16.565	15.347	1.750
Muerte natural repentina	62	41	52	40	109	83	4.025	3.190	397
Muerte violenta	140	25	81	26	231	60	3.821	1.143	563
Muerte senil	206	241	167	212	454	464	10.726	12.866	1.744
Totales	*6.400*	*5.797*	*5.087*	*4.507*	*10.526*	*9.282*	*266.038*	*246.211*	*41.599*

Fuente: Instituto Nacional de Estadística. Elaboración propia

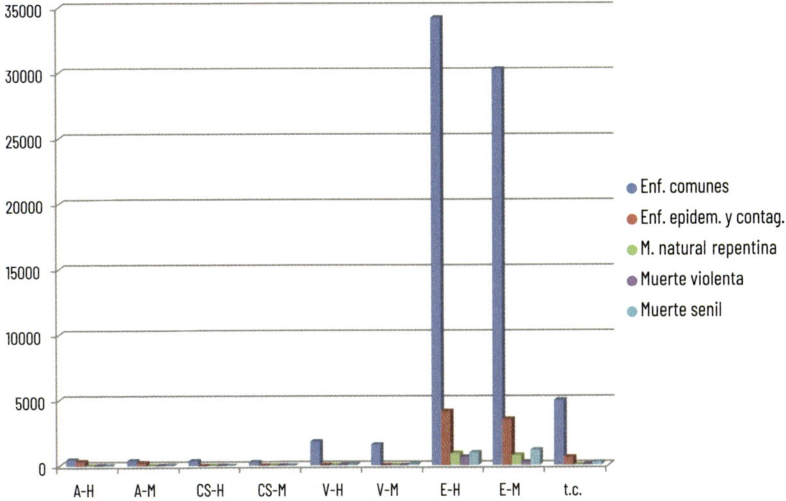

Gráfica 2. Mortalidad en el año 1870 en las capitales del País Valenciano. Fuente: Instituto Nacional de Estadística. Elaboración propia

La mortalidad en el periodo 1886-1892 va disminuyendo, siguiendo el modelo europeo típico de sociedades que han iniciado la Revolución Industrial. No obstante, hay que destacar el periodo 1890-1891 que junto con el año 1918, que estudiamos más adelante, constituye el momento de mayor mortalidad por gripe.

En el ámbito del País Valenciano la tendencia a la disminución progresiva de la mortalidad es mayor que en el nacional, lo cual nos permite suponer que el País Valenciano está situado en una de las zonas más desarrolladas de España. Además, queremos resaltar el caso de Valencia, en que debido a que se estaba industrializando de manera más rápida que Castellón y Alicante, se produjo una mayor mortalidad que podía ser debida al hacinamiento urbano con el consiguiente deterioro de las medidas higiénicas y normas de salubridad.

En cuanto al brote gripal de 1890-1891 hemos advertido que el mayor aumento de la mortalidad en las provincias del País Valenciano (tabla 6) se debe a un mayor contacto comercial con otros países europeos (no hay que olvidar que los puertos de Valencia y Alicante representaban un peso económico superior al de otros puertos españoles) ya que nos relacionaban con puertos africanos y europeos.

TABLA 6. MORTALIDAD ENTRE LOS AÑOS 1886-1992
EN LAS CAPITALES DEL PAÍS VALENCIANO Y LAS CAPITALES DE ESPAÑA

AÑOS	*ALICANTE*	*CASTELLÓN*	*VALENCIA*	*ESPAÑA*	*Total PV*
1886	1.813	726	5.674	85.709	8.213
1887	1.750	843	5.057	93.107	7.650
1888	1.226	700	4.289	86.155	6.215
1889	1.354	742	5.479	90.061	7.575
1890	1.391	909	5.430	92.857	7.730
1891	1408	632	4.589	89.688	6.629
1892	1.194	688	5.587	86.647	7.469
Totales	*10.136*	*5.240*	*3.6105*	*624.224*	*51.481*

Fuente: Instituto Nacional de Estadística. Elaboración propia

TABLA 7. MORTALIDAD ENTRE LOS AÑOS 1886-1892
EN LAS PROVINCIAS DEL PAÍS VALENCIANO Y ESPAÑA

AÑOS	*ALICANTE*	*CASTELLÓN*	*VALENCIA*	*ESPAÑA*	*Total PV*
1886	13.956	8.916	22.073	509.629	44.945
1887	14.461	10.153	23.990	573.448	48.604
1888	11.853	8.031	18.609	529.543	38.493
1889	11.694	8.766	21.452	545.097	41.912
1890	13.629	10.667	25.803	577.525	50.098
1891	12.151	8.458	19.281	565.964	39.890
1892	12.378	9.008	23.099	554.274	44.485
Totales	*90.121*	*63.999*	*154.307*	*385.5480*	*308.427*

Fuente: Instituto Nacional de Estadística. Elaboración propia

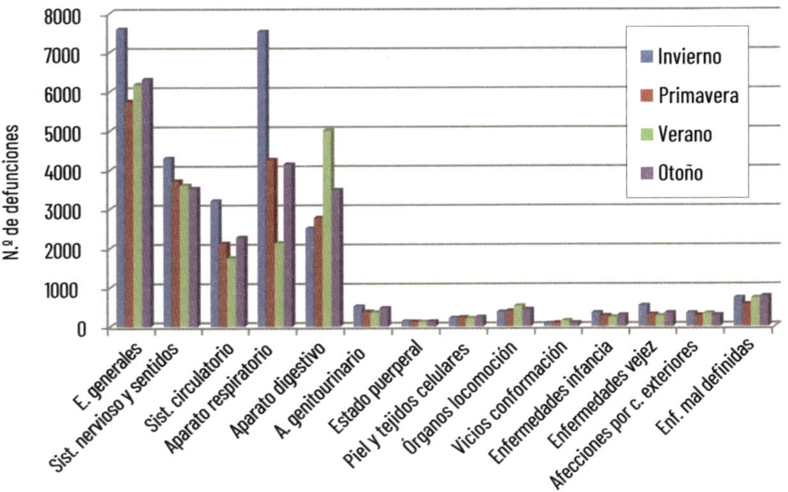

Gráfica 3. Defunciones por causa de enfermedad en 1900 durante las estaciones del año en el conjunto de las capitales del País Valenciano. Fuente: Instituto Nacional de Estadística. Elaboración propia

Centrándonos en el año 1900 y en la mortalidad por causa de enfermedad durante las estaciones del año en las capitales del País Valenciano, podemos comprobar que las enfermedades que más incidieron fueron las del aparato respiratorio y las del aparato digestivo; les sigue las del sistema nervioso y los sentidos, y cabe destacar también la cuarta causa de mortalidad, la del aparato circulatorio (gráfica 3).

Analizando los datos de mortalidad por enfermedad en el año 1900 en España, podemos observar también la cifra correspondiente a enfermedades infantiles, dado que solo afecta a un sector de la población, llegando en 1900 a 10.245 defunciones cuando la enfermedad del aparato respiratorio (con mayor número de muertes) llega a 100.847.

Creemos que, a pesar de los adelantos de la ciencia, un buen número de enfermedades están condicionadas por los cambios estacionales. Destacamos el mayor número de muertes en invierno, causadas por

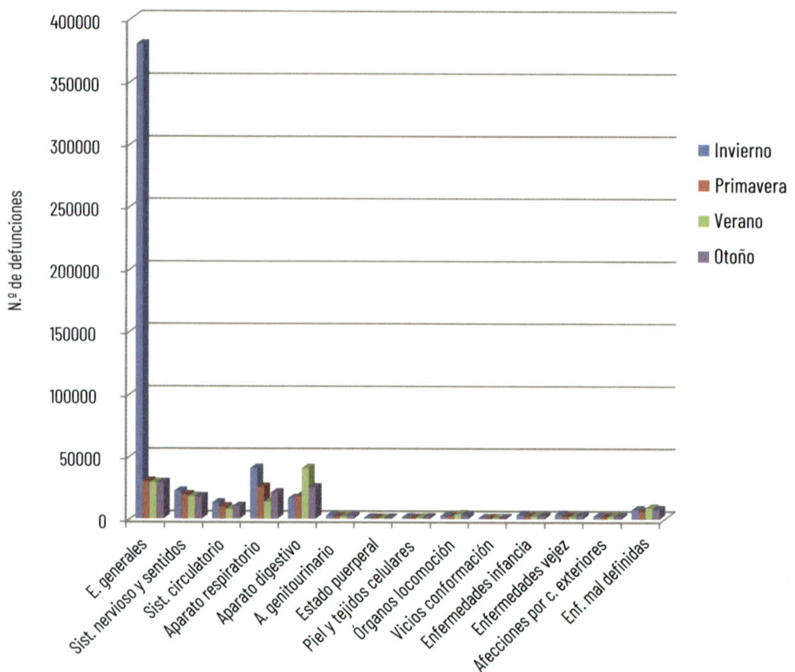

Gráfica 4. Defunciones por causa de enfermedad en 1900 durante las estaciones del año en España. Fuente: Instituto Nacional de Estadística. Elaboración propia

enfermedades del aparato respiratorio; sin embargo, es en la estación veraniega cuando las enfermedades del aparato digestivo aumentan de forma considerable debido a la falta de tratamiento de las aguas y a la no conservación de alimentos (gráfica 4).

Continuamos en el País Valenciano en el año 1900 y observamos que las causas de mortalidad por enfermedad que más inciden en la población de sus provincias (gráfica 5) y en la de sus capitales (tabla 8) son la gripe y el tifus, y el sarampión en la población infantil.

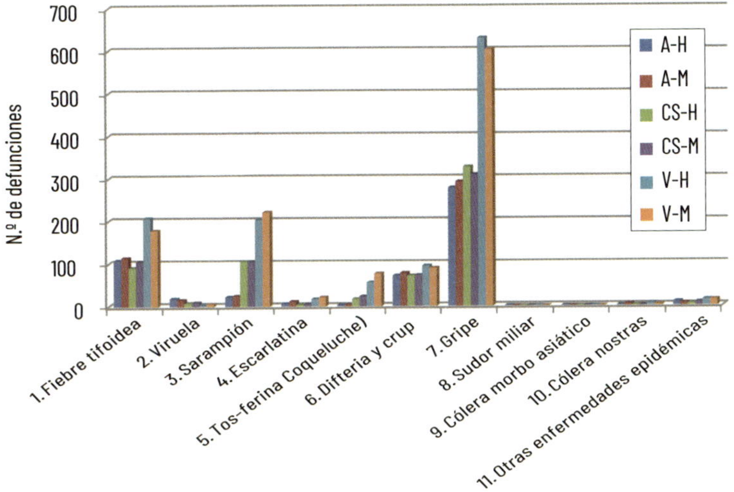

Gráfica 5. Mortalidad por enfermedad en 1900 en las provincias del País Valenciano. Fuente: Instituto Nacional de Estadística. Elaboración propia

Tabla 8. Mortalidad por enfermedad en 1900 en las capitales del País Valenciano

ENFERMEDADES	*A-H*	*A-M*	*CS-H*	*CS-M*	*V-H*	*V-M*	*Total*
Fiebre tifoidea	4	3	3	2	47	41	*100*
Viruela	0	0	1	4	3	2	*10*
Sarampión	1	2	9	13	47	38	*110*
Escarlatina	0	2	0	0	3	5	*10*
Tos ferina (Coqueluche)	3	1	0	0	8	7	*19*
Difteria y crup	5	4	5	8	6	9	*37*
Gripe	17	24	46	40	152	194	*473*
Sudor miliar	0	0	0	0	0	0	*0*
Cólera morbo asiático	0	0	0	0	0	0	*0*
Cólera nostras	0	0	0	0	0	0	*0*
Otras enfermedades epidémicas	0	0	0	1	5	5	*11*

Fuente: Instituto Nacional de Estadística. Elaboración propia

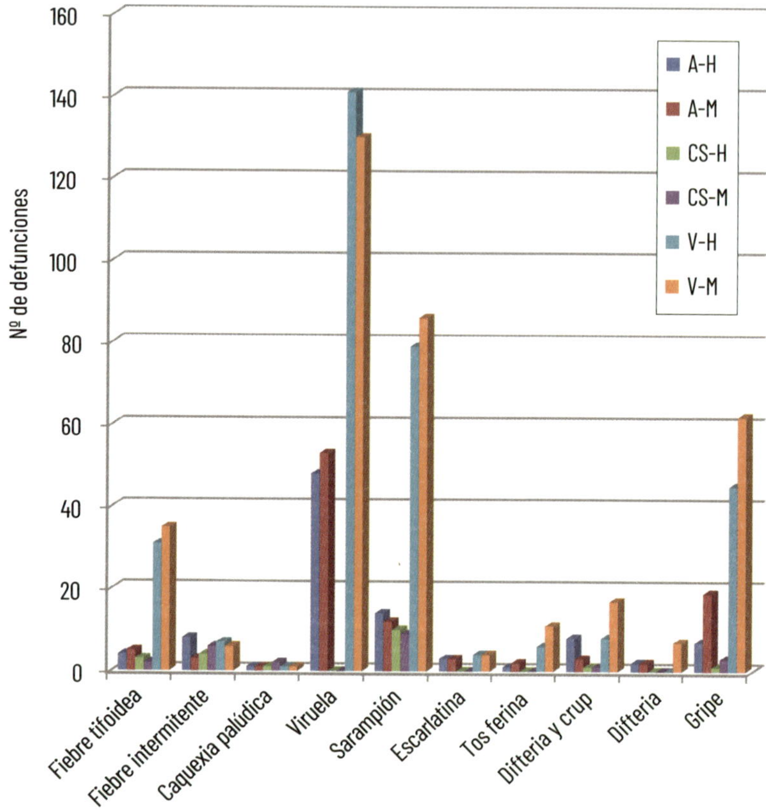

Gráfica 6. Defunciones por causa de enfermedad en 1901 en las capitales del País Valenciano. Fuente: Instituto Nacional de Estadística. Elaboración propia

Las estadísticas de los años 1901 y 1902 siguen la tónica de la de 1900 destacando el aumento de muertes por viruela, enfermedad que presentaba brotes discontinuos (gráficas 6 y 7).

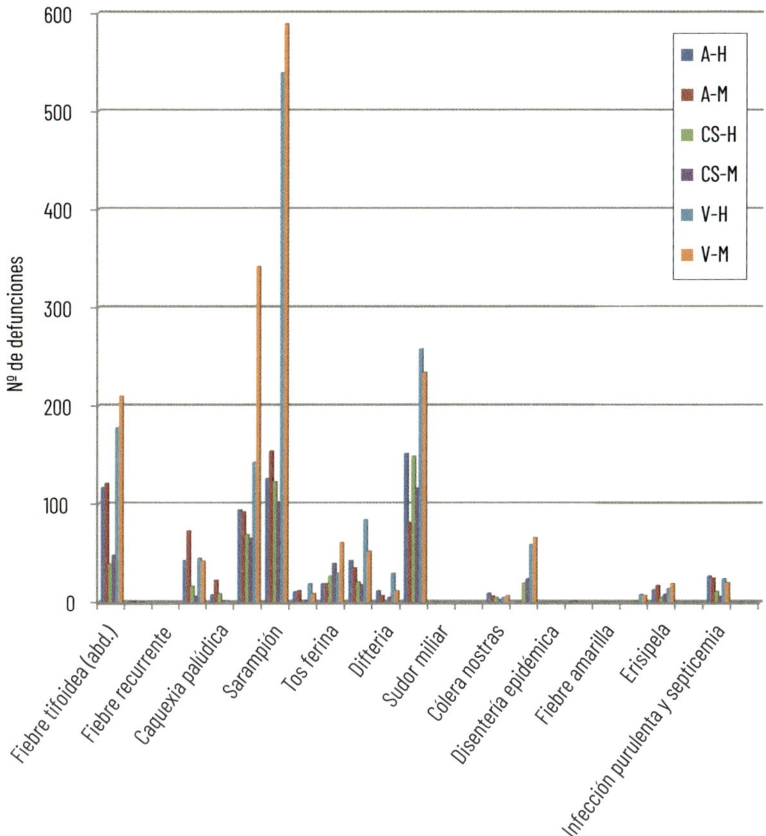

Gráfica 7. Mortalidad por enfermedad en 1902 en las provincias del País Valenciano. Fuente: Instituto Nacional de Estadística. Elaboración propia

El estudio de los datos que nos ofrece el Instituto Nacional de Estadística sobre enfermedades causantes de mortalidad nos ha sido muy útil para concretizar en otras enfermedades que en las estadísticas generales no aparecían, por ejemplo, la tuberculosis pulmonar que nos da para Castellón capital (gráfica 8) solo en el año 1903, para varones veintiocho muertes y para mujeres catorce.

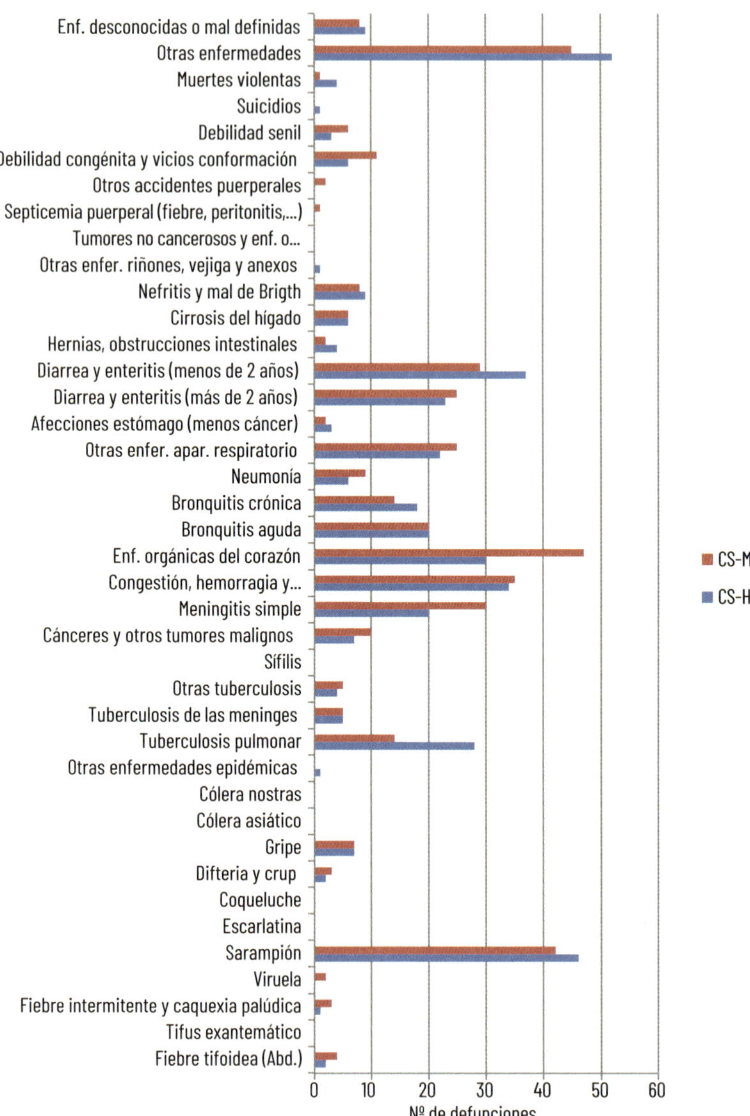

Gráfica 8. Defunciones en 1903 en la ciudad de Castellón de la Plana. Fuente: Instituto Nacional de Estadística. Elaboración propia

La tuberculosis pulmonar para toda la provincia presenta ciento cincuenta y siete defunciones en varones y ciento cincuenta y una en mujeres (gráfica 9).

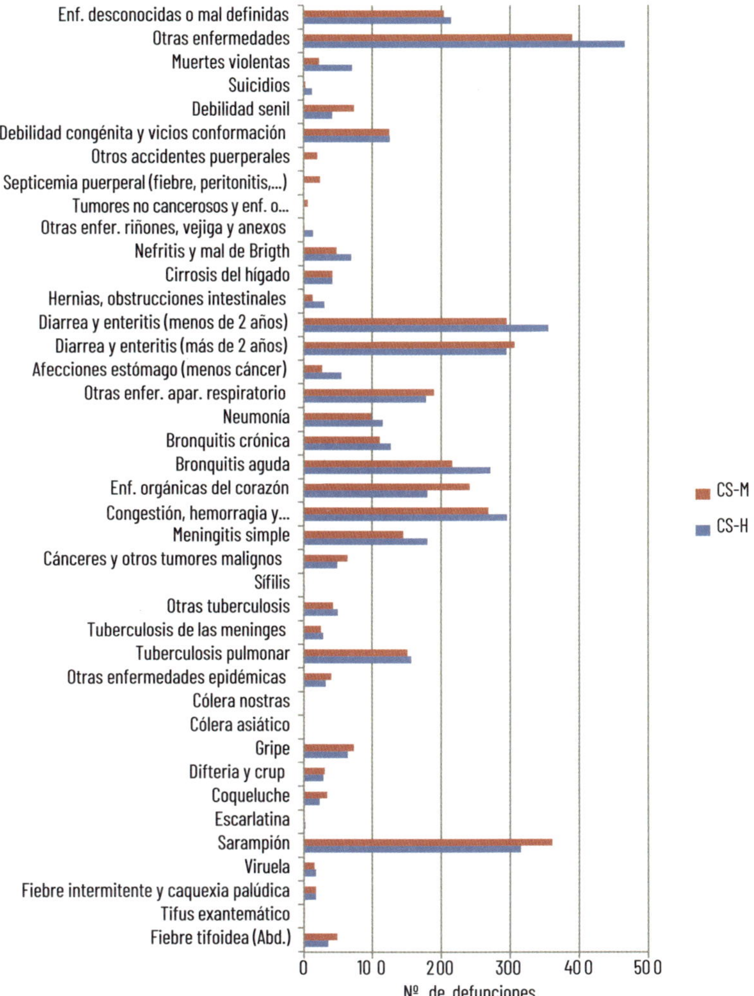

Gráfica 9. Defunciones en 1903 en la provincia de Castellón. Fuente: Instituto Nacional de Estadística. Elaboración propia

En las ciudades de Valencia y Alicante las defunciones por tuberculosis pulmonar fueron, en la primera doscientas cincuenta y ocho varones y ciento noventa y siete mujeres y en la segunda cincuenta y cuatro varones y treinta y una mujeres. Las provincias de Valencia y Alicante sumaron quinientas cuarenta y ocho varones y quinientas ocho mujeres; y trescientos treinta y cinco varones y doscientas setenta y tres mujeres, respectivamente (gráficas 10-11-12-13).

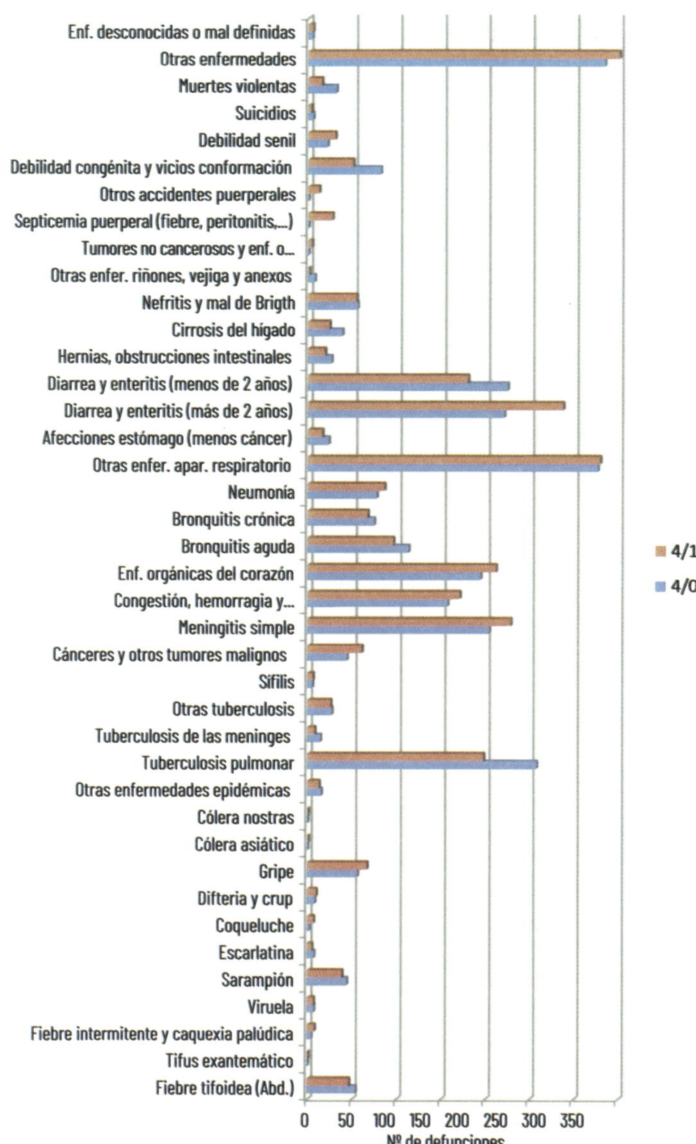

Gráfica 10. Defunciones en 1903 en la ciudad de Valencia. Fuente: Instituto Nacional de Estadística. Elaboración propia

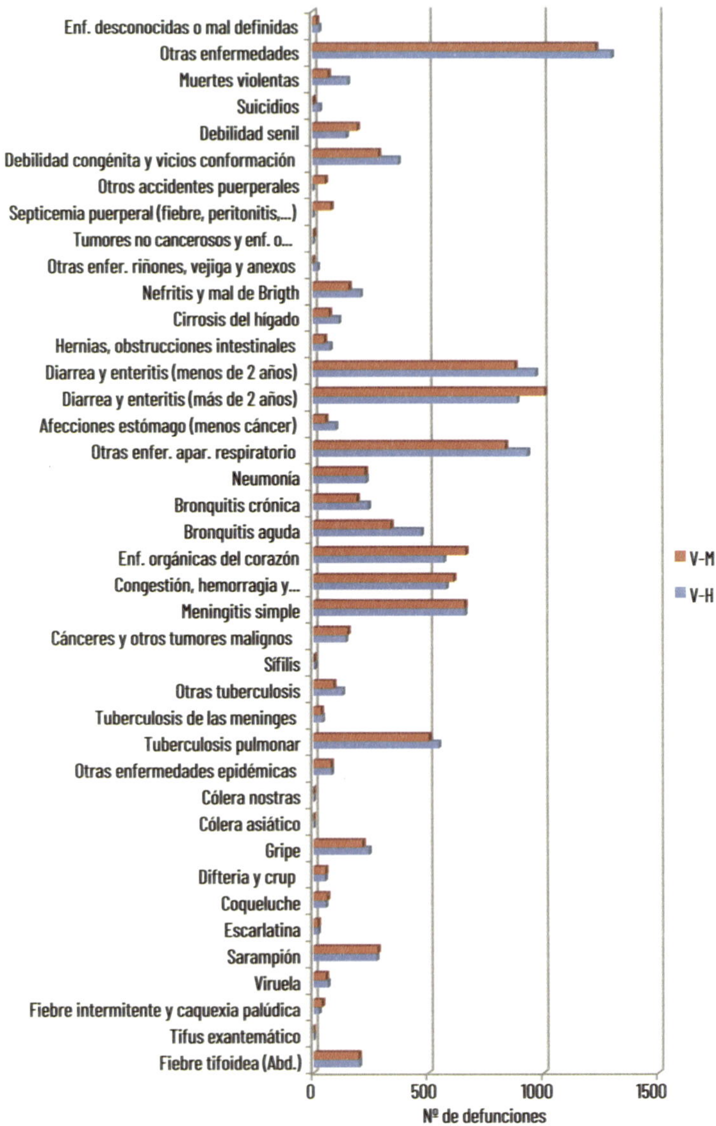

Gráfica 11. Defunciones en 1903 en la provincia de Valencia. Fuente: Instituto Nacional de Estadística. Elaboración propia

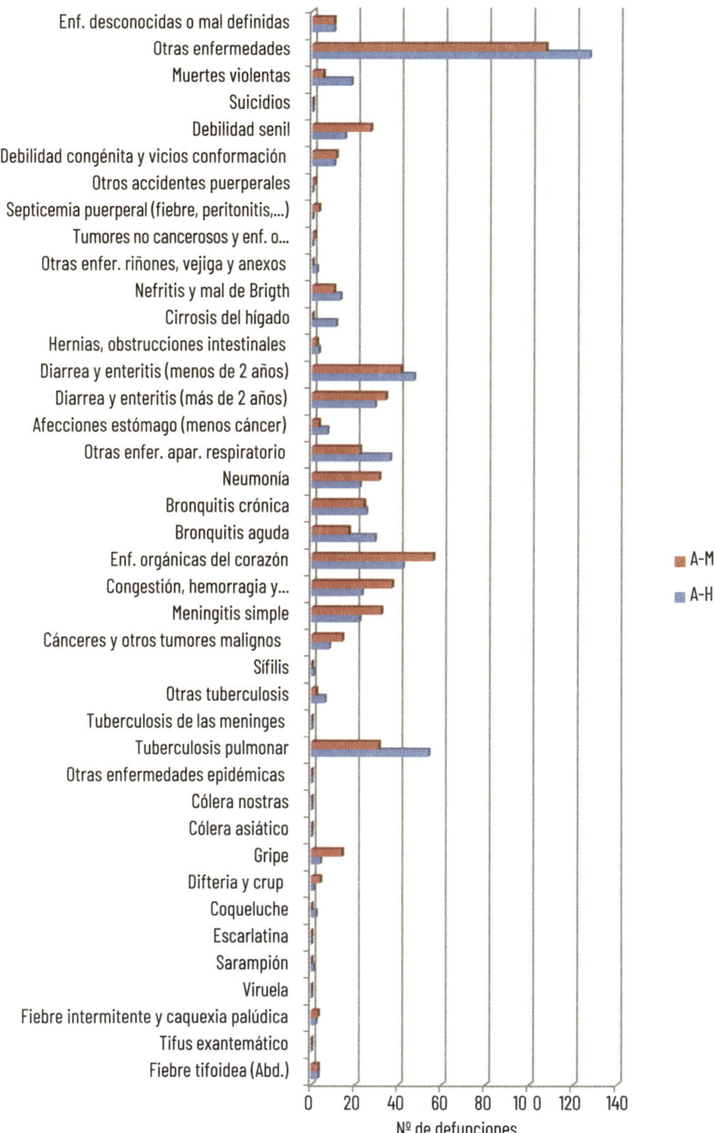

Gráfica 12. Defunciones en 1903 en la ciudad de Alicante. Fuente: Instituto Nacional de Estadística. Elaboración propia

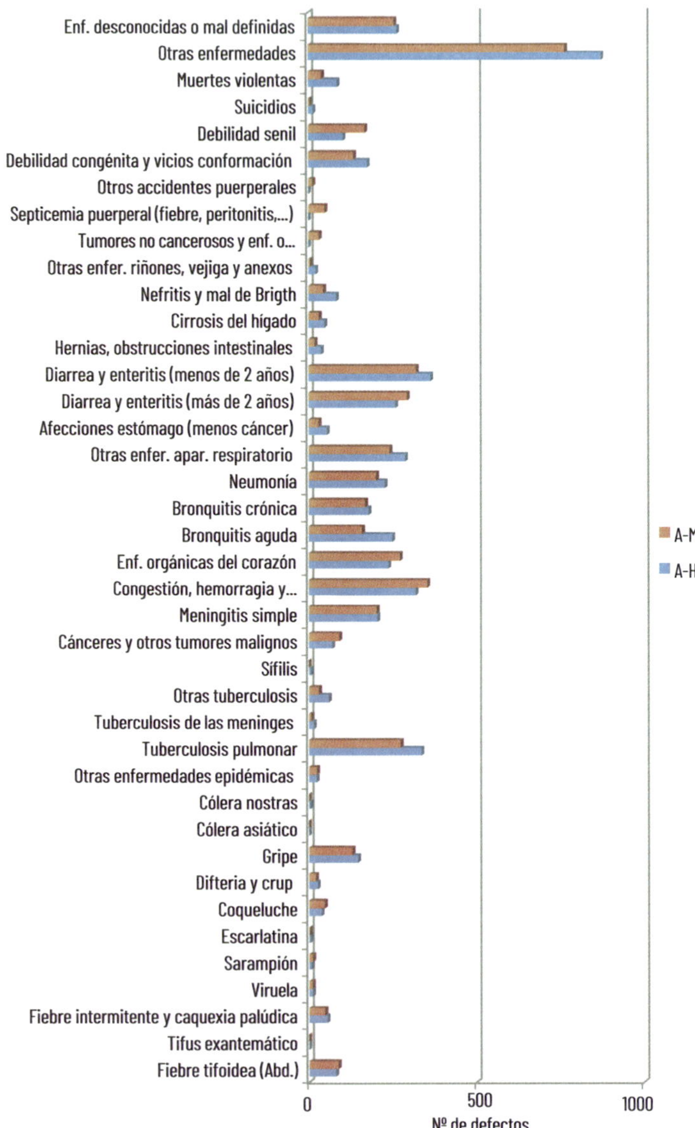

Gráfica 13. Defunciones en 1903 en la provincia de Alicante. Fuente: Instituto Nacional de Estadística. Elaboración propia

En 1904 se aprecia el notable descenso de defunciones por sarampión en la ciudad de Castellón de la Plana (gráfica 14), que había presentado unos elevados índices de mortalidad por esta enfermedad el año anterior. Este descenso también es manifiesto en el resto de la provincia (gráfica 15).

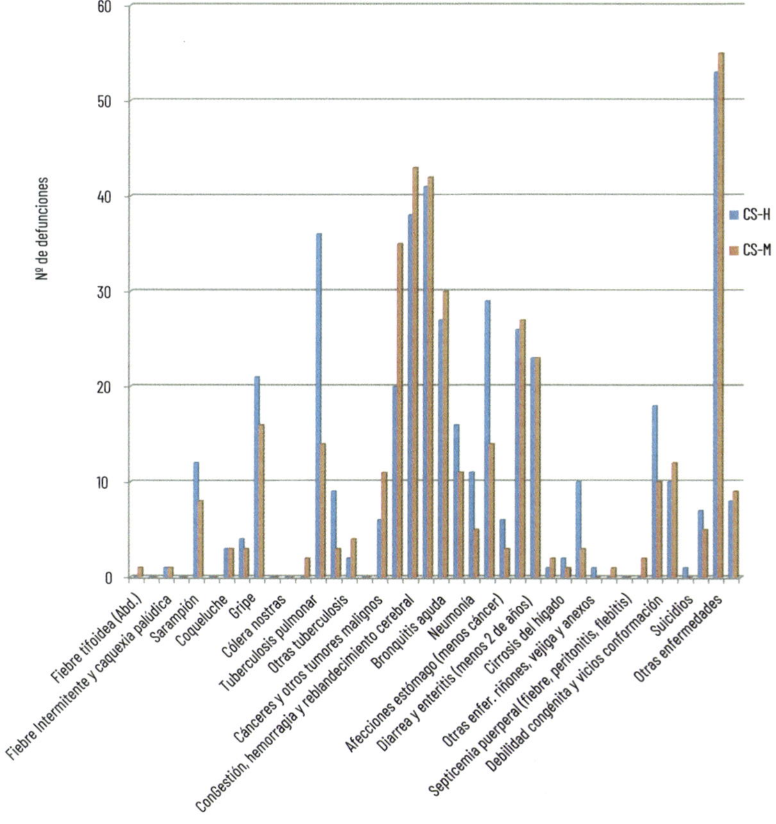

Gráfica 14. Defunciones en 1904 en la ciudad de Castellón de la Plana. Fuente: Instituto Nacional de Estadística. Elaboración propia

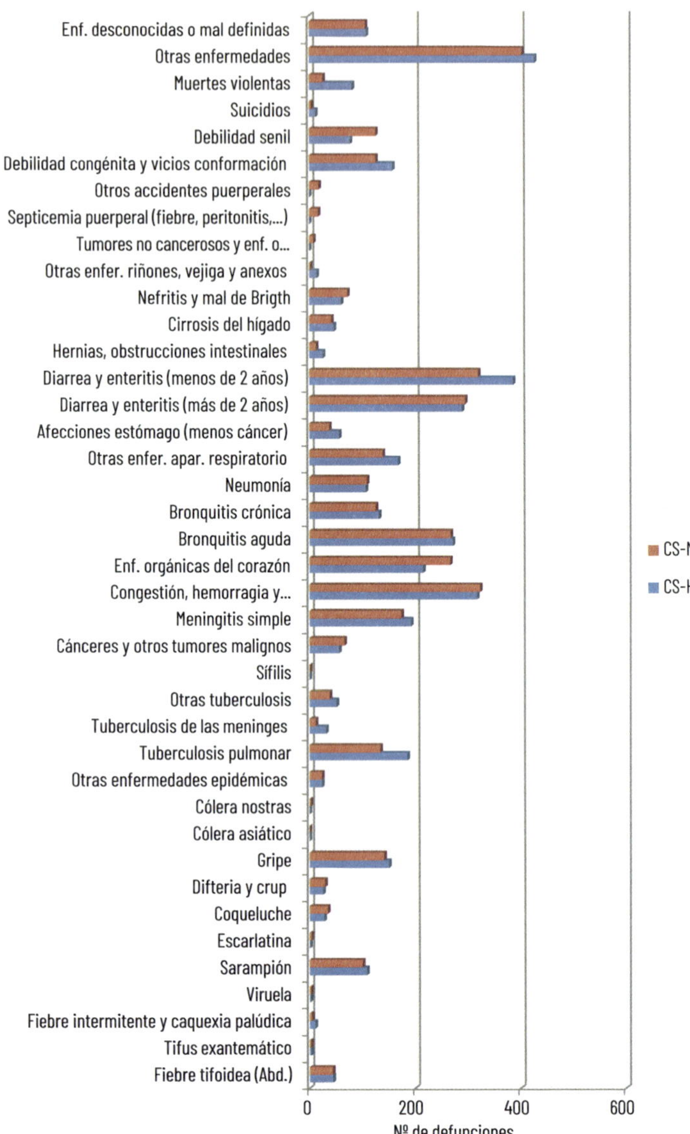

Gráfica 15. Defunciones en 1904 en la provincia de Castellón. Fuente: Instituto Nacional de Estadística. Elaboración propia

El descenso observado en Castellón es comparable con los datos que arrojan Valencia y su capital (gráfica 16).

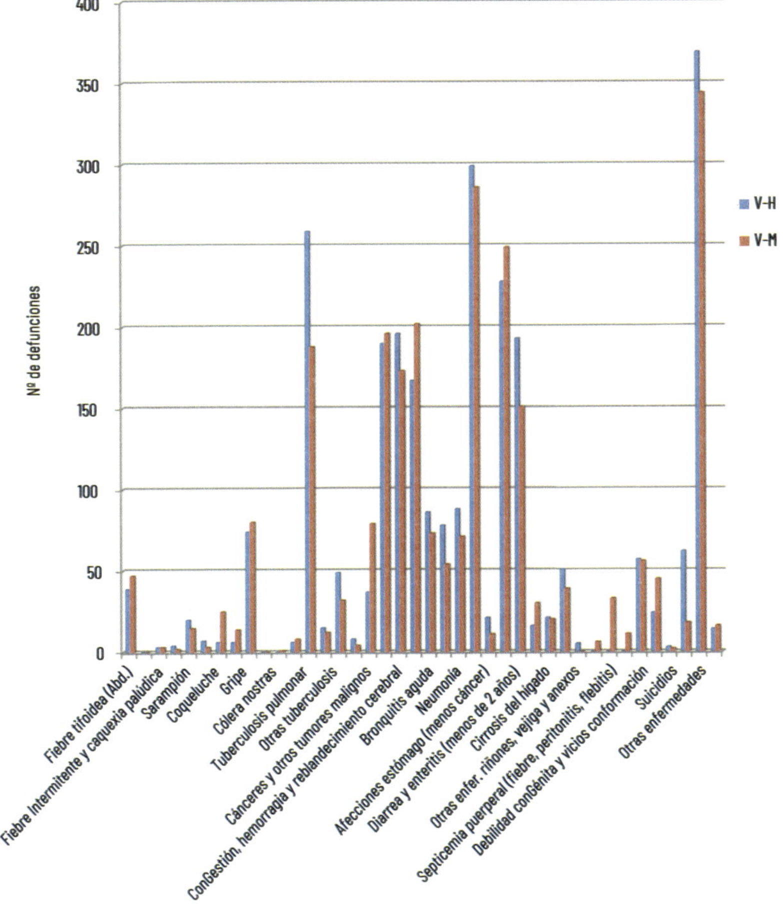

Gráfica 16. Defunciones en 1904 en la ciudad de Valencia. Fuente: Instituto Nacional de Estadística. Elaboración propia

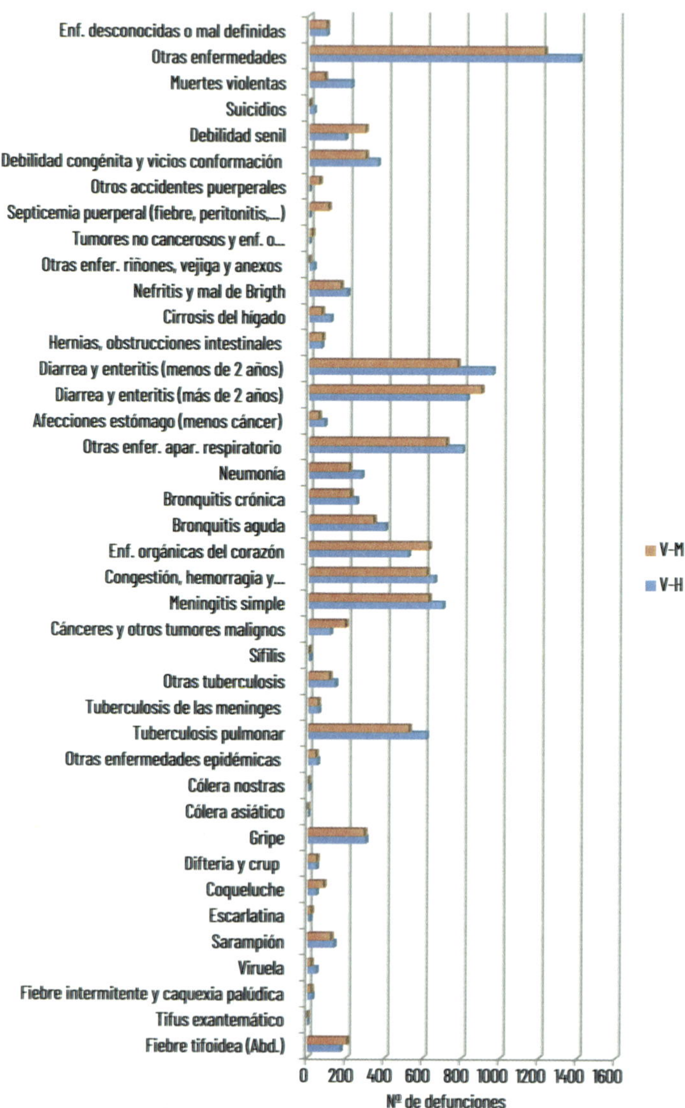

Gráfica 17. Defunciones en 1904 en la provincia de Valencia. Fuente: Instituto Nacional de Estadística. Elaboración propia

Mientras que es muy llamativa la incidencia de las defunciones en Alicante y su provincia por esta enfermedad (gráficas 18-19).

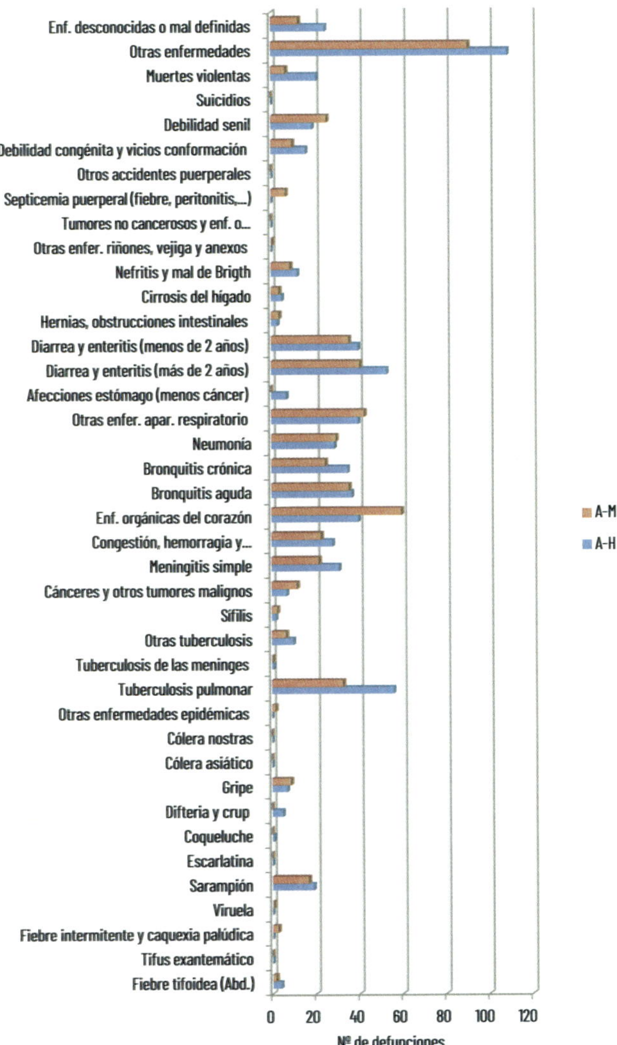

Gráfica 18. Defunciones en 1904 en la ciudad de Alicante. Fuente: Instituto Nacional de Estadística. Elaboración propia

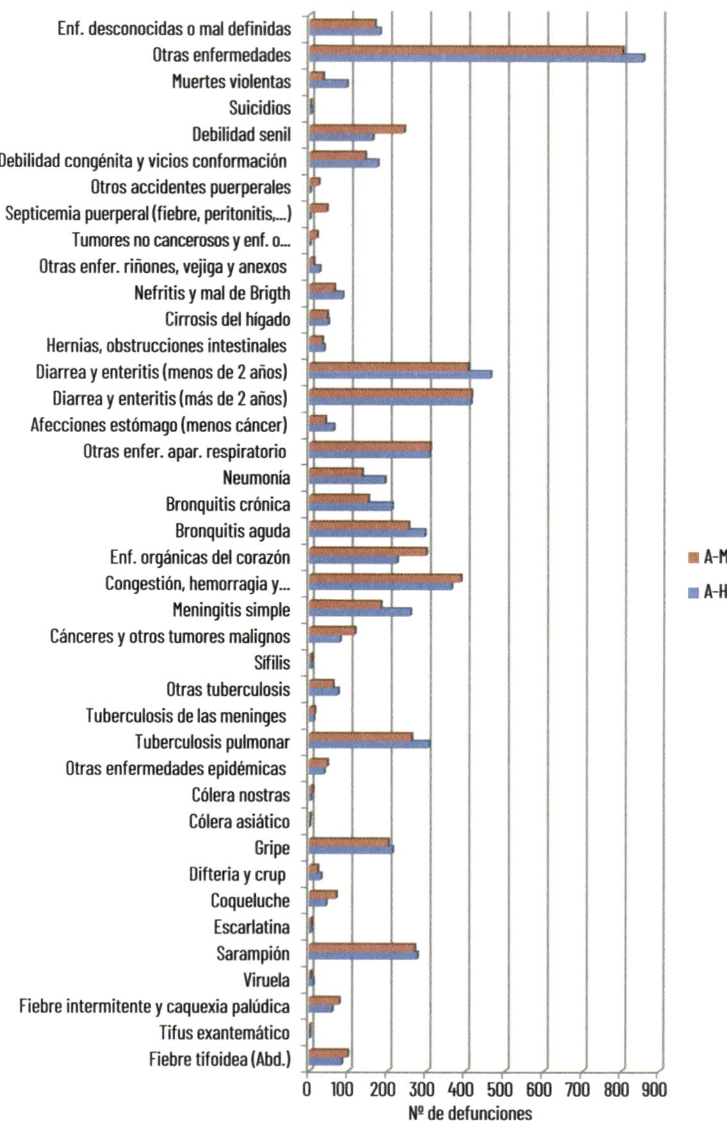

Gráfica 19. Defunciones en 1904 en la provincia de Alicante. Fuente: Instituto Nacional de Estadística. Elaboración propia

En las estadísticas de 1901 a 1905, destacan las enfermedades puerperales de la mujer, basta citar para ello la cifra de treinta y tres muertes en Castellón en 1905, en Valencia ciento sesenta y nueve, y en Alicante sesenta y nueve; datos todos provinciales muy significativos, ya que en la actualidad lo que llama la atención es la no mortalidad por complicaciones postparto.

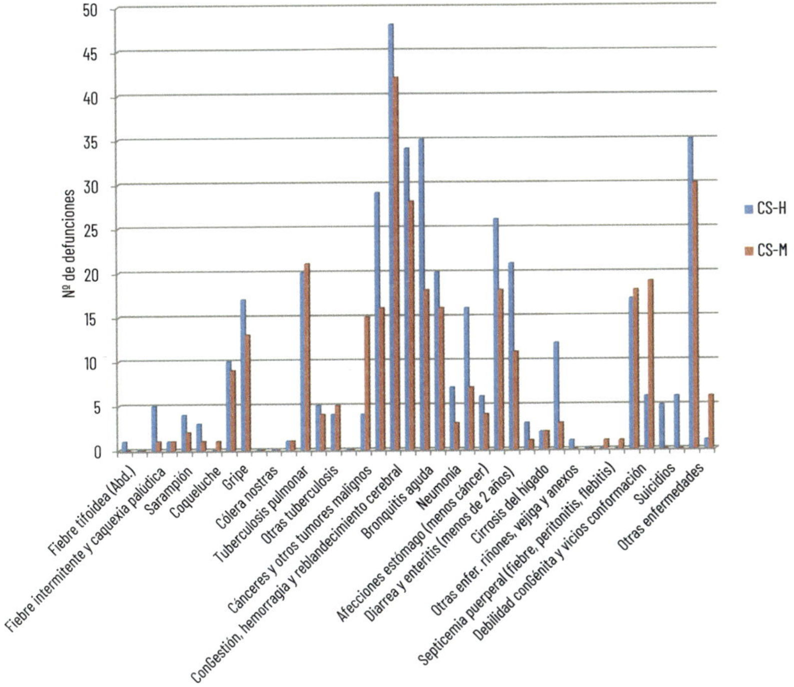

Gráfica 20. Defunciones en 1905 en la ciudad de Castellón de la Plana. Fuente: Instituto Nacional de Estadística. Elaboración propia

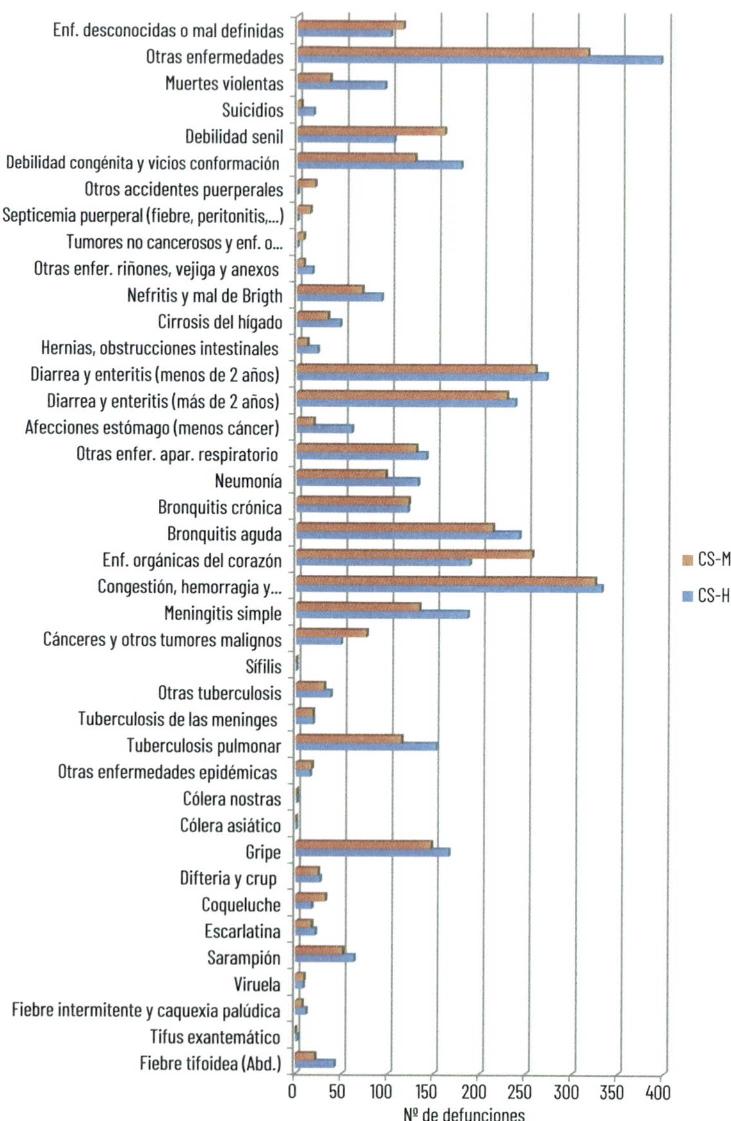

Gráfica 21. Defunciones en 1905 en la provincia de Castellón. Fuente: Instituto Nacional de Estadística. Elaboración propia

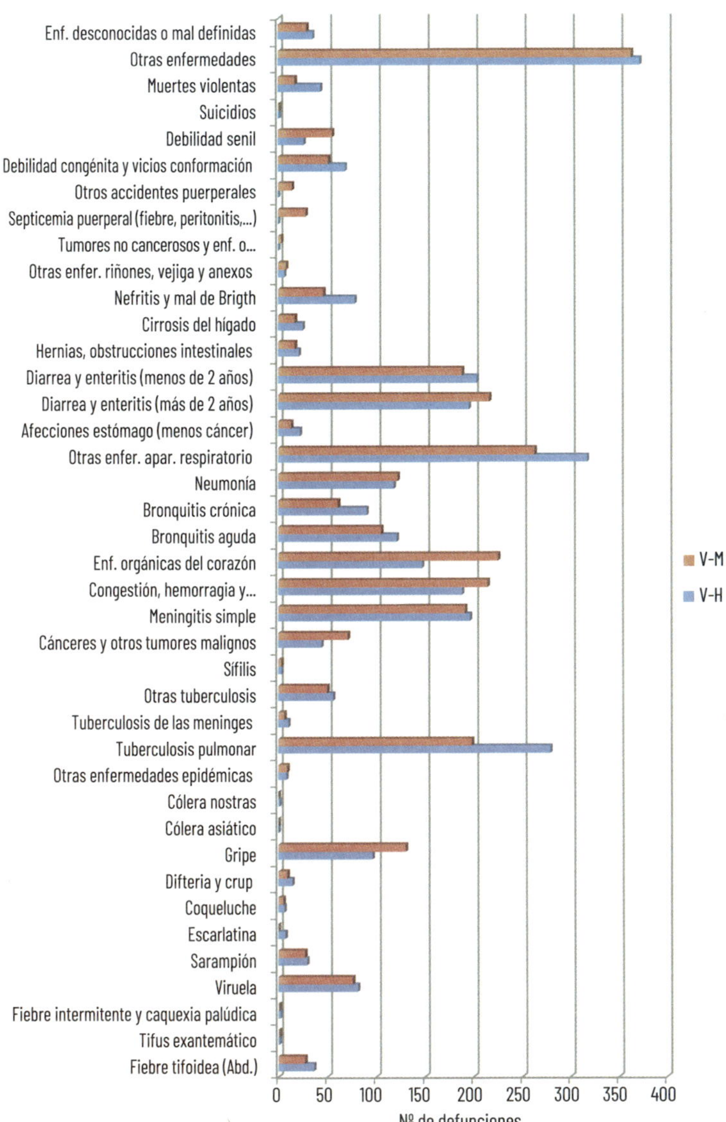

Gráfica 22. Defunciones en 1905 en la ciudad de Valencia. Fuente: Instituto Nacional de Estadística. Elaboración propia

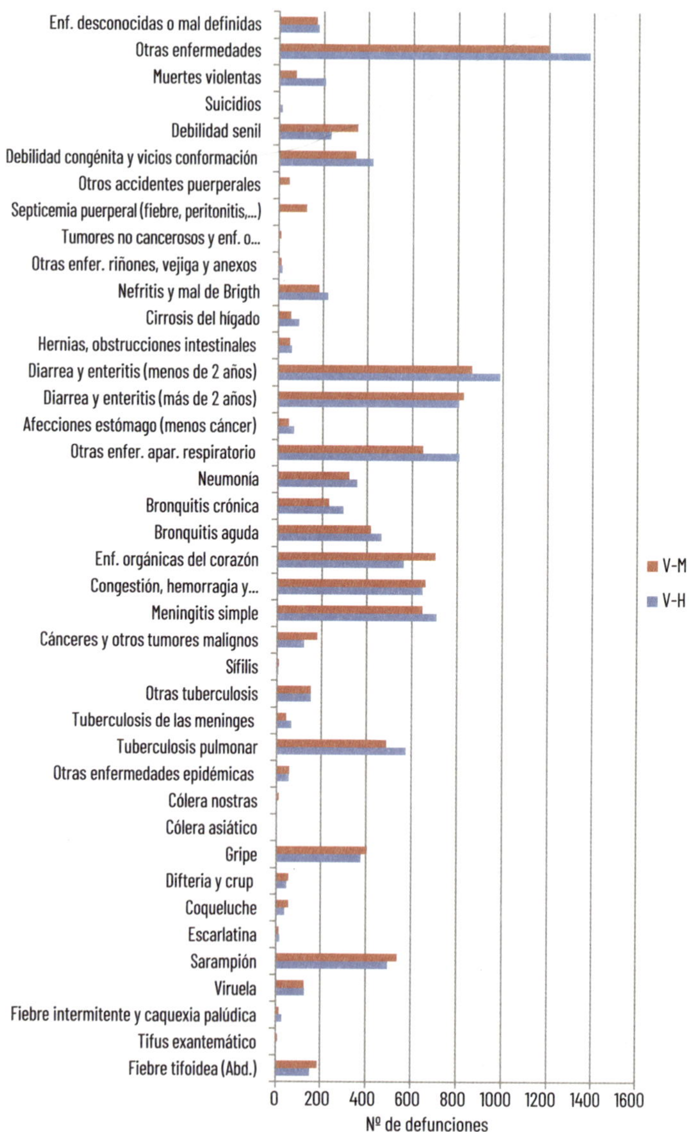

Gráfica 23. Defunciones en 1905 en la provincia de Valencia. Fuente: Instituto Nacional de Estadística. Elaboración propia

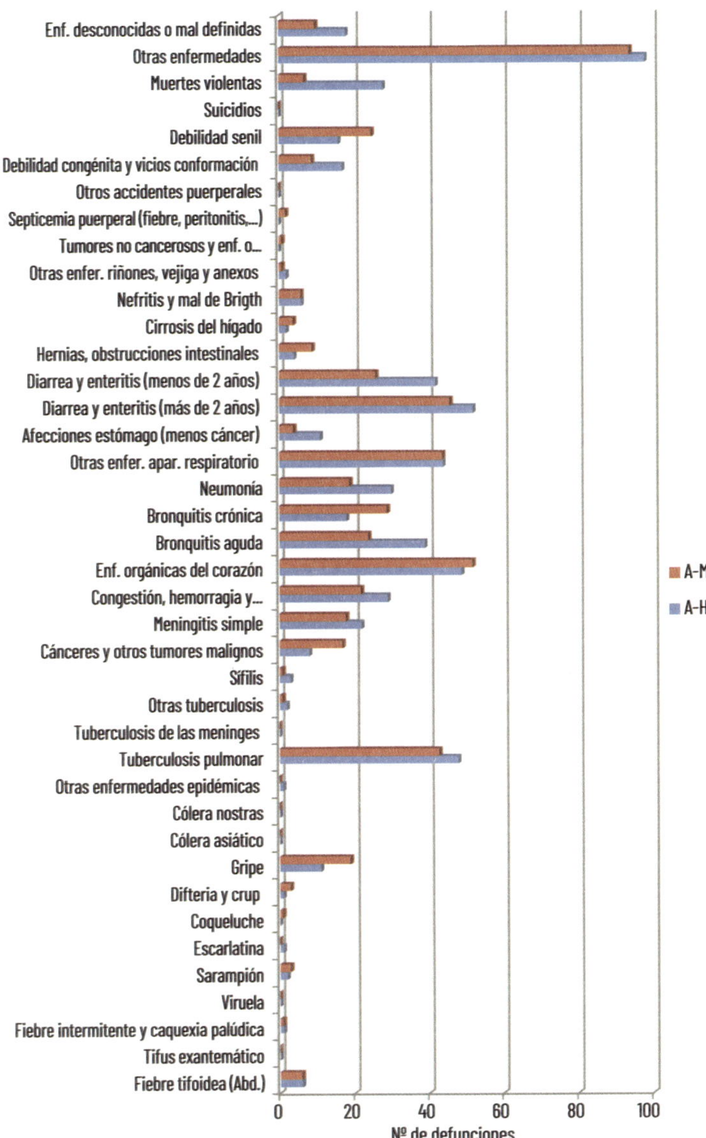

Gráfica 24. Defunciones en 1905 en la ciudad de Alicante. Fuente: Instituto Nacional de Estadística. Elaboración propia

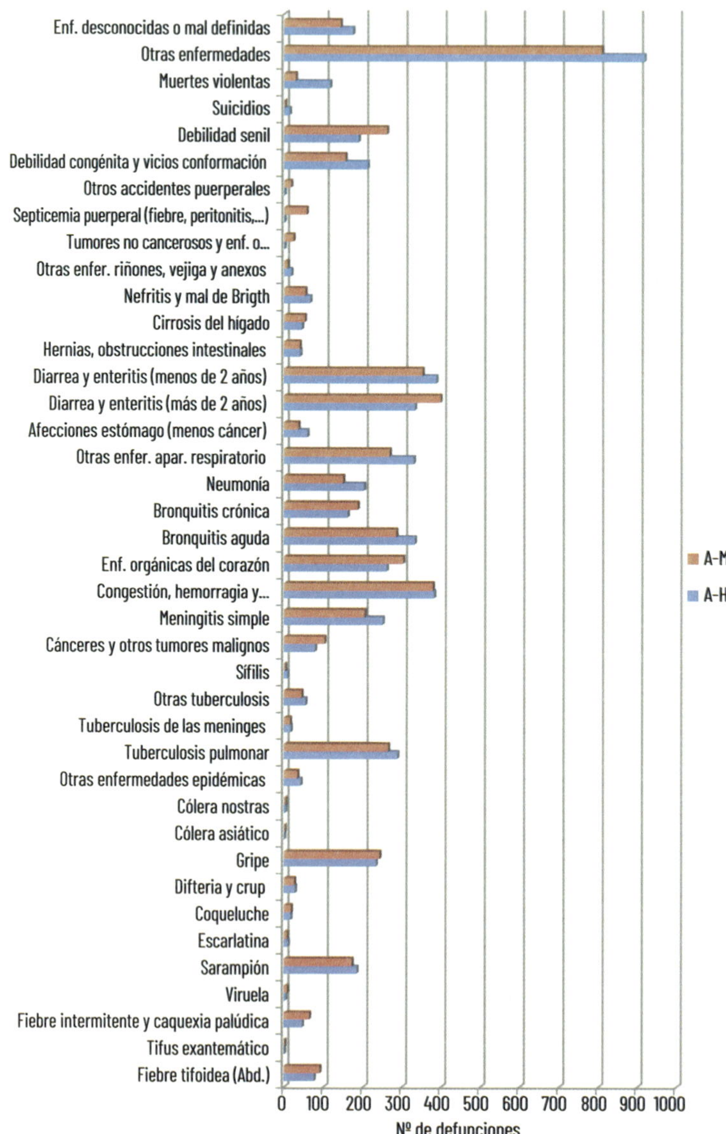

Gráfica 25. Defunciones en 1905 en la provincia de Alicante. Fuente: Instituto Nacional de Estadística. Elaboración propia

Tanto en el ámbito nacional como en Castellón hay que constatar que una de las enfermedades con más consecuencias sociales importantes es la tuberculosis pulmonar, que afectaba en especial a la población de entre veinte y cuarenta años, sector demográfico en pleno rendimiento productivo, más aún si comprobamos que afectaba en mayor medida al sexo masculino.

Después del estudio de las enfermedades que afectaron más a la población española y al País Valenciano durante el periodo de 1901 a 1905, vamos a centrarnos en un estudio comparativo entre las defunciones por fiebre tifoidea, gripe y viruela, las tres enfermedades que después de la tuberculosis pulmonar, tienen más incidencia en la mortalidad producida en las tres capitales del País Valenciano (gráfica 26) y en España en el periodo de 1901 a 1915.

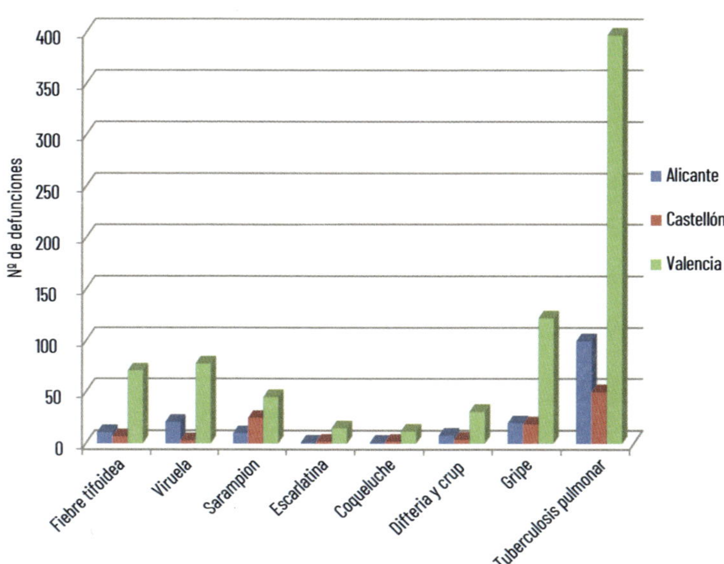

Gráfica 26. Defunciones por enfermedades infecciosas de 1901 a 1915 en las capitales del País Valenciano. Fuente: Instituto Nacional de Estadística. Elaboración propia

Podemos observar que la fiebre tifoidea no presenta una disminución en las tres capitales del País Valenciano (gráfica 27).

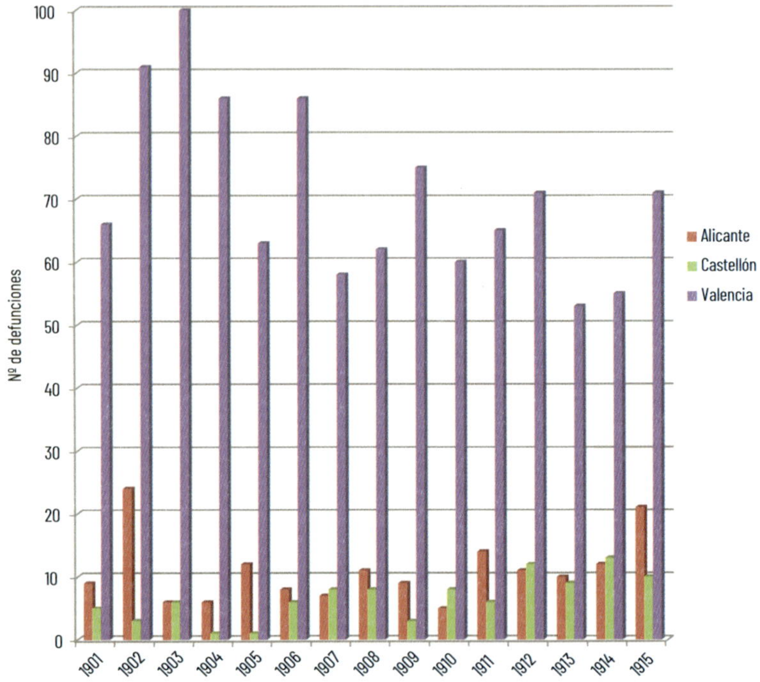

Gráfica 27. Defunciones por fiebre tifoidea de 1901 a 1915 en las capitales del País Valenciano. Fuente: Instituto Nacional de Estadística. Elaboración propia

Se puede deducir que quizás sea debido a una aglomeración urbana, puesto que el proceso urbanizador en España va aumentando en el primer tercio del siglo XX.

En cuanto a la gripe, hasta que no hace su aparición la penicilina, hemos constatado una continuidad en el proceso de la enfermedad (gráfica 28).

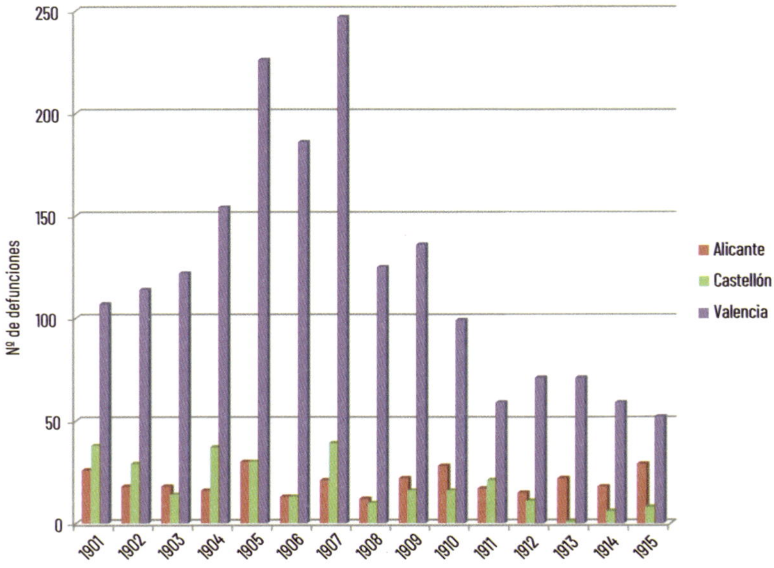

Gráfica 28. Defunciones por gripe de 1901 a 1915 en las capitales del País Valenciano. Fuente: Instituto Nacional de Estadística. Elaboración propia

Sin embargo, en la viruela sí que hemos notado un descenso considerable, ya que basta citar que en el ámbito del País Valenciano en el año 1901 se produjeron trescientas setenta y dos muertes por viruela, se llega a siete en 1910, para rebrotar en 1914 con cincuenta y nueve muertes y en 1915 hay ciento noventa y una defunciones (quizás esta última cifra está condicionada por la Primera Guerra Mundial) (gráfica 29).

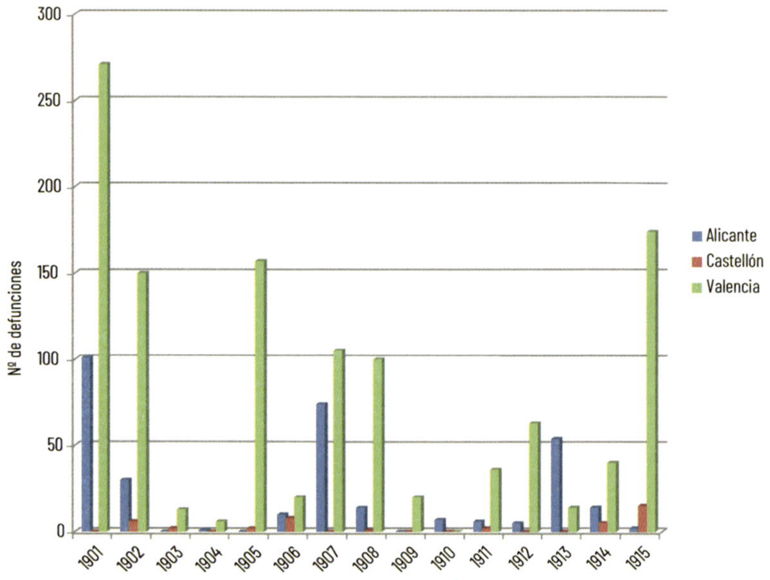

Gráfica 29. Defunciones por viruela de 1901 a 1915 en las capitales del País Valenciano. Fuente: Instituto Nacional de Estadística. Elaboración propia

La misma pauta encontramos en las cifras nacionales que si en 1901 nos presentan mil novecientas ochenta y cinco muertes, en 1910 se han reducido a cuatrocientas cincuenta y seis defunciones, llegando en 1914 y 1915 a tener setecientas cuarenta y dos muertes en ambos años.

Por último, presentamos un resumen estadístico de las defunciones por causa de enfermedad en la ciudad de Castellón de la Plana, de 1914 a 1918 (gráfica 30).

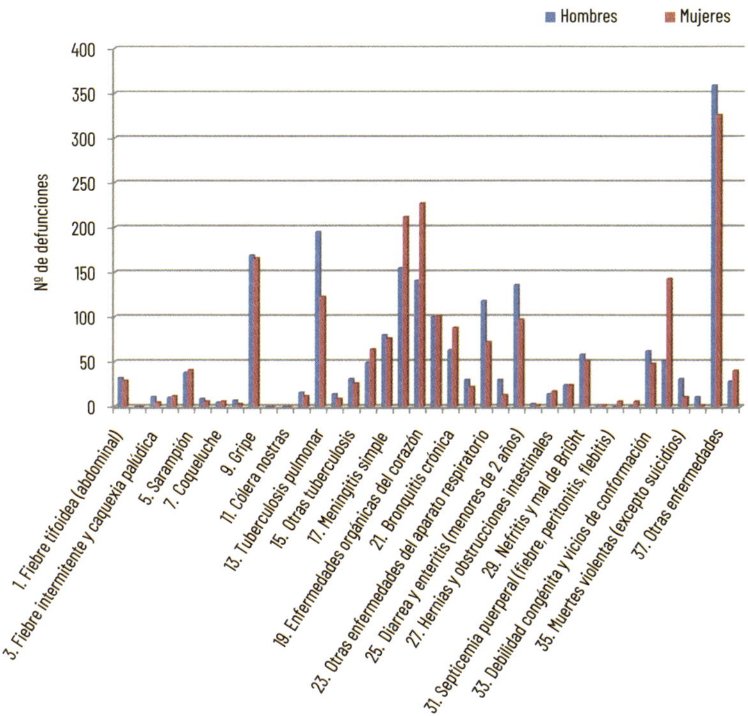

Gráfica 30. Defunciones por causa de enfermedad de 1914 a 1918 en la ciudad de Castellón de la Plana. Fuente: Boletín de Estadística de Castellón 1914-1918. Elaboración propia

En gráfica 30 podemos observar una notable incidencia de la tuberculosis, que por lo que vemos afectó más a los hombres que a las mujeres. A raíz de esta incidencia se amplió el Hospital Provincial, recién inaugurado en 1907, con pabellones independientes para alojar la demanda de enfermos tuberculosos.

La segunda enfermedad que más afectó a la ciudad de Castellón de la Plana fue la gripe, que estudiamos en otro capítulo.

Si nos fijamos en las enfermedades infantiles, la que más defunciones produjo fue el sarampión, disminuyendo con respecto a años anteriores, la escarlatina, la tos ferina, la difteria y la viruela. Otras enfermedades que afectaron con mayor frecuencia a los niños menores de dos años fueron las enfermedades intestinales.

También hemos consultado los libros de Registro General de Enterramientos del Cementerio Municipal de Castellón de la Plana para ver el número de fallecimientos infantiles y sus causas.

Anterior a 1885 no consta documentación alguna. De 1885 a 1912 existen ya libros de registro que recogen los siguientes datos: fecha de enterramiento; nombre y apellidos; pueblo de naturaleza; casa en la que fallece; clase y número de sepultura e importe de lo satisfecho por arbitrios municipales.

A partir de 1920 figuran ya las causas de fallecimiento en un estadillo independiente del libro general de Registro de Enterramientos.

Hemos confeccionado una tabla que recoge el número de defunciones por edades comprendidas entre cero y cuarenta años, en el periodo de 1912 a 1930.

Podemos observar el alto porcentaje de defunciones de niños, que se producen de cero a doce meses, que llega a duplicarse en el caso de uno a cinco años. Entre cero y cinco años, en el periodo 1912-1915 este porcentaje está en el 28,25, y desciende sensiblemente en las décadas siguientes, pasando a 19,50 en 1920 y a 16,25 % a partir de la tercera década.

Desde esta edad hasta los dieciocho-veinte años, desciende de una manera acusada el porcentaje de fallecimientos, y vuelve a subir ligeramente de los veinte a los cuarenta años, lo que puede estar relacionado con la enfermedad de la tuberculosis que afecta más a la población en estas edades,

El año de la gripe de 1918 el número total de defunciones que consta en los registros de enterramientos es de mil trescientas cuarenta y una personas, casi el doble de los demás años consultados.

Tabla 9. Fallecimiento por edades y años según el Registro General de Enterramientos del Cementerio Municipal de Castellón de la Plana

Registro General Enterramientos	*1912*	*1913*	*1914*	*1915*	**%**	*1920*	*1921*	**%**	*1929*	*1930*	*1931*	**%**
Fallecimientos	720	847	760	755		771	685		674	710	699	
Fetos	15	30	22	35	**3,5**	27	21	**3,25**	16	18	12	**2,25**
0-12 meses	70	91	79	71	**9,5**	59	55	**8**	46	43	31	**5,75**
1-5 años	159	196	111	80	**18,7**	67	102	**11,7**	59	113	45	**10,5**
5-10 años	28	25	17	16	**3**	16	15	**2,15**	11	8	12	**1,50**
10-15 años	13	10	6	15	**1,75**	17	7	**1,65**	9	15	13	**1,5**
15-20 años	21	18	25	10	**2,4**	8	21	**2**	21	21	25	**3**
20-30 años	26	24	23	27	**3,25**	38	36	**5**	27	18	23	**3,25**
30-40 años	34	29	32	35	**4,25**	32	30	**4,15**	25	28	31	**4**

28,25 % fallecen antes de los cinco años en 1912-1915.
19,50 % fallecen antes de los cinco años en 1920-1921.
16,25 % fallecen antes de los cinco años en 1929- 1931.

EL CÓLERA MORBO EN CASTELLÓN, UNA ENFERMEDAD TEMIDA

1. Origen y expansión del cólera en el mundo. La aplicación de la vacuna anticolérica de Jaime Ferrán

En las primeras décadas del siglo XIX, cuando Europa no padecía desde hacía casi doscientos años epidemias de peste y empezaba a controlarse la viruela gracias a la vacuna de Jenner, llegó por primera vez a nuestro continente la enfermedad que fue llamada «cólera asiático», por oposición al *cholera nostras*, ya conocido desde la Grecia clásica. El agente causal del cólera es el *Vibrio cholerae*, diferenciable por análisis antigénico en varios biotipos, entre los que figuran el descubierto por Koch en 1883, el localizado el año 1905 en la estación cuarentenaria egipcia de El Tor y el 0139, aislado en 1992.

A diferencia de la peste, el único reservorio del vibrión colérico es el cuerpo humano enfermo, convaleciente o portador asintomático. El contagio se produce habitualmente a través del agua o los alimentos contaminados, y la enfermedad tiene también síntomas inequívocos, ya que la intoxicación intestinal causada por el germen produce unas diarreas riciformes que, en ausencia de tratamiento, conduce a la muerte por deshidratación.

El foco endémico originario está situado en el sur del valle del Ganges, en la India, a partir del cual se han desarrollado las siguientes pandemias:

— La iniciada el año 1826 en la India, que llegó, a través de Persia y Siberia, a la Europa oriental (1830), Alemania y Gran Bretaña (1831), Francia (1832) y España (1833).
— La desarrollada entre 1840 y 1862, que afectó a España en los años 1853-1856 y 1859-1860.
— La de 1863-1875, que España sufrió en 1865.
— La de 1883-1894, que produjo en España la epidemia de 1884-1885 y un pequeño brote en 1890.
— La de 1899-1922, cuya única epidemia europea fue la padecida por los países balcánicos en 1918.
— Posteriormente la iniciada en la India en el año 1961.

Con gran alarma social, alcanzó a los países del sur de Europa, donde produjo brotes en Italia (1973), Portugal (1974) y España (1971 y 1974-1976). Más tarde ha vuelto a amenazarnos desde la epidemia padecida por los países africanos. En América, donde no había cólera desde finales del siglo XIX, se inició en 1991 otra grave epidemia que ocasionó más de un millón de casos y casi quince mil muertos, mientras que la de África, con la mitad aproximadamente de casos, causó cerca de cuarenta mil fallecimientos. En ambas, el agente patógeno es el biotipo El Tor, al que ha venido a sumarse el *Vibrio cholerae* 0139, descubierto en Asia el año 1992.

Las principales causas de la desaparición del cólera en Europa como enfermedad social son de carácter sanitario, principalmente la instalación de sistemas modernos de abastecimiento de aguas y alcantarillado, así como la elevación del nivel de vida. También han contribuido la terapéutica, sobre todo la de la deshidratación, y la vacunación anticolérica, ideada por Jaime Ferrán y aplicada por primera vez en la epidemia padecida en Valencia en 1885 (López Piñero 2002, 649-650).

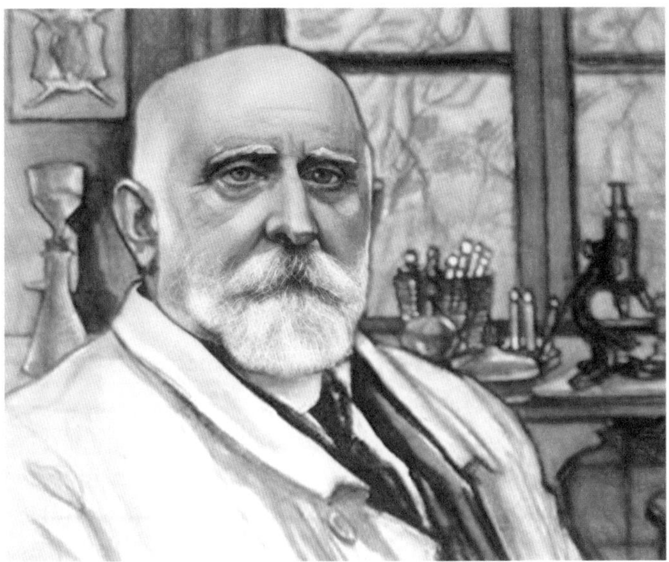

Jaime Ferrán. Fuente: http://www.biografíasyvidas.com/biografia/f/ferran.html. [29/06/2015]

El cólera morbo se extendió por primera vez a través de Europa en 1830, y desde esta misma fecha el Gobierno español puso en funcionamiento todo el dispositivo de información sobre su curso y de control de fronteras. Existe una considerable masa de correspondencia diplomática de los años 1830 a 1833, procedente de toda Europa y buena parte de América y del norte de África, con abundante información consular sobre la marcha del cólera a través de los distintos Estados. La primera noticia recibida por las autoridades españolas procede de la Toscana, y es la única fechada en 1830. Al año siguiente informan ya de la enfermedad los delegados del gobierno a quienes se pide información en Suecia, Dinamarca, Inglaterra, Francia, Portugal, Italia, Austria, Rusia y, fuera de Europa, las potencias berberiscas, Egipto y Estados Unidos. De las mismas zonas se repite la información a lo largo del año 1832. En julio de ese mismo año, el higienista español, Mateo Seoane, que por entonces se encuentra en Londres en el exilio, envía al gobierno un detallado informe impreso sobre la experiencia que de la enfermedad se acaba de tener en Inglaterra y Escocia.

Aunque se ha dado la fecha de enero de 1833 como la de entrada del cólera en España, cuando hace su aparición en Vigo procedente de los puertos portugueses, sobre todo de Oporto, probablemente no se trató todavía más que de algunos casos individuales. Será a finales de agosto de 1833 cuando el cólera morbo, franqueando los límites de Portugal, invade territorio español, por Huelva y Ayamonte.

Según Pérez Moreda, las sucesivas invasiones del cólera, exceptuando la de 1853-1856, no ocasionaron nunca en el ámbito nacional una mortalidad específica superior al 1 ‰ de la población total existente en el país en cada momento. Únicamente, la mortalidad por el cólera en torno a 1855 significaría en el ámbito general una pérdida de un 15 o un 16 ‰ de la población, aproximadamente un 50 % de aumento adicional a la cifra de mortalidad ordinaria de esa época.

Las cifras oficiales de víctimas atribuidas al cólera en las dos últimas epidemias de 1865 y 1885, que supondrían, respectivamente, una mortalidad específica de un 3 y un 7 ‰, quedaron reflejadas en la elevación de la tasa bruta de mortalidad a escala nacional en cada una de las fechas: este indicador se elevó en 1865 a 33 ‰, y a 37,9 ‰ en 1885 (Pérez Moreda 1980, 392-398).

La epidemia de 1885 ocasionó 21.613 muertes en la provincia de Valencia, casi todas entre la segunda quincena de junio y la primera de julio, con días de más de doscientos fallecimientos. Por otra parte, las epidemias de cólera afectaban a las zonas geográficas y a las clases pobres de un modo muy superior a las ricas, lo que hacía patente la desigualdad socioeconómica ante la enfermedad, pero acababan atacando a toda la población, con lo que se pone de relieve la inutilidad de medidas que no fueran colectivas (López Piñero 2002, 649-650).

Las condiciones de vida de la clase trabajadora eran tan lamentables que la llamada «cuestión social» había provocado en el ámbito nacional tímidos intentos de reforma que evitasen la ruptura y la confrontación entre clases sociales. En este marco, la Comisión de Reformas Sociales se planteó, en 1883, una encuesta con el fin de conocer mejor la realidad de las condiciones de vida del proletariado. Según Enrique Perdiguero y Josep Bernabeu, las contestaciones dadas por la Junta Provincial de Alicante estuvieron basadas sobre todo en la información proveniente de Alcoi y en algunas informaciones sobre la situación del obrero agrícola. En el caso de este último se menciona como grave problema la emigración de muchos braceros para huir del hambre y de la miseria que provocaba la irregularidad de las cosechas debida a la mala distribución de los recursos hídricos. En el centro fabril de Alcoi se hace referencia a dificultades higiénicas de todo tipo, especialmente por el hacinamiento en el que trabajaban y vivían los trabajadores, por los problemas de seguridad en el trabajo que habían de afrontar las obreras y los obreros (Perdiguero y Bernabeu 1999, 141).

El año 1885 tuvo lugar en Valencia un acontecimiento médico internacional: la aplicación de la vacuna anticolérica de Jaime Ferrán, la primera que se empleó en el mundo para inmunizar a una población humana frente a una enfermedad bacteriana.

La cabeza de los profesores experimentalistas valencianos era Amalio Gimeno, muy receptivo a los avances de la naciente microbiología médica, se convirtió en el dirigente de un grupo de profesores de la Facultad de Medicina de Valencia igualmente interesados por la nueva disciplina, entre ellos el ginecólogo Manuel Candela. A este grupo se asociaron Pablo Colvée Roura y Vicente Peset Cervera, que venían publicando desde los años setenta artículos y libros destinados a informar de las novedades bacteriológicas y realizando trabajos de laboratorio con los que verificaron las investigaciones extranjeras y consiguieron algunos hallazgos originales.

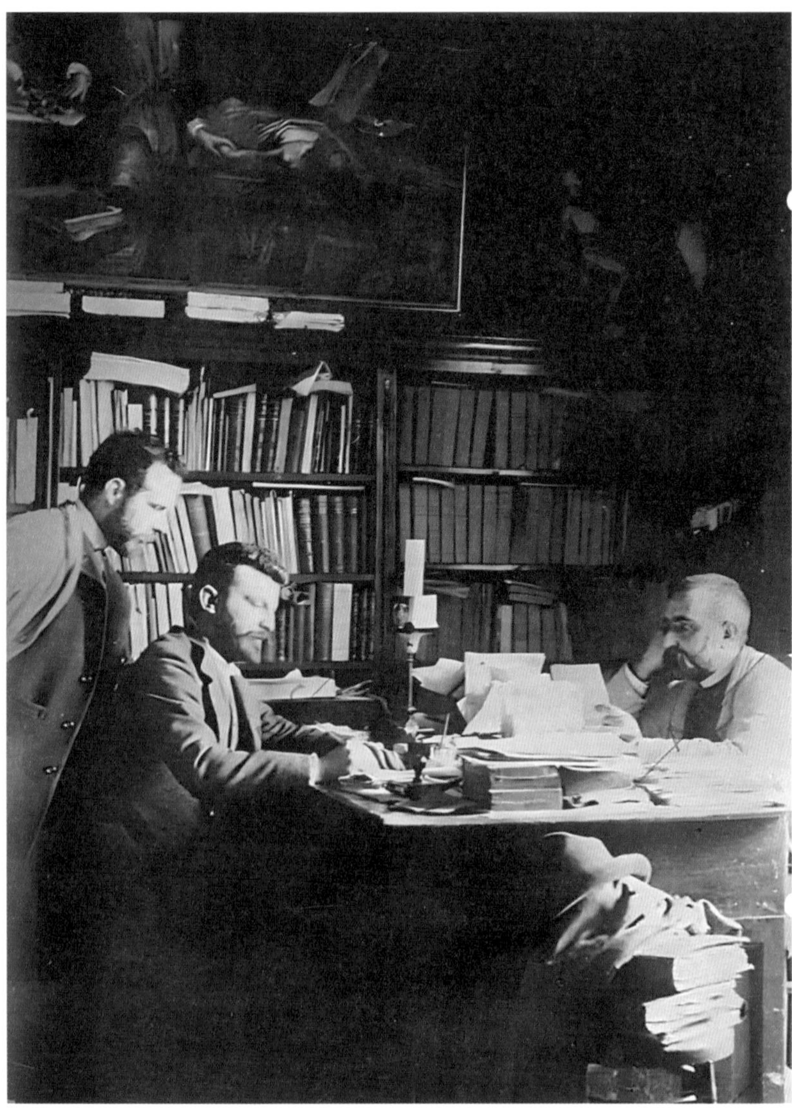

Jaime Ferrán en su despacho de Tortosa junto a Inocente Paulí y Amalio Gimeno. Fotograbado de su libro *La inoculación preventiva contra el cólera morbo asiático*. 1886. En José María López Piñero. 2006. *Santiago Ramón y Cajal*

A Amalio Gimeno y su grupo se debió una importante serie de aportaciones. En primer término, la inmediata asimilación del descubrimiento del vibrión colérico por Koch (1883) y la publicación, en el verano de 1884, de la traducción anotada del principal texto que el gran bacteriólogo alemán le había dedicado; en otoño del mismo año, la observación y el posterior cultivo de vibriones en las deposiciones de enfermos del brote de la localidad de Beniopa, antecedente inmediato de la gran epidemia padecida por Valencia en 1885; a finales de marzo, el diagnóstico bacteriológico del comienzo de dicha epidemia en Xàtiva, en el que ya participó Ferrán; por último, la defensa de la vacunación anticolérica de este, en la que colaboraron, además de forma decisiva (López Piñero 2006, 178-180).

Jaime Ferrán nació el 2 de febrero de 1852 en Corbera, pequeña localidad de la Terra Alta tarraconense, donde ejercía de médico su padre. Comenzó a dedicarse a la bacteriología en 1880 movido al principio por su admiración hacia los trabajos de Pasteur. La actividad científica de Ferrán fue típicamente extraacadémica, en relación siempre difícil con los representantes del saber universitario y las instituciones oficiales.

Ferrán se convirtió durante el lustro 1880-1884 en un diestro bacteriólogo, que trabajó en colaboración con el químico Inocente Paulí. Estuvo en contacto directo con Pasteur, preparó las vacunas pasteurianas contra el carbunco y el mal rojo del cerdo, que tuvieron una amplia difusión en España y el sur de Francia, y la Real Academia de Medicina de Madrid premió su *Memoria sobre el parasitismo bacteriano* (1884). En agosto de este último año fue nombrado miembro de una comisión que el Ayuntamiento de Barcelona envió a Marsella, con motivo de haberse desencadenado el cólera en el sur de Francia. Junto con Paulí, Ferrán trabajó en los hospitales para coléricos de Marsella y Tolón, donde se relacionó con el propio Koch y varios microbiólogos franceses, hasta conseguir aislar y cultivar el vibrión.

A su regreso a Tortosa, en octubre, investigó la acción del germen en animales de laboratorio, y descubrió que los cobayas supervivientes a la inyección de cultivos virulentos resistían después a la administración de dosis elevadas. Este hallazgo fue el punto de partida de su vacunación anticolérica, que experimentó inoculándose dosis progresivas del cultivo puro a sí mismo, a Paulí y a una serie de voluntarios, en gran parte médicos y estudiantes de medicina. La vacuna consistía al principio en la inyección de gérmenes vivos, aunque algunos meses más tarde Ferrán los sustituyó por muertos, después de haber propuesto que la acción patógena del germen era debida a la toxina que producía. En enero de 1885 comunicó su descubrimiento a la Real Academia de Medicina de Barcelona, que emitió un dictamen favorable, y en marzo y en julio envió dos notas a la Académie des Sciences de París, que esta publicó en sus actas. A finales del mismo mes de julio y en enero siguiente informó también a la Académie parisina acerca de la toxina producida por el vibrión y del uso en la vacuna de gérmenes muertos (López Piñero 2006, 180-182).

Además de la vacuna, Ferrán creía haber descubierto que el «coma-bacilo» colérico descubierto por Koch era uno de los estadios del complejo ciclo vital de una criptógama microscópica perteneciente a las Peronosporáceas, familia a la que entonces dedicaban gran atención los fitopatólogos. La llamó *Peronospora barcinonae* y, aparte de la forma en «coma», describió en su ciclo «espirilos», «esporas», «oogonios», «oosferas» y «cuerpos muriformes».[94]

94. La familia de las Peronosporáceas pertenece al reino de los hongos. En esta familia se incluyen especies que producen el *Mildiu* de las plantas. Los oogonios son órganos sexuales femeninos donde se forman las oosferas de ciertas plantas talofitas; y las oosferas son las células sexuales femeninas de las plantas angiospermas y que se encuentran en el saco embrionario. El cuerpo muriforme está compuesto por esporas con varios septos transversales y longitudinales que las dividen en numerosas células, lo que les da el aspecto de una pared de ladrillos.

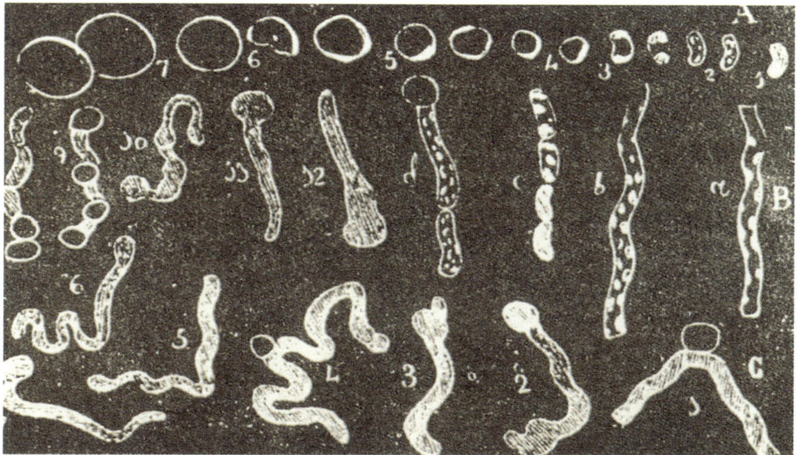

Grabado del artículo en el que Ramón y Cajal defendió que las fases del vibrión colérico propuestos por Ferrán eran «formas involutivas y monstruosas». En José María López Piñero. 2006. *Santiago Ramón y Cajal*

En Valencia, Amalio Gimeno dio a conocer este ciclo evolutivo y las bases de la vacuna de Ferrán en sendos artículos que aparecieron a comienzos de 1885 en *La Crónica Médica.* Tras el diagnóstico bacteriológico del comienzo de la epidemia en Xàtiva y la comprobación del primer caso en la ciudad de Valencia, comenzó la vacunación a mediados de abril. Ferrán montó su laboratorio en una casa propiedad de Candela y tuvo como colaboradores, además de Paulí, a Gimeno y a varios miembros de su grupo, entre ellos, el propio Candela, Colvée, y Peset Cervera. Hasta finales de julio se vacunaron más de cincuenta mil personas, y entre los primeros inoculados figuraban muchos profesores de la Facultad de Medicina, uno de los cuales fue Santiago Ramón y Cajal. La vacunación se convirtió en un acontecimiento de amplia repercusión internacional, que motivó que acudieran a Valencia comisiones y personalidades científicas del resto de España y de Portugal, Francia, Bélgica, Italia, Gran Bretaña, Estados Unidos, Brasil, Rusia y Turquía, así como corresponsales de la prensa de muchos países.

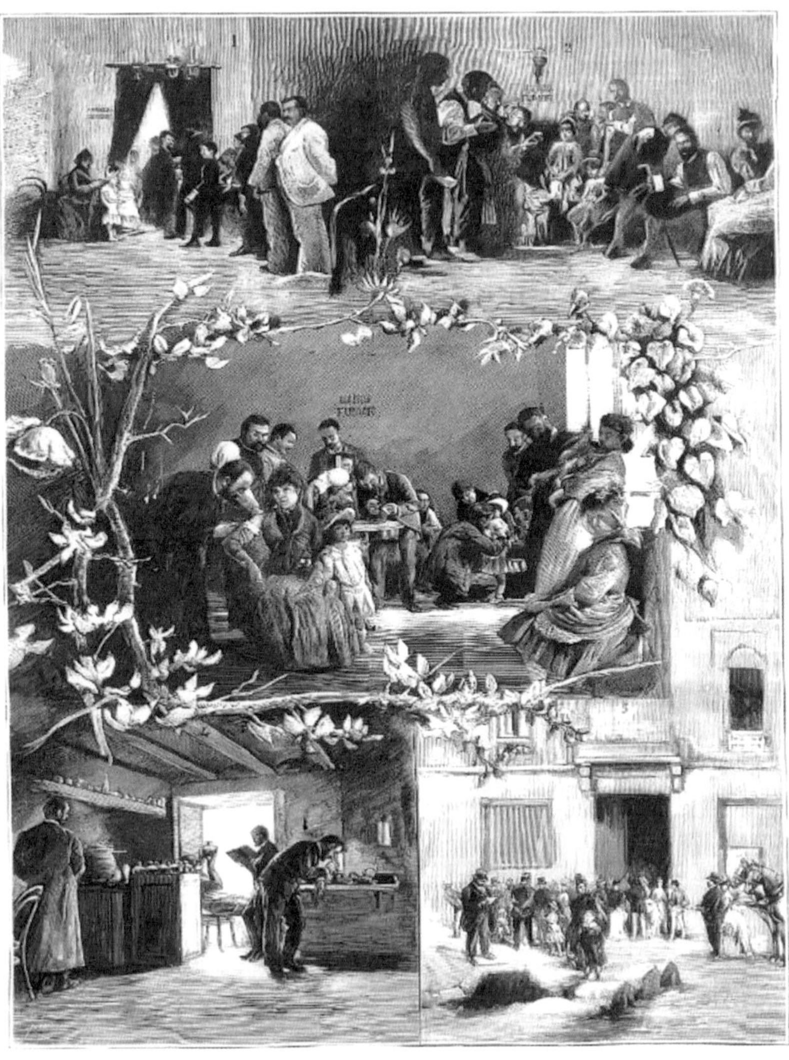

Vacunación anticolérica de 1885 en una casa valenciana, propiedad de Manuel Candela. Grabado en la *Ilustración española y americana*. 1885.1. Sala de inscripción. 2. Sala de preparación. 3. Sala de inoculación. 4. Laboratorio de Ferrán. 5. Exterior del edificio. En José María López Piñero. 2006. *Santiago Ramón y Cajal*

Este descubrimiento científico condujo a una encarnizada polémica, condicionada por factores muy complejos. En España se produjo una polarización ideológica en cierto modo paralela a la ocasionada por teorías científicas como el darwinismo. En principio, *ferranista* fue sinónimo de liberal o progresista y *antiferranista*, de conservador o inmovilista. En algunas comisiones extranjeras pesó el nacionalismo y el perjuicio de que en un país de escaso nivel científico como entonces era España se produjera un descubrimiento de tanta importancia Piñero 2006, 182).

Hubo autores que destacaron la importancia de la contribución, pero plantearon la necesidad de estadísticas controladas para verificar el valor profiláctico de la vacuna. Los primeros controles estadísticos válidos no fueron realizados hasta mediados del siglo XX y ha sido G. H. Bornside el que ha demostrado en 1981 la eficacia de la vacunación de 1885 mediante un análisis *post hoc* de los datos numéricos de la época.

El talante extraacadémico de Ferrán quedó de manifiesto cuando no supo admitir que el propio Koch desmintiera el supuesto ciclo vital de la *Peronospora barcinonae* en el discurso inaugural del segundo Congreso Internacional sobre el cólera (mayo de 1885), poniendo de relieve que se basaba en una interpretación errónea de formas involutivas del vibrión colérico (López Piñero 2006, 182-185).

2. Alarma en Castellón ante el cólera a partir de 1882. Precauciones y medidas preventivas

Todos los años, en septiembre y octubre, se recibían noticias preocupantes en España por la invasión del cólera en las naciones extranjeras.

En septiembre de 1882, la prensa de Castellón alertaba sobre la existencia de cólera morbo en el mar Rojo, en Suez, y hacía hincapié que en Gibraltar los ingleses depositaban a los heridos e infestados del cólera.

Existía preocupación porque la Casa Provincial de Misericordia era insuficiente para contener higiénicamente a la mitad de los allí depositados, que podía servir de foco epidémico al cólera morbo tan pronto se le ocurriera visitar Castellón. Y como en los meses de septiembre y octubre es cuando acostumbraba a viajar por España «este huésped terrible» la prudencia aconsejaba que se despejaran de personal los dormitorios donde pernoctaban hacinadas las personas que allí habitaban, y ocupar otros edificios dedicados también a obras humanitarias que prestarían mejor servicio.

Por otra parte, la higiene de la población era muy deficiente, pues existían estercoleros que perjudicaban considerablemente las condiciones higiénicas de la capital.

Y en los cercanos pueblos de la comarca de La Plana, estas costumbres estaban fomentadas en mayor escala, pues en los patios de todas las casas había permanentes y abundantes depósitos de brozas y paja a los que se arrojaban exprofeso aguas para hacer estiércol. La prensa hacía llamadas al gobernador civil para que evitara la existencia de semejantes focos de infección que tan graves consecuencias pudieran producir. «Y ya que aquí solo nos acordamos de santa Bárbara cuando truena, como suele decirse, no olvidemos que la tempestad ya está a la vista.»[95]

Al año siguiente, la prensa de Castellón llamaba la atención del Gobierno para que adoptara las medidas y precauciones necesarias. La agencia Fabra enviaba telegramas acerca de la existencia de cólera en Egipto y pedía al Gobierno que tomara las medidas oportunas por la cercanía del mal, «cuyo solo nombre horroriza en nuestro País». Según comentaba la prensa el Gobierno se preocupaba muy poco del problema que se avecinaba; en el Senado cuando se dirigió una pregunta sobre el cólera al vizconde de Campo Grande «resultó que no tenía más noticias que las publicadas por la prensa».

95. *El Clamor*, 3/09/1882.

Y, sin embargo, el caso merecía llamar la atención porque llegaban a España los partes de que el cólera había aparecido en Alejandría, y toda la prensa internacional se hacía eco del problema.

En París, el periódico *Le Temps* asegura que esta terrible epidemia se había presentado en Bombay el 12 de mayo de 1883 y que, en vista de esto, el Consejo Internacional de Constantinopla dictó medidas rigurosas. Añade que el delegado inglés del Consejo hizo fracasar estas medidas alegando que los intereses del comercio eran tan respetables como los de la salud pública.

El Consejo de Constantinopla dispuso, aunque en vano, medidas preventivas contra los peregrinos musulmanes de Java, cuyas procedencias se consideraban sospechosas.

Todas las potencias mediterráneas dictaron rigurosas medidas sanitarias para evitar el contagio.

Se negaba el carácter colérico de la epidemia, fundándose en los síntomas cerebrales ajenos al cólera que presentaban los atacados; pero el dictamen de los facultativos que fueron a la zona no dejaba duda alguna sobre el particular.[96]

La preocupación por la aparición del cólera en Egipto era debida a la corta distancia que mediaba entre aquel país y el continente europeo, y de la facilidad de comunicaciones que ligaban a los puntos infestados con los pueblos de esta parte del Mediterráneo.

Los representantes de las potencias europeas en Egipto presionaban cerca de aquel gobierno para que adoptaran enérgicas medidas sanitarias, a fin de evitar la propagación del cólera, cuya aparición en las orillas del Nilo había producido la alarma en todos los puertos del Mediterráneo.

Muchos médicos enviados oficialmente a Damieta y Mausonrath dudaban que la enfermedad fuera cólera, más bien pensaban que se trataba de tifus.

96. *La Provincia*, 1/07/1883.

En Europa, se tomaron todas las disposiciones oportunas en los puertos del Mediterráneo para someter a cuarentena a todas las procedencias de la India, Egipto, Malta y Chipre.

En España, las disposiciones tomadas por el Consejo de Sanidad fueron declarar sucias todas las procedencias de Egipto, las cuales quedaron sujetas a la cuarentena de rigor; se acordó que las procedencias de Túnez y Marruecos, Malta, Gibraltar y otros puertos ingleses y, en general, las de todos los puntos del Mediterráneo que no adoptasen medidas sanitarias, quedaran sometidas a las observaciones de tres a cinco días establecidas para los lugares sospechosos.

El Gobierno español decidió enviar médicos inspectores a todos los lazaretos y a varios puertos del litoral, para que dispusieran, los primeros, de las mejores condiciones sanitarias, y que vigilaran y observaran, en los segundos, cuanto pudiera tener relación con la enfermedad, y enviaran instrucciones a los gobernantes para el cumplimiento de las prescripciones sanitarias.

Asimismo, el Gobierno vigilaba de cerca a Inglaterra para que no infringiera los acuerdos adoptados en la Conferencia Sanitaria Internacional de Constantinopla.[97]

---

97. La Conferencia Sanitaria Internacional de Constantinopla (septiembre de 1866) fue impulsada por el Gobierno francés en un intento de excluir la participación de sanitarios y de restringir la representación a los representantes diplomáticos. Más que prevenir la llegada a Europa de las epidemias, el objetivo de Francia era afrontar el problema en los lugares de origen de la enfermedad. A la Conferencia asistieron treinta y un países. El principal objetivo que proponía Francia era adoptar medidas que atacaran el cólera morbo asiático en los lugares de nacimiento, más que centrar los esfuerzos en prevenir su expansión mediante un sistema coordinado de cuarentenas u otras medidas similares de aislamiento. Los representantes españoles en Constantinopla fueron el cónsul español en la capital francesa, Antonio María Segovia y el médico higienista y catedrático Pedro Felipe Monlau. La primera parte de la Conferencia estuvo dedicada a analizar el origen y los mecanismos de transmisión del cólera. Las pruebas científicas que se aportaban a la Conferencia eran escasas, la teoría microbiológica todavía no aclaraba la causa infecciosa y las vías acuáticas o aéreas de transmisión estaban aún en discusión. El programa de la Conferencia

También decidió pedir un crédito a las Cortes de un millón de pesetas para los gastos que se ocasionaran. «Las precauciones propuestas y aceptadas son como se ve, bastantes completas, y si se cumplen, quitan todo pretexto de alarma».[98]

Más adelante la prensa de Castellón comentaba que la energía y precauciones que despliegan otros gobiernos, quisieran verlo también en el de España; hacían hincapié en las medidas adoptadas por Francia para evitar la invasión del cólera, prohibiendo la importación de ciertas sustancias o productos considerados como más susceptibles de producir el contagio. Las instrucciones concernientes a la cuarentena de buques no eran solamente aplicables a los puertos del Mediterráneo, sino a todos los puertos del litoral francés, a fin de evitar las contravenciones de interesados en abreviar la descarga de sus buques.

Según publica *La Provincia*, «las medidas de rigor adoptadas por todos los países ribereños en el Mediterráneo han sido bastante enérgicas para que podamos tener alguna esperanza». Argelia y Túnez prohibieron la peregrinación a la Meca y se organizaron nuevos lazaretos.

Las medidas de precaución que la prensa de Castellón señalaba como prioritarias para evitar el cólera eran la limpieza de las alcantarillas, hacer una visita a las casas de los más pobres, visitar ciertos corrales donde había depósitos de excrementos humanos que se recogían por

abarcaba también un segundo bloque relacionado con las estrategias de prevención. Las medidas sobre las restricciones al comercio y las normas de sanidad internacional se justificaban con el objetivo de preservar al continente europeo de epidemias mediante medidas de higiene y salud pública. Afectaban en especial al tráfico marítimo, con referencias específicas a las grandes masas de población que se desplazaban durante las peregrinaciones a la Meca y a la organización de un servicio sanitario sobre el litoral del mar Rojo. La Conferencia acabó con la aprobación de unas resoluciones sobre patentes de salud y las condiciones que debían reunir las revisiones sanitarias a los barcos. Josep L. Barona y Josep Bernabeu Mestre. 2008. *La salud y el Estado. El movimiento sanitario internacional y la Administración española (1851-1945)*, Universitat de València, Valencia, pp. 38-40.

98. *La Provincia*, 5/07/83.

la vía pública, mandar que se procediera a la limpieza de las cuadras, prohibir los estercoleros en las casas y en las inmediaciones de la población, inspeccionar las tiendas, tabernas, mercados y carnicerías con escrupuloso detenimiento, recogiendo y arrojando al sumidero cuantas frutas verdes o pasadas se presentaran a la venta:

> No basta que por el Ayuntamiento se acuerden medidas de salubridad pública, es necesario, que en las difíciles circunstancias porque pasamos y el peligro que corremos, que el cólera visite nuestra Península, sean una realidad los acuerdos tomados y se ponga en Castellón en las mejores condiciones higiénicas. En una palabra, deseamos que se obre mucho y se hable poco.[99]

A mediados de julio de 1883, continuaban siendo alarmantes las noticias de cólera en Egipto ya que el número de defunciones aumentaba considerablemente.

El Gobierno inglés no quiso establecer cuarentenas porque eran dañosos para el comercio y admitía todos los buques y mercancías de países infestados con solo la precaución de hacer algunas fumigaciones.

Al negarse Inglaterra a imponer cuarentena a los barcos que llegaban de los puertos infestados, los viajeros y las mercancías que venían al continente podían eludir las cuarentenas tomando la vía de Inglaterra.[100]

En España, la Dirección General de Sanidad dirigió una circular a todos los gobernadores de las diferentes provincias españolas para que tomasen precauciones con el fin de evitar la llegada del cólera de los puertos que tenían relación con los que se hallaban invadidos por la enfermedad.

---

99. *La Provincia*, 8/07/1883.
100. *La Provincia*, 15/07/1883.

La circular dirigida a los gobernadores de las provincias les ordenaba que mandaran a la Junta de Sanidad Provincial y a la Junta de Sanidad Municipal cumplir las leyes que a estos casos se refiere, y, sobre todo, cuanto estaba mandado en la circular de 18 de septiembre de 1882, que ordenaba a los gobernadores que dispusieran que los empleados de sanidad permanecieran en sus puestos constantemente y que «cumpl[ier]an digna y lealmente el cargo que se les tiene encomendado».

A los gobernadores de las provincias marítimas se les encargaba vigilar más estrechamente las costas, «que la negligencia o una confianza criminal ha abierto alguna vez a enfermedades contagiosas».[101]

También se pedía a los gobernadores que dieran pronta y detallada cuenta a la Dirección General de Sanidad de la más mínima sospecha de la invasión de la epidemia, «que se cumpl[ier]an exactamente las leyes sanitarias, que es el medio más poderoso y eficaz para contener su desarrollo, cosa que, ante todo y, sobre todo, hemos de procurar no reparando en sacrificios de ninguna especie [...]».[102]

El 12 de julio de 1883 se reunió la Junta Local de Sanidad de Castellón de la Plana y acordaron limpiar el alcantarillado, los lavaderos públicos, así como visitar a las tenerías y prohibir la entrada de carnes muertas sin previo reconocimiento pericial.[103]

La Dirección de Sanidad dispuso que los directores de Sanidad Marítima de acuerdo con los capitanes del puerto designaran un punto de la playa, el más distante de los muelles de carga y descarga, donde esperaran los buques hasta que recibieran la visita de Sanidad, habiendo sido señalado para este servicio en el Grao, la punta del Pinar.[104]

---

101. Circulares publicadas por la *Dirección General de Sanidad* en las *Gacetas* de 10, 24 y 29 de septiembre de 1881.

102. *La Provincia*, 12/07/1883.

103. *Ibidem.*

104. *La Provincia*, 19/07/1883.

El Ayuntamiento de Castellón de la Plana, en la sesión ordinaria de 15 de septiembre de 1883, quedó enterado de un oficio del gobernador civil sobre sanidad, en la que participaba del acuerdo tomado por la Junta Provincial de Sanidad para adoptar las medidas higiénicas necesarias con el fin de prevenir la invasión colérica.[105]

El 22 de noviembre de 1883 se leyó en el Ayuntamiento un oficio del gobernador civil de la provincia en el que notificaban los acuerdos tomados por la Junta Provincial de Sanidad. El primer acuerdo era llamar la atención del Ayuntamiento y a la Junta Local de Sanidad para que adoptara las medidas más convenientes con el fin de evitar el estancamiento de las aguas perjudiciales para la salud; el segundo acuerdo era que los ganados existentes en la ciudad se establecieran fuera de la capital, y a tal fin se concedió a los ganadores un espacio. Para la consecución de esta medida, el Ayuntamiento acordó que se consultara a la Junta Local de Sanidad si la permanencia de los ganados de la población era perjudicial para la salud pública.[106]

3. Consejos higiénicos en la prensa de Castellón contra el cólera en 1883

Aunque el estado sanitario en Europa era satisfactorio, la prensa de Castellón publicaba las medidas preventivas contra el cólera: evitar la aglomeración de personas en los sitios sospechosos y sanear convenientemente las ciudades; establecer visitas médicas preventivas para atajar la marcha de la epidemia; curar los desarreglos digestivos y las diarreas para atajar la enfermedad; desinfectar las

105. AACS, 15/09/1883.
106. AACS, 22/11/1883.

ropas de las habitaciones y de los lugares escusados. Para esto último se aconsejaba mezclar hierro y carbón pulverizado; para la ropa y para las habitaciones se recomendaban las lociones de cloruro de cal. La ventilación y la limpieza general y particular representaban un papel primordial en las medidas preventivas contra las epidemias.

Recomendaban la calma y la tranquilidad de espíritu para hacer frente a la epidemia. El atolondramiento, el miedo irreflexivo, según decían, influían en el desarreglo de los intestinos, y consideraban que en tiempo de cólera se debía evitar en lo posible la diarrea y todo aquello capaz de provocarla.

Otras reglas eran no contraer la embriaguez y huir de todo exceso en la comida; no comer carne de cerdo ni embutidos; evitar las conservas; los alimentos crudos; las frutas que no están bien maduras y las bebidas heladas; rechazar todo alimento indigesto. Como más saludable se recomendaba comer sopa, arroz, carne asada y solamente aquellas legumbres que fueran de fácil digestión.

También se recomendaba evitar las bebidas heladas y las bebidas irritantes, como sidra, licores y bebidas alcohólicas, debiendo, eso sí, beber buen vino con agua mineral natural o agua hervida y enfriada después. Asimismo, se aconsejaba la infusión de manzanilla o de té.

Había que evitar las corrientes de aire y la humedad, llevar sobre el vientre una faja de franela muy ajustada al cuerpo y ropas que proporcionaran algún abrigo; buscar el aire y la luz, atender a la higiene de la piel, de los cabellos y de los dientes y tomar con frecuencia baños tibios.

Los individuos que padecían afecciones crónicas de las vías digestivas, de dolores de estómago o de los intestinos, debían doblar el tratamiento y el régimen que les hubiese impuesto el médico; y los que usaban medicamentos estimulantes debían abandonarlos en tiempos de cólera.

Desde los primeros síntomas del mal se aconsejaba ponerse a dieta y tomar a cortas dosis una infusión de té mezclada con una cucharada de jarabe de éter y diez gotas de láudano de Sydenham,[107] un lavatorio de almidón con la misma dosis de láudano y aplicar sobre el vientre unos sinapismos.[108]

Friccionar la piel con lana empapada en vinagre o alcohol alcanforado, para aumentar la circulación sanguínea.

Una vez tomadas estas precauciones, se recomendaba esperar la llegada del médico en una cama bien caliente, y se decía que el médico no tenía que hacer otra cosa que proseguir el uso de los anteriores medios, que eran verdaderamente curativos. En los casos más rebeldes, se recomendaba recurrir a los astringentes, los excitantes, los narcóticos y los vómitos.

La ipecacuana,[109] aplicada en un principio, se consideraba un medicamento antídoto, lo mismo que el opio. Los sinapismos repetidos y multiplicados, las botellas de agua caliente, las fricciones de amoniaco, los baños con mostaza o los baños de aire caliente, y el ron helado etcétera, decían que daban buenos resultados en un periodo más avanzado del mal y lograban salvar muchas vidas.

Y añadían que la convalecencia del cólera era muy larga y penosa, y que debía ser atendida, paso a paso, con la más cuidadosa vigilancia.[110]

También se publican las precauciones sanitarias de la Sociedad de Medicina Pública de París, la cual nombró una comisión de médicos prestigiosos para que estudiaran las precauciones de higiene privada y pública, que debían tomarse en el caso de que se presentase la epidemia de cólera.

---

107. Jarabe de éter o éter sulfúrico, llamado así porque se obtiene por la acción del ácido sulfúrico sobre el alcohol. Es un antiespasmódico y calmante en las distintas afecciones. El láudano de Sydenham es una preparación líquida de opio, azafrán, canela, clavo de especia y vino. Se usaba para combatir el insomnio y calmar los dolores.

108. Sinapismo: Tópico o cataplasma a base de semillas de mostaza negra.

109. Ipecacuana: Nombre brasileño de la raíz de la planta rubiácea *Cephaelis ipecacuana*, de la que existen distintas variedades y cuyo principio activo es la emetina (alcaloide de la raíz de ipecacuana), emética (vomitiva), y expectorante.

110. *La Provincia*, 19/07/83.

Del dictamen fue ponente el doctor Vallín, y sus conclusiones fueron aprobadas en la sesión de 11 de julio de 1883.

El dictamen decía que no se había observado ningún caso de cólera en Europa y que el peligro no era inmediato y podía ser evitado. Pero por prudencia se difundían entre el público consejos higiénicos que tendieran a prevenir o impedir la propagación del cólera.

La primera medida higiénica que debían tomar las personas en estado de salud era conservar la tranquilidad de espíritu, porque las que tienen miedo resistían menos la enfermedad que los demás; evitar la fatiga exagerada, el exceso de placeres y trabajo, las veladas largas, los baños fríos y de duración, en una palabra, todo lo que producía cansancio.

Se recomendaba evitar el enfriamiento del cuerpo, sobre todo por las ventanas abiertas durante el sueño, los vestidos muy ligeros por la noche después de un día caluroso y beber agua fría en gran cantidad. Evitar toda variación en el modo de vivir y las indigestiones.

También se decía que usar agua de mala calidad es una de las causas más comunes del cólera. Porque el agua del pozo, río, arroyo, frecuentemente recibe las filtraciones del suelo, de las alcantarillas y de los residuos de las fábricas. Se recomienda hervir muchos litros de agua por las noches para el consumo del día siguiente, cuando no hay seguridad de la calidad de esta.

Se encomendaba hacer una infusión en el agua hirviendo de té u otra planta aromática y mezclar la infusión con vino; vigilar el agua de mesa por fabricarse con agua mala en los mismos sitios donde se exportan; los tahoneros debían renunciar a fabricar el pan con agua de pozo, ensuciada muchas veces por las alcantarillas vecinas.

Uso moderado de frutas buenas y maduras, debiendo antes pelarla y mejor cocerlas; esto último se recomienda, sobre todo para las legumbres, ensaladas, rábanos, etcétera, porque podrían algunas guardar gérmenes peligrosos.

También se aconseja no tomar bebidas alcohólicas porque algunos pensaban que para preservarse del cólera era preciso beber más que de costumbre aguardiente y licores alcohólicos; y no tomar helados o bebidas con hielo rápidamente en plena digestión o sudando, pues podían determinar indisposiciones parecidas al cólera.

En caso de enfermedad, se aconsejaba, por precaución, no descuidar la menor perturbación digestiva y llamar inmediatamente al médico porque un tratamiento rápido podía evitarlo o detenerlo.

Al considerar que el cólera se propagaba por los vómitos y las deposiciones se aconsejaba desinfectar la habitación y quitarlos lo más pronto posible, pues se podía envenenar toda la casa si se arrojaban al excusado sin desinfección previa.

Por cada litro de estas materias se debía mezclar una taza pequeña, de café, de cloruro de cal en polvo (80 g), o bien un vaso grande de una solución de color azul: sulfato de cobre 30 gramos, más 1 litro de agua.

La habitación debía estar ventilada, tanto en invierno como en verano, pues la corrupción del aire era más peligrosa que el enfriamiento, que, por otra parte, debía evitarse calentando o cubriendo bien la cama.

Se debía depositar el desinfectante de antemano en el vaso de noche. El ácido fénico y el sulfato de hierro, considerados muy buenos en otras circunstancias, eran ineficaces en el caso del cólera.

Las ropas del enfermo o de la cama, ensuciadas por los vómitos o deposiciones, debían ser metidas, antes de sacarlas del cuarto, en un cubo de 20 litros de agua, a la cual se mezclaba, con cuatro litros del citado color azul, o con dos tazas pequeñas de cloruro de cal. Se mantenían en el cubo media hora, se escurrían y se sacaban, y todavía húmedas, se entregaban a las lavanderas que las metían en agua hirviendo antes de pasarlas a la lejía.

Las piezas de los trajes se lavaban también como queda dicho, y las de paño o lana eran enviadas a la estufa de desinfección. También se podían desinfectar estas piezas, del modo siguiente: se colgaban en un cuarto vacío, cuyas puertas y ventanas estaban bien cerradas, se regaba el suelo con agua para humedecer un poco la atmosfera, y se quemaban 30 gramos de azufre en flor por cada metro cubico de espacio. El azufre se ponía en un vaso de metal metido en un cubo que estaba medio lleno de arena húmeda. Había que marcharse del cuarto enseguida que se encendiera el azufre y no se abría hasta que pasaran veinticuatro horas.

Todas las manchas en el suelo o en las alfombras se debían quitar con un trapo mojado con el líquido azul citado o con leche de cloruro de cal, obtenida por la mezcla de una cucharada de cloruro seco con un litro de agua. Después se quemaba el trapo.

Los colchones manchados eran humedecidos con un trapo o con un pedazo de algodón con la solución de cloruro de cal (una cucharada pequeña por litro de agua). También podían ser sacados sin peligro en carros especiales y desinfectarlos en estufas, ya por aire calentado a 110 grados.

Si no había aparatos para esto, los colchones eran extendidos en un cuarto cerrado y expuestos veinticuatro horas a los vapores resultantes de la combustión de 30 gramos de azufre por metro cúbico.

En la casa donde hubiera un colérico, dos veces al día se debían tirar en los excusados dos litros del licor azul o dos tazas pequeñas de cloruro de cal disuelto en dos litros de agua.

En los tubos y cañerías de aguas sucias se debía verter diariamente una taza pequeña del licor azul o de cloruro de zinc líquido, a 45 grados.

Se aconsejaba poner en todos los tubos y cañerías que iban a parar a la letrina, sifones o tubos de plomo doblados en U para impedir el reflujo de los gases de aquella en el interior de las casas.

También los restos de cocina y de la limpieza se debían guardar en un recipiente cerrado, y diariamente verter sobre él medio vaso del líquido azul o dos cucharaditas de cloruro de cal en polvo. Dichos restos se debían bajar todos los días a una caja metálica bien cerrada en el patio de la casa, y al anochecer se mojaría con cloruro de cal. Esta caja seria vaciada en los carros de la limpieza, que después de vaciarla tirarían en ella algo de cloruro de cal.

En cuanto a la higiene pública, se recomendaba que en tiempo de cólera debiera evitarse la aglomeración de personas en un mismo punto, porque estas multitudes podían ser fácilmente un foco propagador de la epidemia; las ferias, las corridas de caballos, etcétera, debían en lo posible suspenderse.

También la acumulación de inmundicias, muladares y residuos industriales en los patios y cerca de las casas debían ser rigurosamente prohibidas, y los montones de descomposición que hubiera, no debían ser revueltos y transportados hasta haberlos mojado con una disolución de ácido sulfúrico (1 %), y regar con el mismo líquido el suelo cuando quedara libre.

Más que nunca debía evitarse el estancamiento en las alcantarillas, sobre todo junto a las bocas que daban a la calle, que debían lavarse con una mezcla de ácido sulfúrico con grandes cantidades de cloruro de cal.

Las letrinas debían desocuparse en aparatos cerrados herméticamente, desinfectándose el depósito por la proyección de una mezcla de cloruro de zinc (1 %) o de leche de cal obtenida por la mezcla de dos kilogramos de cal en cincuenta litros de agua.

La Administración pública debía vigilar todo lo relacionado con las letrinas. Se debían declarar a la autoridad los casos de cólera que ocurrieran en una casa. La declaración debía hacerse a la alcaldía antes de las veinticuatro horas, bajo la responsabilidad de los que rodearan al enfermo; por su parte, el médico debía limitarse a indicar a estos la enfermedad.

Cuando se presentara un caso en una fonda o casa de huéspedes, debía hacerse la declaración inmediatamente para que enseguida fuera llevado el enfermo a un hospital especial.

El cuarto que había ocupado el colérico no podía servir a otra persona sin una completa desinfección, quemando 30 gramos de azufre por metro cúbico. Se recomendaba trasladar al enfermo a un hospital «porque hay más probabilidades de curar que en un cuarto donde todo falta».

En la casa donde se presentara un caso de cólera, un funcionario especial debía hacer una rápida inspección, ante todo para hacer constar la realidad del caso y luego para asegurarse de que se habían tomado todas las medidas de desinfección.

Cuando no bastaran las garantías de ejecución y seguridad, las operaciones de desinfección debía hacerlas la Administración.

El mejor desinfectante se consideraba el calor húmedo de 110 grados centígrados, que no era peligroso para los tejidos y las materias primas. Los municipios podían fácilmente improvisar estufas, gracias al establecimiento de hornos calentados al rojo.

Bastaría para ello poner perchas donde colgar los objetos. Los hornos tenían que alimentarse desde fuera, y por una vidriera poder vigilar la operación.

En cada prevención debía haber un depósito de materiales desinfectantes por paquetes o frascos, dosificados de un modo uniforme y con una etiqueta impresa, y debía indicarse el modo de servirse. Con un bono de un médico, un agente sanitario o individuo de una comisión de higiene, debían entregar desinfectantes a todo el mundo.

Los lavaderos públicos debían ser objeto de especialísima vigilancia para que la ropa sucia de los coléricos no se lavara en común. Debía haber en ellos grandes depósitos de cloruro de cal o de sulfato de cobre.

Tenían que establecerse ambulancias de socorro, cuartos bien aislados en los hospitales generales, hospitales o grandes barracones para coléricos, coches de transporte especiales para el momento en que hiciera su primera aparición el cólera, «que siempre estallaba bruscamente».[111]

111. *La Provincia*, 22/07/1883.

También *La Provincia*, en su número 25 de julio de 1883, publica que «Aunque la salud pública en España es excelente y no hay ningún temor de invasión colérica, si se observan con rigor las medidas sanitarias, hemos creído oportuno reproducir las instrucciones para la preservación del cólera morbo y curación de sus primeros síntomas, dados por la *Real Academia de Medicina de Madrid*, en octubre de 1865».

La Academia recomendaba la higiene de las casas, que se evitase la acumulación de basuras, desperdicios de legumbres, frutas, restos de comida etcétera; limpiar o blanquear las paredes, barrer suelos, ventilar las alcobas, y cuartos interiores; proporcionar libre salida al humo y a los vapores que en las cocinas produce la preparación de las comidas; hacer que no se detengan las aguas sucias; verter lo más pronto posible las que han servido para fregar y lavar; limpiar bien los orinales y letrinas, echando, si es posible, todos los días por estas muchos cubos de agua o bien cierta cantidad de agua o cal de una disolución de la caparrosa, y procurando que estén perfectamente tapadas; no arrojar a los patios o corrales aguas o materias capaces de producir olor y humedad; observar la misma limpieza con respecto a las cuadras, portales y buhardillas, sacando a menudo el estiércol; barriendo, abriendo las puertas, desatascando los sumideros y no permitiendo que habiten animales domésticos en mayor número de los que permita su capacidad, si no se pudiera prescindir de ellos.

Regar moderadamente las habitaciones con agua de cal o clorurada, especialmente cuando haya algún enfermo u ocurriese algún fallecimiento. En este caso recomienda renovar bien el aire y hacer fumigaciones con cloro o también poniendo en una taza una onza de ácido nítrico (agua fuerte) en unión con un pedazo de cobre, que podía ser una moneda. Durante las fumigaciones había que tener cuidado de no respirar directamente los gases que se desprendiesen.

Se hacía hincapié en la pureza del aire como una de las primeras condiciones de salubridad y por ello se recomendaba no someterse a las corrientes de aire; no ventilar las habitaciones hasta después de haberse vestido; no dormir con los balcones o ventanas abiertas, ni con poca ropa; salir de los dormitorios con suficiente abrigo, y, por último, no exponerse a la eliminación del sudor en ningún caso.

El abrigo es otro de los cuidados que debían tenerse muy presentes. El ir muy abrigado, como el andar muy ligero de ropas, debía evitarse sobre todo en época de epidemia.

> El que hace uso de almillas, elásticas, camisas o chaquetas interiores durante el invierno, convendrá que se ponga estas prendas desde luego. El vientre, sobre todo, debe llevarse preservado con una faja; pues la acción del aire y del frío sobre esta parte del cuerpo es más perjudicial que en las demás, por la facilidad con que le destempla y ocasiona dolores, diarreas, etc. los pies exigen también especial cuidado con respecto al cólera y en estaciones frías; de aquí la necesidad de ir bien calzado, a fin de evitar la acción del frío y de la humedad. Es perjudicialísimo el andar descalzo por la casa.[112]

Con los niños debían tenerse las mismas precauciones, y las mujeres debían redoblar estos cuidados, principalmente durante las épocas menstruales.

La limpieza del cuerpo es otro de los cuidados que recomendaba la Academia en todo tiempo, pero más en época de epidemia.

Recomendaba un buen régimen alimenticio como el mejor preservativo del cólera; los alimentos debían ser de buena calidad y en cantidad proporcionada a las necesidades del individuo, según su edad, oficio, estado de salud, etcétera, evitando todo exceso en más o en menos. Aconsejaba, no comer a menudo, ni tampoco estar en ayunas

---

112. *La Provincia* 25/0771883.

mucho tiempo. La cena o comida de la tarde debían ser moderadas. No salir por la mañana de casa sin haber tomado algún alimento. No beber agua entre comida y comida, o por lo menos hasta pasadas cuatro horas de haber comido; y aun así se recomendaba mezclarla con un poco de cerveza o de vino, o añadirle unas gotas de aguardiente o de algún espirituoso. Tampoco era bueno correr, acalorarse u ocuparse mentalmente después de las comidas. Estas debían componerse en general, de sustancias sanas y de fácil digestión; «el régimen observado comúnmente por la mayor parte de las familias de buenas costumbres es el que debe seguirse. Las carnes frescas de vaca, ternera y carnero, así como las de gallina, pollo o pichón, cocidas o asados, y los pescados frescos de carne blanca, pueden y deben usarse sin peligro». Había que abstenerse de tomar legumbres y ensaladas crudas. Las frutas en general se consideran nocivas, principalmente las ácidas y las que no están en sazón, o por verdes o por pasadas, y en todo caso debían comerse en poca cantidad. Se considera peligroso comer melón, sandía, pepinos, higos, tomates, cebollas, pimientos y calabazas. También debían prohibirse los condimentos fuertes, y renunciar a desayunar frutas y otras sustancias frías y de difícil digestión.

Los que fueran estreñidos de vientre no debían omitir el uso de alguna lavativa de agua tibia para facilitar esa función, pero sí abstenerse de purgantes sin consejo del médico.

En relación con las bebidas, se recomendaba para beber el agua pura de fuente, no usándola nunca en exceso. El abuso de vino y bebidas espirituosas eran perjudiciales; pero el que tuviera la costumbre de beber en las comidas un poco de vino no debía dejarlo; no se recomendaba la toma de helados.

Se hacía hincapié en observar un régimen alimenticio regular y los que no lo tuvieran debían corregirse, si no querían exponerse a ser las primeras víctimas.

Se recomendaba hacer ejercicio, pero sin llegar a cansarse ni menos experimentar fatiga, «porque es tan perjudicial como la quietud demasiado prolongada». No hacer ejercicio después de comer; evitar la acción prolongada al sol, sobre todo en la cabeza.

No acostarse tarde, pues el sueño es el que mejor restaura las fuerzas; no dormir al aire libre con poca ropa y menos con las ventanas abiertas. En las alcobas o dormitorios procurar que no hubiera orinales, ropa sucia, calzado sudado, flores ni objetos que contaminen el ambiente, y no debían dormir más que una o dos personas en cada pieza según su capacidad.

Pero lo que a toda costa debía evitarse era el miedo, porque predisponía a la enfermedad, y ello producía inapetencia, malas digestiones, tristeza y abatimiento. No había motivo para temer tanto al cólera; «pues observando un buen régimen de vida y acudiendo con tiempo a remediarlo, es una enfermedad de la que la ciencia triunfa en el mayor número de casos, con los medios eficaces y bien experimentados de que dispone».

Sin embargo, el exceso mayor que predisponía a sufrir la enfermedad era el que se cometía contra la castidad, pues «durante el tiempo del cólera no hay cosa que predisponga más a sufrir la enfermedad que el abuso en esta parte».

Tal es el régimen de vida que debía observarse siempre, según la Academia, para conservar la salud; pero muy especialmente mientras durara la epidemia. Los enfermos, los achacosos, los ancianos y personas delicadas habían de redoblar cuidados en semejantes circunstancias, correspondiendo al médico disponer lo que cada uno, en concreto, necesitase.

Por otra parte, la Academia advertía que las personas que quisieran abandonar una población atacada de la epidemia, lo hicieran desde los primeros casos, y que no regresaran hasta quince o veinte días después de haber desaparecido la enfermedad, porque «el salir cuando la epidemia está en el periodo de desarrollo, expone al peligro de llevar incubado el mal que no dejará por la fuga de aparecer a su debido tiempo; y el volver antes de la completa purificación de la localidad, ofrece el riesgo de sentir la influencia con intensidad y de sufrir del padecimiento del que huía».[113]

Los consejos para prevenir el cólera se multiplicaban continuamente en la prensa, así, el 12 de agosto de 1883, *La Provincia* publicaba los consejos que el doctor Pasteur recomendaba contra el cólera.

Partiendo de la hipótesis de que el cólera no penetraba en el organismo humano por las vías respiratorias, sino por las digestivas, Pasteur aconsejaba una serie de precauciones contra el cólera.

— Una de las primeras recomendaciones era no beber agua de la localidad invadida sin hervir el agua y, posteriormente, agitarla tres minutos después de que se haya enfriado en una botella medio llena y bien tapada.
— Beber el vino haciéndolo pasar por botellas calentadas hasta 55 o 60 grados, y en vasos templados.
— Cocer bien los alimentos y tomar frutas naturales bien lavadas con agua hirviendo.
— Tomar pan cortado en rebanadas delgadas tostadas hasta una temperatura de 150 grados.
— Todos los vasos y vasijas que se usaran en el servicio de mesa tenían que estar a una temperatura de 150 grados.
— Las ropas de cama y las de uso interior se debían colocar en agua hirviendo y después secarlas muy bien antes de usarlas.
— Al agua para la limpieza, después de haberla hervido, se le debía añadir, ya fría, ácido *thymico* en la proporción de 1-500 o ácido fénico en la de 1-50.
— Lavarse la cara y las manos varias veces al día con agua caliente mezclada con ácido *thymico* disuelto en alcohol o ácido fénico disuelto en agua.
— En el caso de haber en la casa cadáveres de coléricos o ropas sucias y usadas por los atacados, cubrir la nariz y la boca con

113. *La Provincia* 25/07/1883.

una mascarilla de tela metálica rellena de una capa de algodón en rama de un centímetro de espesor. Esta mascarilla debería tener siempre 150 grados de temperatura.[114]

4. La llegada del cólera a Europa en 1884. Precauciones para evitar su difusión en España

A mediados de junio de 1884, el cólera se había presentado en Tolón (Francia) y la prensa criticaba el abandono que en los primeros días tuvo el Gobierno en el acordonamiento de las fronteras; el descuido de los lazaretos; el desembarco en Cádiz de buques procedentes de puntos infestados; la presentación en Valencia de individuos que habían burlado la vigilancia de la frontera; los lamentos de algunas poblaciones pidiendo al gobierno que persiguiese a los «matureros» de la salud.

El Clamor ponía en duda la vigilancia que se ejercía en la frontera para impedir que las personas procedentes de Francia entraran en España sin sufrir antes la cuarentena reglamentaria. Proponían que el dinero que se gastaba en acordonar la frontera sirviera para socorrer a la clase obrera que es «la única que hasta ahora va sintiendo los efectos de la epidemia que ha invadido la vecina República».[115]

Ante el peligro de invasión colérica, se hablaba de presentar una proposición de ley a las cámaras, por medio de la cual se declarasen incapacitados perpetuamente para desempeñar cargos retribuidos por el Estado, las diputaciones y los municipios a los funcionarios públicos que abandonasen sus destinos si por desgracia se llegaba a presentar el cólera morbo en España. El objetivo de la medida era redoblar el rigor de las leyes para que los servidores públicos no

114. *La Provincia*, 12/08/1883.
115. *El Clamor*, 20/06/1884.

aumentaran el pánico que indudablemente se apoderaría de la gente, si se tuviera la desgracia que afligía a Marsella y a Tolón.[116]

En la segunda quincena de junio de 1884, se confirmó oficialmente la noticia de la aparición del cólera en el arsenal de Tolón. La Dirección de Beneficencia y Sanidad comenzó a adoptar todas las disposiciones convenientes para prevenir y evitar la invasión colérica en España.

Telegráficamente, dicha dirección declaró «sucias» las procedencias de los puertos franceses, se comunicaron órdenes e instrucciones a los gobernadores de las provincias para que tomaran las medidas que la ciencia y la experiencia aconsejaban en esos casos, y se exigió la más estrecha responsabilidad a los encargados de su cumplimiento.

El 15 de junio de 1884 se reunió el Real Consejo de Sanidad para deliberar sobre las medidas, que, tanto por tierra como por mar, debían adoptarse en vista de la aparición del cólera en Tolón.

El Consejo adoptó aprobar la cuarentena de diez días en lazareto sucio, impuesta por la Dirección a las procedencias marítimas de Francia.

Investigar si alguno de los estados de Europa, el norte de África y Asia, dejaba de adoptar medidas contra las procedencias de Tolón, para sujetarlos a cuarentena de observación.

Respecto a la procedencias por tierra, aunque partiendo de que la incomunicación era la única medida que la ciencia reconocía eficaz para evitar que la epidemia se propagase, se declaró que no se estaba en el caso de llegar al acordonamiento de la frontera, pero sí, de sujetar a cuarentena a las personas, animales y mercancías que vinieran de pueblos infestados, y de prohibir la importación por mar y por tierra de las lanas sucias y de las pieles sin curtir, procedentes de todos los puntos de Francia, como materiales contumaces.[117]

116. *El Clamor*, 20/06/1884.
117. *El Clamor*, 29/06/1884.

Telegráficamente se comunicó a las provincias los acuerdos del Consejo de Sanidad para que tomaran las precauciones reglamentarias en la defensa y contra la llegada del cólera.

En España se tomaron medidas preventivas desde las zonas fronterizas. La Junta Provincial de Sanidad de Pamplona, que estaba más cerca de la frontera francesa, se reunió el 25 de junio de 1884, bajo la presidencia del gobernador, y tomó los acuerdos siguientes: establecer un cordón sanitario en las veintidós leguas de la frontera; establecer lazaretos provisionales en cinco pueblos de la frontera, por donde debían entrar todos los viajeros y mercancías de Francia, a los que se sujetaban a cuarentena de ocho días. Estos lazaretos deberían estar bajo la dirección del alcalde, médico y farmacéutico de las respectivas localidades; también se tomó el acuerdo de comunicar las instrucciones necesarias a los alcaldes de la provincia.

Estos acuerdos fueron sometidos a la aprobación del Gobierno. También se dispuso que en Port Bou se fumigara la correspondencia procedente de Francia.

El 26 de junio de 1884 celebraron una entrevista el presidente del Consejo de Sanidad y los ministros de la Guerra y de Gobernación para tratar del acordonamiento de toda la frontera en previsión de que la epidemia se propagara. Si desgraciadamente llegara a suceder así, el gobierno llevaría a cabo inmediatamente aquella medida.

Todos los países, excepto Inglaterra, adoptaron grandes precauciones, entre los que destacaron Italia y Portugal.[118]

En España, *La Gaceta* publicó, el 24 de junio de 1884, una circular del director de Beneficencia y Sanidad, encaminada a adoptar medidas contra la invasión del cólera en nuestro país. «La presencia del cólera morbo asiático en Tolón (Francia), importado según las noticias recibidas del Tonkín, por medio del transporte Sarthe, colocan en

118. *Ibidem.*

inminente peligro la salud pública de España, por la proximidad al punto infestado y fáciles medios de comunicación en el mismo».

La Dirección de Beneficencia y Sanidad, después de adoptar las primeras medidas, ordenaba a todos los gobernadores que convocaran las Juntas Provinciales de Sanidad para discutir y acordar las medidas de precaución, y en su caso de represión, para evitar o combatir la transmisión y desarrollo del cólera, teniendo presente la Real Orden de 11 de julio de 1865 que puso en vigor la recopilación de instrucciones remitidas al Gobierno en circular de 9 de agosto de 1865, y las medidas para la preservación del cólera morbo y el tratamiento de primeros síntomas, redactadas por la Real Academia de Medicina.

Asimismo, se disponía que todos los alcaldes reunieran a su vez a las Juntas Municipales para los mismos fines que se indicaban para las Juntas Provinciales.

Se hacía hincapié a los gobernadores para que reclamaran de los alcaldes el parte diario de la salud pública de los términos municipales, para posteriormente, aquellos, lo remitieran a la Dirección de Sanidad.

También se pedía a los facultativos parte diario de las enfermedades que asistieran, y, por último, se dieron por terminadas las licencias que estuvieran disfrutando los facultativos, con la obligación de presentarse inmediatamente en las dependencias a que pertenecieran.[119]

Las críticas circunstancias por las que atravesaba la península con motivo del cólera en Francia, imponían a las autoridades y a las Juntas de Sanidad tomar todas las medidas que la higiene y la ciencia aconsejaban. Tener reunidos los elementos necesarios para constituir un hospital de coléricos, si fuese preciso; visitas diarias a los establecimientos públicos, mercados y puntos de venta, inspeccionar

119. *Ibidem.*

los artículos que se expandían al público; prohibir los depósitos de estiércol en las casas y en las inmediaciones de la capital. Vigilar las fábricas de jabón, velas y otros establecimientos donde se acumulaban grandes depósitos de sustancias nocivas para la salud del vecindario. Según la prensa de Castellón eran medidas cuyo cumplimiento urgía y pedían a las autoridades que no se olvidaran de actuar a su debido tiempo.[120]

El 3 de julio de 1884 la prensa anuncia la aparición del cólera en Marsella. Todas las naciones europeas adoptaron enérgicas medidas y precauciones sanitarias. También añaden que la salud en España es muy satisfactoria, y se declaran sucias todas las procedencias de Marsella.[121]

En la misma fecha se reunió el Consejo de Ministros para ocuparse exclusivamente de la cuestión sanitaria y dispuso que se guardaran con todo el rigor posible las disposiciones referentes a la observación de los buques y demás procedencias de Francia.

No obstante, llegaban desde Tolón y Marsella noticias esperanzadoras de que la enfermedad iba remitiendo

Después de terminado el Consejo de Ministros, Cánovas se entrevistó con el gobernador y el alcalde de Madrid para tratar los recursos de personal y material de que se podía disponer para el caso, por «fortuna improbable» de que el estado sanitario llegara a sufrir alteración.

En dicha conferencia se convino que, en los medios de saneamiento de la capital, y en los hospitales establecidos dentro de la población, no se albergara a los coléricos.[122]

Se había extendido la noticia de que en Barcelona, Sevilla y Port Bou había algunos casos de cólera. El director de Beneficencia y

---

120. *Ibidem.*
121. *La Provincia*, 3/07/1884.
122. *Ibidem.*

Sanidad envió un telegrama a los gobernadores provinciales en el que desmentía estos hechos y hacía un llamamiento a calmar toda alarma, «pues adoptadas las medidas más enérgicas y cumplidas con el mayor rigor para evitar la invasión, no hay motivo alguno racional para la intranquilidad que se ha tomado en alguna población».[123]

5. Acuerdos tomados por el Ayuntamiento de Castellón de la Plana para combatir el cólera en 1884

En Castellón de la Plana, las Juntas Sanitarias de Distrito empezaron a practicar las visitas domiciliarias, y encontraron en algunas casas tan malas condiciones higiénicas, que se plantearon desalojar a sus habitantes. «Toda severidad en estas circunstancias es poca».[124]

También se recomendaba establecer el hospital de coléricos en los almacenes de vino que había cerca de la estación, ante «el improbable caso de que fuese visitada esta ciudad por el terrible huésped», o, en su defecto, aprovechar el edificio donde estaba establecido el ingenio de azúcar, en el paseo del mar.

La prensa hace un llamamiento a la Junta de Sanidad y a las comisiones auxiliares sobre la situación de las cárceles, que por el sitio céntrico que ocupaban, por sus malísimas condiciones, por el crecido número de presos que encerraban y por la imposibilidad de mantener en ellas la higiene conveniente, eran un peligro y un foco de infección para la ciudad: «Se nos figura, pues, que el Ayuntamiento, el Gobernador y la Audiencia de común acuerdo, deberían encontrar el medio de resolver esta dificultad, y esperamos que lo harán en provecho de todos».[125]

123. *Ibidem.*
124. *Ibidem.*
125. *Ibidem.*

La Junta Local de Sanidad, para prevenir la posible invasión colérica, tomó los siguientes acuerdos:

— Avisar a los facultativos de la capital para que dieran parte de los casos de cóleras esporádico o epidémico que pudieran presentarse.
— Nombrar cinco comisiones o juntas de distrito compuestas de un teniente de alcalde, un médico, un farmacéutico, un veterinario, dos contribuyentes y un empleado de secretaría que hiciera las veces de secretario.
— Nombrar para asociarse a la Junta Superior Local dos vocales supernumerarios de la clase facultativa. Las propuestas para el nombramiento recayeron en Eliseo Soler y Odilón Gironés.[126]
— Asociar a la Junta Local Superior la Comisión de Beneficencia y Sanidad del Ayuntamiento.
— Nombrar vicepresidente de la Junta Local Superior a don Manuel Segarra.[127]
— Asociar a la Junta Local Superior al secretario del Ayuntamiento que haría las veces del alcalde en ausencia o enfermedad de este.
— Considerar las juntas de salubridad pública las comisiones de distrito.
— Participar a las comisiones de distrito todas las disposiciones insertas en el *Boletín Oficial* de julio de 1884.
— Publicar un bando en el que se recomendase la limpieza general de las calles y casas de la población, hacer desaparecer las aguas estancadas y sucias, y demás prescripciones higiénicas, privadas

126. Eliseo Soler Breva era médico cirujano, fue presidente del Colegio de Médicos desde 1917 hasta 1919. En: *I Centenario del Colegio de Médicos de Castellón (2000).* Ilustre Colegio Oficial de Médicos de Castellón. Odilón Gironés era farmacéutico en la ciudad de Castellón de la Plana.

127. Agustín Segarra también era farmacéutico en la ciudad de Castellón de la Plana.

y públicas que «previene la repetida circular en su párrafo 5.º de precauciones higiénicas»

— Recomendar a los vecinos que hicieran dentro de sus casas las fumigaciones que para estos casos aconsejaba la ciencia y que tomaran en cuenta cuantas prescripciones higiénicas les recomendaran las juntas de distrito; trasladar los depósitos de trapos viejos fuera de la población a un kilómetro de distancia, dentro del plazo de ocho días, y obligar a las fábricas insalubres y demás establecimientos públicos a fumigaciones continuas.[128]

El Ayuntamiento acordó autorizar a la Junta Local de Sanidad la construcción de un hospital provisional de coléricos en el sitio destinado al tiro de palomo, y la facultó para satisfacer del capítulo de Imprevistos del presupuesto municipal el importe que originara su construcción.[129]

Posteriormente se acordó que en lugar del hospital se construyeran barracones a medida que las necesidades lo exigieran, para doce camas, con un presupuesto de 1.600 pesetas cada barracón para enfermos y 900 cada barracón para dependencias.[130]

El Ayuntamiento ofreció al gobernador militar de la provincia un departamento para coléricos militares en el hospital provisional que tenía determinado construir en el caso de que Castellón fuera invadido por el cólera. El hospital debía estar a la mayor distancia del cuartel dentro de los 800 metros, y las subvenciones deberían abonarlas los enfermos militares hospitalizados.

Al rechazarse el proyecto de construir un hospital para coléricos y cuando, en su defecto, se decidió construir barracones para ocho o diez camas según necesidades, el alcalde manifestó al gobernador

128. *Ibidem.*
129. AACS, 3/07/1884.
130. AACS, 17/07/1884.

militar que no era posible atender en ellos a los militares atacados de cólera, pero en cambio se podía construir para ellos y por cuenta del Estado los barracones que se necesitaran dentro de la zona designada para levantar los del municipio.

El Ayuntamiento acordó pedir una subvención a la Diputación provincial para la construcción de barracones con el fin de albergar allí a los enfermos pobres del Hospital provincial y los asilados en los demás establecimientos provinciales, en el caso de ser atacados por el cólera, ya que, si tenían derecho a ser tratados en el Hospital, tenían derecho a que se les facilitase camas, botiquín con medicamentos y los recursos humanos necesarios.[131]

Ante la proximidad del cólera, el alcalde propuso que la Junta Local de Sanidad dispusiera de las medidas higiénicas que estimara prudentes a fin de evitar la invasión colérica, invirtiendo en ellas las cantidades de dinero que se necesitasen, pues consideraba que la rapidez en tomar dichas medidas no era compatible con la morosidad que llevaría en sí someterlas antes a la aprobación del Ayuntamiento.

La solicitud del alcalde fue desestimada por mayoría de votos, pues se consideraba que tal proposición debía ser aprobada antes por el pleno del Ayuntamiento. La autorización a la Junta de Sanidad para llevar a efecto sus proyectos higiénicos, ante la amenaza de la epidemia, fue aprobada después por unanimidad.[132]

El alcalde expuso al Ayuntamiento el deseo de los vecinos del Grao de que, en el caso de ser invadidos por la epidemia colérica, se les facilitara un médico para su asistencia ya que carecían de él y que los contribuyentes le abonaran cierta cantidad y otra igual el Ayuntamiento por la asistencia a los pobres. Dicha solicitud fue aprobada por unanimidad.[133]

---

131. *Ibidem.*
132. *Ibidem.*
133. AACS, 11/09/1884.

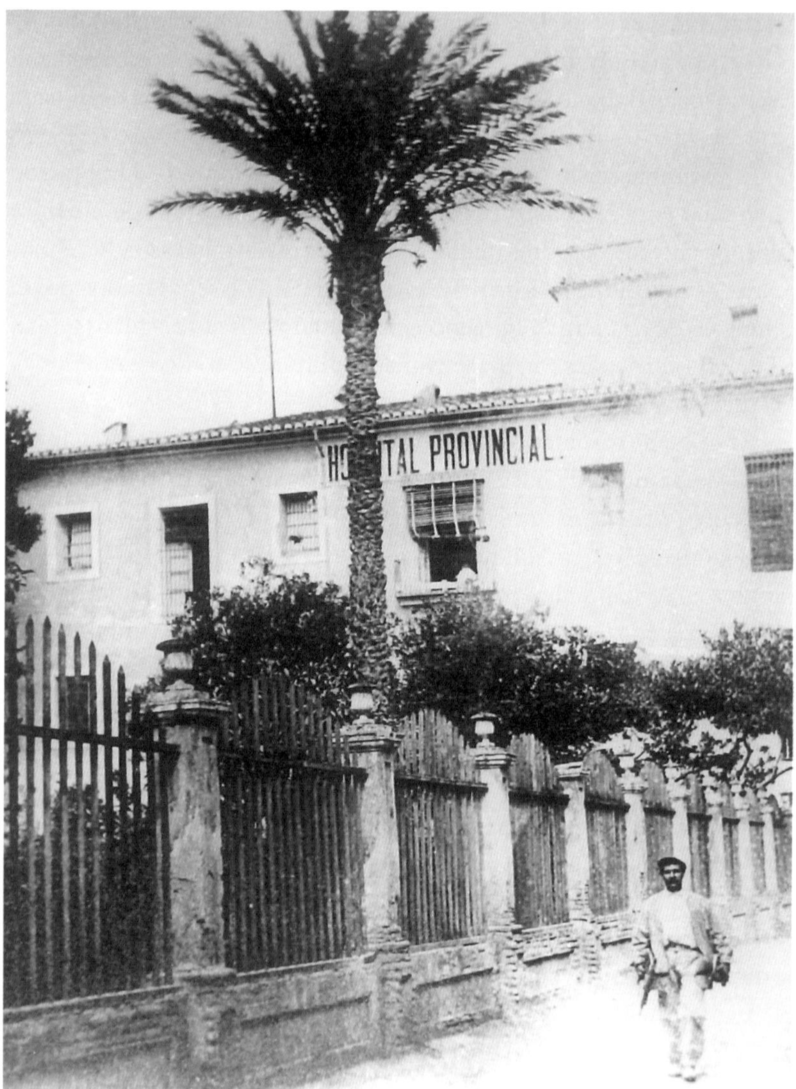

Hospital Provincial de Castellón Trullols. Fondo fotográfico: Diputación Provincial de Castellón

Parece ser que las comisiones sanitarias de distrito no realizaban las visitas domiciliarias con la frecuencia necesaria. Por ello, la prensa critica que, si las visitas domiciliarias que practicaban dichas comisiones no hacían cumplir las leyes sanitarias, era inútil que se tomaran dicho trabajo.

La Provincia denuncia que las casas de las calles de Barracas y Enchin (hoy calle de Vera) debían ser desalojadas por sus malas condiciones higiénicas, y recomienda además que las comisiones realicen por lo menos una visita a la semana para dar algún resultado.[134]

Se encomendaba vigilar los canales de agua denominada «acequia Mayor y Cequiol», en la primera, en el trayecto inmediato a Santo Domingo se veían todos los días «fematers» y algún soldado, bañándose en sus aguas que después servían para beber el vecindario. En el «Cequiol», por donde circulaban las aguas que llenaban las cisternas, había necesidad de que se limpiara, pues los vecinos lavaban y arrojaban basuras y era un abrevadero de caballerías: «Hay que tener presente que el agua es el gran medio de infección según el doctor Koch, y la que bebemos en Castellón, viniendo como viene por canales abiertos, es muy susceptible de que se empuerque y con ella bebamos el veneno del cólera. Con que mucha severidad en este asunto».

En los pueblos de la provincia no se tomaban las medidas higiénicas que aconsejaban las circunstancias. *La Provincia* llama la atención sobre este asunto porque «el cólera puede invadir lo mismo el llano que la montaña, las grandes capitales que los pueblos de escaso vecindario».[135]

El 14 de julio se reunieron en la alcaldía los médicos y farmacéuticos de Castellón convocados por el alcalde con objeto de ver si alguno de ellos se encargaba voluntariamente de la asistencia facultativa en los barracones que para enfermos coléricos se proyectaba construir en caso de epidemia.

---

134. *La Provincia* 6/07/1884.
135. *La Provincia*, 13/07/1884.

No se sabía el carácter que tendrían esos barracones, si serían municipales o de la provincia, porque en este último caso no solo deberían encontrar albergue los pobres de la capital, sino también cuantos vivían al amparo de la Diputación.

Pero la construcción de los barracones iba a cargo del municipio. En la citada reunión se dio lectura a un oficio del capitán general de Valencia en el que aceptaba el ofrecimiento del Ayuntamiento para albergar a los individuos de tropa en los proyectados barracones; esto hacía suponer que en dichos barracones se extendería el servició a algo más que a los pobres de la localidad. Además, el médico mayor del Hospital Provincial reusó socorrer a los pobres que la Diputación tenía el deber de auxiliar.

Parece ser que la caridad municipal debía prestar socorro a todo colérico pobre, fuera de Castellón o forastero, estuviera o no, bajo el amparo de la Diputación.

El Ayuntamiento no tenía suficientes recursos para hacer frente a tantas necesidades y la Diputación no podía declinar sus atribuciones en el Ayuntamiento.[136]

Saltaba la alarma de que el alcalde de Vila-real no adoptaba ninguna medida encaminada a impedir que el cólera visitara dicha población. Al contrario, hacia oídos sordos a las continuas quejas de algunos vecinos que denunciaban el asqueroso hedor que desprendían los cadáveres expuestos en los zaguanes de las casas, y que, después de transcurridas veinticuatro horas, fueran paseados por las calles más céntricas e introducidos en la iglesia parroquial donde se celebraban las exequias fúnebres.

También las caballerías bebían en la acequia Mayor, que es de donde se surtía el vecindario para los usos domésticos.[137]

Por otra parte, el Ayuntamiento de Vila-real suspendió la feria que anualmente se celebraba del 1 al 10 de agosto.

---

136. *La Provincia*, 20/07/1884.
137. *Ibidem*.

Además, se realizaban las operaciones del enriamiento del cáñamo, que se consideraba un peligro para la salud.[138]

En una crónica de *La Provincia* se comentaba que Castellón estaba sitiado de estiércol, pues se habían vaciado los corrales y las letrinas en los alrededores de la ciudad formando un cordón contagioso y epidémico «que apesta la atmosfera y envenena la población». En el llano de San Francisco se vaciaban cajas de estiércol de letrina que se envolvía con paja y una ligera capa de tierra. Dicho punto estaba a cincuenta pasos de la carretera de Valencia, inmediata al camino de Almassora, y a medio kilómetro del cuartel y de la población. «Si esto se tolera y así se cumplen las leyes sanitarias entendemos que el remedio es peor que la enfermedad».[139]

Un peligro para la salud de los pueblos era tener el cementerio dentro de las ciudades, como lo tenían: Artana, Almassora, Arañuel, Catí, Cirat, Canet lo Roig, Castell de Cabres, Coratxà, Fanzara, Ballester, Gaibiel, Vallibona y Zucaina, total trece.

Tenían el cementerio a la distancia de uno a cien metros, cincuenta y cinco pueblos; de cien a doscientos metros, catorce; de doscientos a trescientos, trece; de trescientos a cuatrocientos, cinco; de cuatrocientos a quinientos, veintitrés; de quinientos a setecientos, cinco; de setecientos a ochocientos, tres; de ochocientos a novecientos, uno; de novecientos a mil, dieciséis, y a más de mil metros, solo tres pueblos.

> Con lo expuesto anteriormente basta para que se vea el peligro que se corre si nos invadiera el cólera, por lo que llamamos particularmente la atención del señor Gobernador a fin de que se tomen las medidas convenientes en todos los pueblos de la provincia para que los enterramientos se verifiquen con las debidas precauciones y se tomen aquellas medidas sanitarias indispensables para hacer menos peligrosa la proximidad de los cementerios.[140]

138. *Ibidem.*
139. *Ibidem.*
140. *Ibidem.*

En el cuartel de San Francisco, las ventanas estaban ribeteadas con aguas sucias, y rodeado de un foso infecto, «todo preparado para que los pobres microbios, hoy tan perseguidos, puedan vivir a sus anchas». [141]

El 4 de septiembre de 1884, volvió a reunirse la Junta de Sanidad para continuar ocupándose de las medidas sanitarias por la proximidad de la epidemia del cólera. Una comisión de la Junta tenía formuladas las bases para el acordonamiento de la capital.

Las bases eran las siguientes: todo el que se presentara en alguna de las puertas de la ciudad para penetrar en ella sería detenido. Si exhibiese el pase o acreditase que procede y había residido durante los últimos siete días consecutivos en sitio limpio, se le concedería libre entrada; en caso contrario, sería conducido al lazareto, donde permanecería en observación siete días.

Los dependientes de la autoridad entregarían a todos los que salieran por las puertas de la capital un pase que deberían conservar para presentarlo a su regreso, a los efectos de la base anterior. Los pases mencionados eran válidos solo para el día de su expedición y además personales e intransferibles.

También una comisión autorizada esperaba en la estación la llegada de todos los trenes, para examinar a todos los viajeros.

Respecto a las mercancías, se examinaba su procedencia. Si provenían de puntos infestados o sospechosos, serían conducidos inmediatamente a un depósito de efectos sucios donde permanecerían indefinidamente aislados o serían destruidos por el fuego si la autoridad lo estimase conveniente. Los efectos que proviniesen de puntos no infestados permanecerían veinticuatro horas en los almacenes de la estación, donde serían revisados por los consignatarios.

Los efectos contumaces de materiales como lanas, pieles, salazón, etcétera, se someterían a operaciones más eficaces y durante más tiempo.

---

141. *La Provincia*, 27/07/84.

Aparte del acordonamiento, se tomaron los siguientes acuerdos: que los viajeros procedentes de puntos sospechosos, y las mercaderías y efectos de igual origen, fueran al lazareto establecido en Lidón, con personal, camas y los útiles necesarios, sin perjuicio de la cuarentena que habían de sufrir en Almenara y Vinaròs los que entraran en la provincia por aquellos puntos; que continuaran cerradas la escuelas públicas y la privadas; sacar de la población el ganado de cerda, y construir un barracón para coléricos en el llano denominado Tiro de palomo, y otro para dependencias de aquél.[142]

En virtud del acuerdo del Ayuntamiento, la comisión de Sanidad dictó las órdenes convenientes para que cuanto antes estuviera instalado el hospital de coléricos.

Los encargados de dejar instalado el lazareto de Almenara fueron Emilio Gascó, administrador, el médico José Clará; un farmacéutico, Ernesto Soler; José Gómez, celador, y dos asilados de la Casa Provincial de Misericordia, que harían el papel de mozos de servicio, dos hermanas de la Consolación y personal de enfermeros y sirvientes, que se considerara necesario.[143]

Habían empezado casos de cólera en Novelda donde ocurrieron algunas defunciones de la enfermedad sospechosa; en el resto de España, según la prensa, no había novedad.

Se sometió a observación, la playa de Torre Nostra, entre Torreblanca y Alcalà de Xivert, para evitar el desembarco de algún viajero procedente de punto infestado, y toda la playa que correspondía a la comandancia de carabineros de la provincia; también las barcas pescadoras fueron objeto de todas las medidas necesarias para conseguir el objetivo deseado.[144]

142. *La Provincia*, 4/09/1884.
143. *La Provincia*, 7/09/1884.
144. *La Provincia*, 11/09/1884.

Para el lazareto de Almenara, se nombró al médico, farmacéutico y administrador del Hospital Provincial, con lo cual este establecimiento se quedó con tres empleados menos. Dos de ellos, según dice la prensa, de difícil reemplazo. El descontento venía sobre todo porque la botica del Hospital Provincial quedaba en manos de un practicante.

Ante la expectativa de una epidemia, el Hospital se quedaba sin farmacéutico y con un médico menos, teniendo en cuenta el escaso número de facultativos de aquel establecimiento.

El lunes, 8 de septiembre de 1884, empezó el acordonamiento de la capital; los vecinos hicieron el servicio el servicio, comenzando por el barrio de Santa María.

Cuantos salían por los portales recibían una contraseña o salida, la cual habían de conservar si no querían exponerse a ser a su regreso trasladados al ermitorio de Lidón, en donde se había establecido el lazareto.

Algunas personas se resistieron el primer día a servirse de la salida que se les entregaba.[145]

Había muchas contradicciones en cuanto a la invasión epidémica: algunos periódicos negaban su existencia asegurando ser la enfermedad creación del Gobierno para fines particulares, y otros aseguraban su existencia, dando cuenta del número de invasiones y bajas que diariamente producía la enfermedad.

Las precauciones que se tomaban para impedir la invasión en muchísimos lugares reflejaban el desconcierto que reinaba en España; la prensa comenta «que, si esto sigue así, España quedará muy en breve declarada en tantos cantones como localidades, con notorio perjuicio del ministro de Hacienda, a quien ha de ser difícil realizar el cobro de las contribuciones».

Por ejemplo, el alcalde de El Escorial comunicó al gobernador de la provincia que no permitiera salir de Madrid trenes de recreo para

145. *La Provincia*, 11/09/1884.

aquel real sitio, porque él no dejaría que entrara en el pueblo ni uno solo de los viajeros.

Asimismo, en la estación de Alcázar de San Juan, no se permitía descender de los coches ni a un solo viajero de los trenes. En Alcázar no se permitía a nadie la entrada, y las avenidas de la población estaban guardadas por hombres armados que a nadie permitían pasar, y rodeada del mismo modo la estación que era precisamente el empalme de todas las líneas del mediodía. Al vecino del pueblo que por curiosidad o por necesidad iba a la estación, ya no se le permitía volver a entrar en el pueblo.

En todos los pueblos de la comarca pasaba lo mismo. A ningún forastero, aunque fuera de poblaciones cercanas, se le permitía entrar bajo ningún pretexto, como no se consentía que entraran verduras ni frutas destinadas al consumo. «Persona ha habido que ha salido del pueblo a dar un paseo por el campo y al volver a poco rato le ha costado mil angustias el que se le permita entrar en la población».[146]

En Castellón, *La Provincia* critica que el lazareto de observación establecido en el confín de la provincia, junto a Almenara, estaba emplazado en un lugar muy insano. La *Casa Blanca* que era el edificio utilizado como lazareto se encontraba en una comarca pantanosa, en medio de unos arrozales cuyas emanaciones eran el azote de los habitantes de Almenara y puntos limítrofes. Las fiebres intermitentes eran endémicas en aquellos lugares, y mantenían en estado caquéctico a muchos individuos lo que causaba una gran mortalidad en aquella zona. «Establecer lazaretos en tales puntos, es exponer a enfermedades a sus empleados y a los viajeros que, por razones del régimen sanitario, se vean obligados a permanecer más o menos tiempo en un sitio tan insalubre como la *Casa Blanca*».[147]

146. *La Provincia*, 11/09/1884.
147. *Ibidem.*

En un principio se acordó establecer el lazareto de Vinaròs en el Molino de Noguera, pero surgieron algunas dificultades y posteriormente se decidió instalarlo en el Ermitorio de San Sebastián, de la citada ciudad.

Había prisa por instalar los lazaretos, pero no se esperaba que se abrieran tan pronto como las circunstancias exigían.[148]

Los vecinos que formaban el cordón sanitario en las puertas de la ciudad abandonaban la vigilancia sin más guardia que la de los dependientes del resguardo de consumos, que ni tenían cédulas de las que se proveía a los vecinos que salían al campo, ni el encargo de impedir la entrada a los forasteros que carecían de la sanidad correspondiente.

Es decir, por aquellas puertas se entraba y salía durante horas, sin inconveniente alguno. Con lo que se pedía se suprimiera el cordón sanitario si no es necesario y si lo fuera, se hiciera de verdad.[149]

Las noticias del cólera recibidas en el Gobierno Civil de la provincia eran alarmantes. Había casos en la provincia de Alicante, en la de Lérida y en la provincia de Tarragona.[150]

La Provincia pedía al alcalde que suprimiera el cordón sanitario que tanto molestaba a la población, o que impidiese que lo que «con él se adelanta no se pierda por otro lado». En el lazareto de Lidón tenían fácil acceso personas que luego entraban sin obstáculo alguno en la capital; y aun los dependientes de aquel establecimiento entraban en la capital sin encontrar inconveniente alguno.

Esto aparte de que, por las puertas de la capital, a pesar del cordón, entraban mercancías y personas cuya procedencia podría ser sospechosa.[151]

148. *La Provincia*, 14/09/84.
149. *Ibidem.*
150. *La Provincia*, 18/09/84.
151. *Ibidem.*

En los periódicos se informaba de nuevos casos de cólera, esta vez en Barcelona, y la Junta de Sanidad, en vista de los informes facultativos, declaró el caso de cólera morbo europeo.

El 2 de octubre de 1884 continuaba el cordón sanitario en la ciudad, aunque con las quejas de los vecinos que lo consideraban una molestia.[152]

La Junta Provincial de Instrucción Pública acordó, en sesión del 30 de septiembre de 1884, aconsejar al gobernador civil de Castellón la conveniencia de que se abrieran las escuelas de la provincia de Castellón.[153]

El 16 de octubre de 1884, el gobernador civil suprimió los lazaretos provinciales de Almenara y Vinaròs, y se ordenó que todo el personal asignado a dichos lazaretos volviera a Castellón.

Al parecer, con la misma precipitación que se establecieron quedaron suprimidos dichos lazaretos que, en opinión general, únicamente sirvieron para gastar infructuosamente unos cuantos miles de pesetas «sacadas de la Caja provincial».

En el lazareto de Vinaròs, todos los pasajeros indocumentados que llegaban a dicha población eran detenidos y conducidos en una tartana al lazareto establecido en la ermita de San Sebastián y los tartaneros regresaban después a la ciudad.

El administrador del lazareto y los diputados provinciales de Castellón salían y entraban a la población; las monjas bajaban a oír misa; el ermitaño iba a recoger las limosnas...

Los carros con las caballerías cargados de frutas y verduras llegaban a la población y sin embargo los carreteros eran detenidos y llevados al lazareto.[154]

---

152. *La Provincia*, 2/10/1884.
153. *Ibidem.*
154. *La Provincia*, 16/10/1884.

Mientras tanto, seguían llegando noticias alarmantes de la propagación del cólera en París y los periódicos insertaban algunas medidas preventivas que se debían adoptar para librarse del cólera, y los cuidados que debían darse a los enfermos.

Medidas, consejos y remedios a la población para la prevención del cólera en 1884

En la prensa, mientras había noticias sobre si llegaba el cólera, se daban consejos ya difundidos en meses anteriores. Para prevenir el cólera había que evitar todas las causas de debilidad o de depresión física o moral, así como evitar todas las causas de enfriamiento (llevar vestidos de abrigo, particularmente un cinturón o faja de franela y no dejar abiertas las ventanas de la habitación, por la noche.).

También se decía que las aguas de bebida habían de ser puras, mejor las aguas minerales naturales, y si esto no fuera posible, beber una infusión ligera de quinina. De igual modo se podía beber en el almuerzo té o cerveza, y en la comida vino puro y abstenerse de bebidas heladas.

Debían evitarse las ensaladas, las uvas y los rábanos, y las frutas tomarlas bien peladas y mejor cocidas. Asimismo, debía hervirse el agua de tocador y en particular para uso de la boca. Y, por último, echar agua todos los días en los excusados y especialmente por la mañana dos o tres litros con 50 gramos de sulfato de cobre o cloruro de zinc.

Para cuidar a los enfermos se decía que el cólera ataca rara vez de una manera fulminante. Casi siempre le precedía un periodo prodrómico, caracterizado por la diarrea, abatimiento, náuseas, etcétera. Si esto ocurría era preciso llamar al médico, acostarse, calentarse, especialmente los pies, con botellas de agua caliente y franela y colocarse una cataplasma caliente sobre el vientre.

El enfermo si no vomitaba, podía beber en pequeñas dosis té con ron o aguardiente. Si vomitaba, era mejor *champagne* helado. Para las diarreas, después de cada deposición, debía tomar quince o veinte gotas de elixir paregórico[155] en una cuchara mezclado con alcohol de menta o de quince a veinte gotas de «tintura etérea de valeriana, 10 gramos; laudanum de Sydenham, 4; alcohol de melisa, 6; yodoformo 0,50; esencia de menta inglesa, diez gotas».[156]

El cuarto del enfermo debía estar ventilado, y no debían entrar en él más que las personas necesarias para su cuidado.

Para las deposiciones, se aconsejaba tener en el vaso de noche una solución de sulfato de cobre o cloruro de zinc, 50 gramos por litro de agua; arrojarse pronto estas materias y volver a poner la solución en el vaso. Los lienzos que se hubieran usado debían meterse en un cubo de la misma solución, o a poder ser quemados cuanto antes.

Después de la curación o defunción del atacado había que proceder a la desinfección del cuarto.

A las personas que estaban al cuidado del enfermo, se les aconsejaba lavarse frecuentemente las manos, la cara y la boca, con una solución de ácido bórico o ácido fénico y quitar inmediatamente la ropa salpicada por las deyecciones y lavarlas con una solución de sulfato de cobre.

Se decía que el cólera atacaba a las personas debilitadas o delicadas, y que la calma de espíritu y las condiciones higiénicas, permitían la mayor parte de las veces, evitar el contagio.[157]

Un elemento que se creía tener algún efecto para prevenir el cólera era el cobre. Se tenía que aplicar en el estómago una lámina muy delgada del referido metal, de unos diez centímetros de ancho por quince de longitud.

Tal procedimiento se fundaba en que todas las personas que directamente manejaban dicho metal, como los forjadores, caldereros,

155. El elixir paregórico es una mezcla de opio y alcohol. Su uso básico era como antidiarreico.

156. *La Provincia*, 20/11/1884.

157. *Ibidem*.

músicos, etcétera, no eran atacadas por la enfermedad epidémica. Se observó que, en una banda de música, cuando reinaba el cólera, fallecían algunos de los que tocan instrumentos de percusión, mientras que permanecían libres los músicos que tocaban instrumentos de metal, por ser estos en su mayoría fabricados con cobre y otro metal formando aleación.

Otro remedio que publicaba la prensa para prevenir el cólera era tomar por la mañana, antes del desayuno, dos dedos de agua, diluyendo en ella dos gotas de cloroformo, y seguir la toma en la misma dosis mientras durara la epidemia.

Con tan sencillo procedimiento, unido a un régimen higiénico, lograron, según dicen, algunos individuos en la invasión de 1854 y 1865, no verse atacados, a pesar de estar cuidando y asistiendo a coléricos.

La prensa de Castellón también publicaba las noticias que sobre prevención del cólera publicaban los periódicos franceses, uno de ellos era *Le Figaro* que explicaba el medio para combatir el cólera, consistente en primer lugar, en no cambiar los hábitos ordinarios, no tomar medicamentos y seguir el consejo de un tal doctor Vulpian que consistía en hacer uso durante la epidemia del ácido salicílico a la dosis de un gramo por día distribuido en varias tomas en una bebida cualquiera (café, té, vino o licor). Según explican, la acción del ácido salicílico eliminaba completamente el microbio del cólera.

También se aconsejaba como preservativo del cólera el ron, «bebido discretamente» pues en Marsella y Tolón se tomaba en abundancia.[158]

Los remedios contra el cólera proliferaban, por ejemplo, para la diarrea se recomendaba una infusión de menta sazonada con pimienta, y beber cada cuarto de hora, media taza muy caliente y convenientemente azucarada, añadiéndole dos cucharadas de ron o

158. *La Provincia*, 10/07/1884.

coñac viejo, y veinte gotas de extracto de canela. Inmediatamente, si el enfermo se sintiera con fuerzas para ello, debía pasear deprisa, procurando con un ejercicio violento sudar; pero si estuviese débil y abatido, debía acostarse y administrarle medio vaso de agua fresca y una cucharadita de éter sulfúrico. Después debía abrigarse bien para sudar, y seguir tomando cada cuarto de hora la citada infusión hasta que las deposiciones desaparecieran; en la mayoría de los casos, se conseguía en menos de tres horas.

Si la bebida producía embriaguez al enfermo, indicaba que estaba fuera de peligro.

Si tenía vómitos, en lugar de la infusión se le daba a beber, cada cuarto de hora, una copita de coñac viejo; y si tuviera sed, se le daba bocanadas de agua Seltz o bien pedacitos de hielo que debía dejar derretir en la boca. Además, se le debía aplicar sinapismos en el estómago y el vientre, no quitándolos hasta que la piel empezara a enrojecer y el enfermo a sentir un vivo escozor.

Con estos medicamentos sencillos se combatía los primeros síntomas de la enfermedad.

En el periodo álgido de la enfermedad, se recomendaban bebidas o infusiones aromáticas alcoholizadas, ayudas de agua fresca con bastante éter sulfúrico, fricciones con bayeta bien enjuta, o bien con extracto de alcanfor, de espliego, etcétera, y empleando el calor artificial, es decir, de cuanto pueda reanimar la circulación de la sangre y castigar el sistema nervioso.

En la convalecencia del enfermo, aparte de comer ligero para no sobrecargar el estómago, los hombres debían tomar después de la comida, una copita de licor, y las mujeres, una infusión de menta por la noche, precedida de ocho gotas de éter en un terrón de azúcar.[159]

Como vemos proliferaban todo tipo de consejos y preservativos; muchos de los medicamentos contra el cólera se vendían a la

159. *La Provincia*, 31/08/1884.

población por personas sin escrúpulos. Tanto es así que los farmacéuticos veían usurpados sus derechos por una multitud de vendedores que, aprovechándose, por causa de la epidemia colérica, del miedo y alarma del pueblo, vendían toda clase de sustancias medicinales, incluso las más activas y venenosas. Estos profesionales elevaron al gobernador de la provincia una solicitud para que hiciera cumplir la Real Orden de 16 de junio de 1885. En dicha solicitud se expresaba que los farmacéuticos eran los únicos profesionales responsables ante la ley que podían vender los medicamentos, y los únicos que al expenderlos podían ofrecer garantías sólidas de buena calidad y de buena preparación.[160]

6. 1885, se cumplen los temores de la difusión del cólera

El 20 de noviembre de 1884 aparece en la prensa la declaración oficial del cólera en el pueblo de Beniopa, allí estuvieron el gobernador civil y los doctores Amalio Gimeno y Manuel Candela que confirmaron la enfermedad del cólera.

De esta declaración se levantó acta, y en la ella consta que las trece defunciones ocurridas anteriormente habían sido producidas por el cólera.

De cómo se había importado la epidemia a este pueblo, nada se sabía.

Lo que se decía es que la primera invasión ocurrió en una mujer que se dedicaba a la venta de ropas, y que, por motivo de su trabajo, estuvo algunos días ausente del pueblo.

Se sospechaba también que pudo llevarlo un grupo de gitanos que se cobijó en una cueva inmediata al pueblo.[161]

160. *Revista Médico-farmacéutica*, 17/11/1885, pp. 306-307.
161. *Ibidem.*

Empieza la alarma en la ciudad de Xàtiva por haberse presentado una enfermedad contagiosa, y los enfermos morían mientras los médicos discutían si era cólera morbo o nostras.[162]

El último parte de Xàtiva era poco tranquilizador, pues había muchas enfermedades del aparato digestivo. Se esperaba un diagnóstico por parte de la comisión enviada por el gobernador de Valencia. Entre los miembros de dicha comisión figuraban los doctores Amalio Gimeno y Manuel Candela.

La primera autoridad civil de la provincia de Valencia dirigió una circular al Ayuntamiento de Xàtiva, con un gran número de copias para que se trasladara también a todos los pueblos del distrito, y en ella se prevenía que los facultativos, bajo su responsabilidad, comunicaran el parte diario de los enfermos a los que asistían.

Seguidamente ordenaba que se reuniera la Junta de Sanidad de cada uno de los pueblos para acordar las medidas y precauciones que juzgaran oportunas adoptar.

También mandaba que la comisión de Salubridad Pública se dividiese en subcomisiones, recorriendo las calles, cárceles, casas, investigando los focos perjudiciales a la salud pública, y al mismo tiempo, debían inspeccionar los alimentos y las casas de comidas y bebidas.[163]

La Provincia se pregunta qué medidas de policía sanitaria se habían tomado en Castellón y demás pueblos de la provincia ante la existencia del cólera en algunos pueblos de Valencia.[164]

Las medidas higiénicas dictadas por la Junta Provincial de Sanidad de Castellón en 1884 bastaron para disminuir la mortalidad de las enfermedades ordinarias.

Pero los consejos higiénicos cayeron en desuso, a pesar del peligro de ser invadidos por la enfermedad sospechosa: ni se habían

162. *La Provincia*, 29/03/1885.
163. *La Provincia*, 5/04/1885.
164. *La Provincia*, 9/04/1885.

reproducido los acuerdos de las juntas, ni se hacía nada para prevenir la epidemia. Se llama la atención del gobernador.[165]

El 31 de mayo *La Provincia* anuncia la salida para Valencia del doctor Ferrán, y con él la comisión que el Gobierno enviaba para estudiar la enfermedad calificada de sospechosa, que se había extendido en algunos pueblos de la Ribera, para emitir su dictamen sobre el descubrimiento del doctor tortosino.

Dicha comisión, la presidía el doctor Francisco Alonso y Rubio, presidente de la Facultad de Medicina de la Real Casa, y estaba formada por otros médicos como Maestre de San Juan, Sanmartín y Mendoza, quienes llevaban instrucciones concretas redactadas por el ministro de la Gobernación, de acuerdo con la Academia de Medicina y el Consejo Superior de Sanidad. Su misión consistía en examinar y decidir si era o no el cólera morbo asiático la enfermedad reinante en determinados pueblos de la provincia de Valencia; dar audiencia a cierto número de vacunados para hacerles las preguntas que estimaran convenientes; examinar los cultivos preparados por el doctor Ferrán; decidir si habían de practicar nuevas inoculaciones experimentales en animales o en personas y caso de decidirse por esto último, habían de ser mayores de edad que se prestaran al ensayo y quedaran al cuidado de la comisión durante el periodo necesario para su examen.

Quedaba facultado el gobernador de la provincia para agregar a la comisión aquellos médicos que por su práctica y por su ciencia pudieran auxiliarla en sus estudios, lo cual hacía suponer que no se trataba de excluir ni de rechazar las opiniones que contra las inoculaciones habían emitido doctores tan reputados como Grean, Moliner, Crous y otros que como ellos opinaban.

La prensa de Castellón se congratula de que llegara el momento de decidir lo que se había dado en llamar enfermedad sospechosa

165. *La Provincia*, 28/05/1885.

que tanta alarma producía y que tanto daño hacía al comercio y que tan poco favorecía a la ciencia médica. «Pronto sabremos pues, a qué atenernos sobre este particular, y al propio tiempo se logrará que brille el Dr. Ferrán si su invento tiene la sanción que de verdad le deseamos, en bien suyo y de la humanidad».[166]

Según decía *El Mercantil Valenciano* —publicado por *La Provincia*— la Comisión continuaba el 3 de junio en Valencia, sin novedad en su importante misión de salud. «Así llevamos perdidos cuatro días, que, a razón de cinco mil reales diarios, calculando por lo bajo, importan mil duros. Lo más importante no son los mil duros, sino el tiempo que se pierde para calmar la expectación general y hacer la luz».

La opinión pública necesitaba saber tres cosas y una de ellas con urgencia. La primera era el diagnóstico que se pudo hacer el primer día; la segunda, si el procedimiento de la inoculación Ferrán podía o no causar perjuicios a la salud de los vacunados y, por último, si el preservativo de Ferrán era preservativo o no.

Una vez comprobado el carácter inofensivo de la vacuna, debía levantarse la prohibición que sobre ella pesaba, «salvando de esa manera el Gobierno la inmensa responsabilidad moral que pudiera contraer».

El día 4 de junio de 1885, a las diez de la mañana, se reunieron en el laboratorio de la Facultad de Medicina de Valencia los componentes de la comisión oficial para hacer el análisis de los líquidos atenuados del microbio del cólera y empezaron a sembrar cultivos puros de vírgula y a someterlos posteriormente a observación. A su vez, fueron guardados, bajo llave, unos cincuenta gramos de líquido vacuna de Ferrán.[167]

166. *La Provincia*, 31/05/1885.

167. Ver el acta de la reunión para el análisis de los líquidos atenuados de Ferrán en el Apéndice Documental n.º 1. *La Provincia*, 4/06/1885.

Una carta de Valencia del 13 de junio de 1885 relata que iba en aumento el apasionamiento de los ánimos por la cuestión Ferrán y la comisión encargada de estudiarlos. Crecía el número de los partidarios de la inoculación, porque las estadísticas arrojaban resultados muy favorables. Eran en aquellos momentos más de doce mil los inoculados, y después de los cinco días que pedía el doctor Ferrán para que hiciera efecto la operación, no había muerto nadie. No solo en los pueblos donde se habían hecho las inoculaciones en mayor escala, como Alzira, Alberic y Algemesí, sino también en Valencia, eran muchos los que clamaban porque se les permitiera vacunarse. Cuando la comisión oficial pidió cien conejillos de las Indias para hacer este experimento, el Ateneo Científico y Literario ofreció, en vez de aquellos animales, a cien de sus socios. Y solemnemente, ante la comisión, cien ateneístas, entre los que se encontraban eminencias del foro, de la cátedra de las letras y las artes del periodismo, la flor y nata de la Valencia intelectual, presentaron su brazo a la jeringuilla del doctor Ferrán.

Generalmente se criticaba que dicha Comisión oficial, tan respetable por las eminencias médicas que la componían, careciera de la libertad de acción que necesitaba. Aparecía constantemente cohibida por el señor Castellote, delegado administrativo, que había puesto a su lado al ministro de la Gobernación, y al gobernador de Valencia, que no eran favorables al doctor Ferrán. La comisión se propuso ir a algunos pueblos, se hizo pública su resolución, y después tuvo que prescindir de ella por los inconvenientes que se les impusieron. Las gentes pedían que dicha comisión pronunciara pronto su dictamen sobre la inocuidad de las inoculaciones para que, si era favorable, las permitiera el Gobierno, y que después siguiera estudiando la cuestión de su eficacia profiláctica, «más difícil de resolver».[168]

En *La Provincia* del 21 de junio de 1885, se publica un artículo sobre la vacuna de Ferrán, que transcribe las opiniones que en el

168. *La Provincia*, 18/06/1885.

periódico *La Época* emite el doctor La Granja, de Boston, según la publican los periódicos de París.

Según el doctor La Granja había llegado de Valencia acompañando a los individuos de la comisión designados por el Gobierno para estudiar el cólera. Este médico había asistido personalmente a todas las experiencias de la comisión y declaró que la epidemia no es otra que el verdadero cólera asiático, que se presenta bajo una forma particularmente maligna.

En cuanto al tratamiento profiláctico por la vacuna según el sistema del doctor Ferrán, La Granja cree a ese médico español «hombre absolutamente de conciencia y de honradez», pero no tiene ninguna confianza en su pretendido descubrimiento. Explica el hecho de haber disminuido el número de fallecimientos entre las personas inoculadas, por el estado de fuerza moral como resultado de la confianza que inspira el tratamiento del doctor Ferrán a los enfermos, y que ayuda considerablemente a la obra del médico.

El doctor La Granja opina que la inoculación no ofrece peligro alguno a condición de que se practique por medio de inyecciones subcutáneas, pero que es en extremo peligrosa desde el momento en que transporta materias fecales e infectantes en cuerpos que están sanos.

Considera como los mejores medios profilácticos el empleo exclusivo de agua hervida y de una alimentación bien cocida y predice un fuerte aumento de la epidemia en otoño, cuando haya comenzado la exportación de los frutos recolectados en los distritos contaminados.

La Provincia publica una carta de un médico notable, el doctor Pulido, dirigida a Romero Robledo, ministro de la Gobernación, sobre el brillante resultado que da en Alzira la vacuna de Ferrán. Describe que entre la población inoculada hubo por debajo de una cuarta parte menos de invasiones que en la no inoculada, así mismo hubo menos muertos entre los vacunados que entre los que no lo hicieron, viniendo a confirmar la eficacia de la vacuna de Ferrán.[169]

169. *La Provincia*, 28/06/1885. Véase el Apéndice Documental n.º 2.

6.1. *Conocimiento del origen del cólera en 1885*

Después de pasada la epidemia del cólera, la *Revista Médico-farmacéutica* comenta lo que se sabía en aquel año sobre el origen del cólera. Según asegura, mientras algunos periódicos insignes cantaban los milagros de la vacuna colérica obtenidos por Ferrán, otros no menos significativos como el corresponsal del *Britisch Medical Journal*, denigraban este medio profiláctico.

En realidad, no se sabía a ciencia cierta la patología del cólera, se intentaba explicar de una manera racional sus síntomas y los médicos se planteaban las siguientes cuestiones: ¿Es el cólera una gastroenteritis específica? ¿Depende este trastorno gastrointestinal de la acción del bacilo sobre la túnica intestinal, o es del todo consecutiva a trastornos vasomotores? ¿Pueden todos los síntomas explicarse, admitiendo estos trastornos neurovasculares?

Determinada la causa indican el valor que pueden tener en la terapéutica del cólera la enteroclisis[170] y la hipodermoclisis.[171]

Estaba indudablemente demostrado que el agente engendrador del cólera era el bacilo-coma de Koch y que la vía por la cual este germen morboso penetraba en el organismo era la del tubo gastrointestinal.

> Cuando el bacilo entra en el intestino, el punto en que se localiza es el intestino; aquí hallan los medios favorables para su cultivo y empieza su maravilloso desarrollo. Pacini, y gran parte de patólogos, admiten que se produce entonces un catarro extenso, rapidísimo, específico, del tubo gastro-intestinal con brusco y extenso desprendimiento epitelial, que Bouillaud llama irritación secretoria, Clot-Bey verdadera gastroenteritis, y del cual opinan que depende la forma clínica del cólera.

170. Enteroclisis: Inyección de un líquido en el intestino por vía rectal.

171. Hipodermoclisis: Introducción en el tejido subcutáneo de gran cantidad de líquido, especialmente de solución salina fisiológica. Es una manera de reemplazar los líquidos que se han perdido a través del vómito, sudor o diarrea.

Se preguntan si es posible que el cuadro sintomatológico del cólera —diarrea abundante, opresión epigástrica, vómitos, sed intensa, cianosis, enfriamiento, éxtasis del círculo sanguíneo— podía depender de la simple acción del bacilo. Cuando en la autopsia de los coléricos se abría el intestino, se hallaba un gran número de alteraciones, que no tenían que ver con los trastornos que se encontraban en los enfermos. Según veían había una falta de concordancia ente los síntomas morbosos y los hechos necroscópicos.

Pensaban que el cólera no era una enfermedad local, sino general, cuyo foco de intoxicación estaba localizado en el tubo intestinal.

Había muchos casos de cólera en los que faltaba la diarrea y los vómitos, o eran posteriores a los demás síntomas generales.

Eran comunes los casos de cólera con pérdidas acuosas mínimas, con graves fenómenos morbosos, y en la mitad de los casos faltaba el vómito.

Admitían muchos autores que el solo desecamiento de los tejidos, debido al espesamiento de la sangre por las grandes pérdidas de suero, mataba al enfermo colérico.

La explicación de todos los síntomas era la intoxicación de la sangre. Pero aquí surgía la pregunta ¿era el mismo bacilo, que absorbido y penetrando en la sangre, la altera en términos de producir un estímulo anormal sobre el sistema nervioso, en especial sobre el simpático en sus ramificaciones vasomotoras; o era un veneno segregado por el bacilo, o una ptomaina[172] que de él toma origen, o es una intoxicación por otros principios anormales que se mezclan con la sangre?[173]

Hoy en día se define el cólera como una enfermedad infectocontagiosa aguda de origen bacteriano, endémico de la zona del golfo

172. Nombre con que se designa una serie de substancias originadas, principalmente en los cadáveres en putrefacción, por la degradación bacteriana de las materias albuminoideas.

173. *Revista Médico-farmacéutica*, 17/11/1885, pp. 312-314.

de Bengala, pero poco frecuente en nuestro medio. Evoluciona con diarreas abundantes que pueden comportar la deshidratación, el estado de choque y la muerte.

El agente etiológico es un bacilo denominado *Vibrio cholerae*, que se clasifica dentro del género *Vibrio* por el hecho de que tiene una forma muy alargada y delgada, y porque está dotado de gran movilidad. El hábitat natural de este bacilo es el organismo de las personas infectadas. La fuente de infección está determinada por los alimentos y aguas contaminadas con materias fecales de personas infectadas, enfermos, y sobre todo, portadores. La vía de contagio es fecal-oral.

Después de ingresar en el organismo por vía digestiva, el germen se establece y se multiplica en la mucosa intestinal. En esta localización, el bacilo produce una enterotoxina muy potente, denominada *coleragen*, que origina una activación enzimática de las células intestinales, que provoca la salida de importantes cantidades de agua y minerales desde la pared hasta la luz del intestino; esta es la causa de las diarreas abundantes y acuosas que caracterizan el trastorno. En muchos casos, después de remitir la sintomatología, los bacilos continúan eliminándose con las materias fecales durante unos meses o un año, en casos poco frecuentes. La persona infectada se puede convertir en eliminador permanente del germen al situarse este en su vesícula biliar, de manera que se convierte en un portador sano que puede transmitir la enfermedad a través de sus deposiciones. La inmunidad que genera el proceso infeccioso protege el organismo solo unos meses.

El cólera es endémico en Pakistán, India y Bangladesh.

El periodo de incubación es de doce a cuarenta y ocho horas.

La enfermedad se inicia con diarreas intensas. Las deposiciones son abundantes, frecuentes y acuosas, y se pueden expulsar hasta un litro cada hora. Tienen una tonalidad y aspectos similares al agua de arroz. También son frecuentes los vómitos, que se producen con espontaneidad, ya que no son precedidos por nauseas. Al contrario de otros procesos infecciosos digestivos, el cólera no cursa con síndrome febril ni dolor abdominal. Después de unas cuantas deposiciones, es habitual que el enfermo comience a experimentar algunas manifestaciones debidas a la incipiente deshidratación, como la sensación de hormigueo, debilidad y calambres en las extremidades.

Si se procede al tratamiento antibiótico adecuado durante las fases iniciales, las manifestaciones suelen remitir al cabo de tres o cuatro días de aparecer. En el resto de los casos es habitual que se presente un estado de deshidratación completo que, en los casos graves, puede ocasionar el choque, el coma y la muerte.

La diagnosis se realiza a partir de las características de las deposiciones y los antecedentes de exposición al contagio, y la confirman aislando y cultivando el germen a partir de las materias fecales.

El tratamiento se ha de realizar en una unidad hospitalaria, y hay que ingresar el enfermo de forma urgente para que siga hidratado con rapidez, como también aislarlo en una habitación individual. La terapéutica consiste en la administración de diversos tipos de antibióticos durante una semana aproximadamente. Paralelamente se prevé o se trata la deshidratación con la administración de líquidos y de sales por vía intravenosa. Durante el tratamiento, el reposo en la cama ha de ser absoluto, y la dieta blanda y antidiarreica.

La profilaxis se basa en evitar el consumo de agua o de alimentos contaminados. En épocas de epidemias y en áreas endémicas conviene no consumir agua ni alimentos sospechosos. Previamente a ingerir, hay que hervir o clorar las bebidas, como también conviene hervir o limpiar con agua clorada los alimentos. Además, hay que aislar a los enfermos en habitaciones individuales y garantizar la correcta higiene y la desinfección de las deposiciones, objetos de uso personal y la ropa, como también detectar y tratar los portadores sanos, administrar antibióticos a las personas que entran en contacto con el enfermo, y procurar que, a los alimentos, no lleguen moscas.

Por otra parte, hay una vacuna anticolérica elaborada con bacilos muertos que se administra en dos dosis separadas por un intervalo de entre una semana y cuatro, y se aplica a las personas que tienen planificado un desplazamiento a zonas endémicas en un periodo de entre un mes y seis, que es el lapso durante el cual persiste la inmunidad que genera esta vacuna.[174]

6.2. *Síntomas y tratamiento médico del cólera*

El concepto que se tenía del cólera morbo asiático es que era un envenenamiento producido por un agente morboso atmosférico, que la física y la química no habían llegado a descubrir como tampoco habían demostrado estas ciencias la causa de la gripe o el sarampión.

La causa determinante del cólera, siendo externa y contagiosa necesitaba, sin embargo, del concurso de otras causas para desarrollar su acción.

La entrada en el organismo del agente colérico tenía lugar al inspirar el aire atmosférico, y al ingerir los alimentos y bebidas.

La mucosa del tubo digestivo es la que tiene mayor aptitud para absorber el agente morboso.

La intensidad y rapidez del mal estaban en razón directa de la mayor o menor fuerza del agente del cólera, o de la mayor o menor resistencia del organismo para rechazarlo.

Los vómitos y la diarrea eran los esfuerzos que hace la naturaleza para eliminar el agente morboso.

Si por medio de los vómitos y las deposiciones albinas se conseguía la total expulsión del principio venenoso, la enfermedad no

174. Guillem Verger i Grau (1991): «Enfermedades infecciosas» en Josep del Hoyo i Calduch (coord.): *Enciclopedia de medicina i salut. Malalties infeccioses. Sistema immunitari. Genética.* Vol. 7. Enciclopedia Catalana, Barcelona, pp. 146-147.

pasaba más allá del primer periodo, que se conocía con el nombre de *colerina*, el cual no era otra cosa que un catarro gastrointestinal.

Si no se eliminaba completamente el agente colérico, entonces se absorbía, y enseguida se presentaban las alteraciones de la circulación, respiración, inervación, etcétera, es decir, el mal entraba ya en su segundo periodo, denominado *algidez*.

Los casos de cólera seco no eran más que «la absorción directa del agente morboso por la sangre que se encuentra en las últimas ramificaciones que constituyen el árbol pulmonar».

Los medios para combatir el cólera iban dirigidos a expulsar el agente venenoso, prevenir la absorción, y cuando esta ya hubiese tenido lugar, a activar todas las funciones vitales para que reaccionaran contra el principio morboso, y de esta manera ver de lograr su completa eliminación de la economía.

Se aconsejaba el aceite esencial de trementina (resina de los pinos, abetos, alerces y terebintos) para favorecer el vómito y modificar la mucosa gastrointestinal, haciéndola menos apta para la absorción, por último, se desarrollaba una actividad mucho mayor en todas las funciones vitales, principalmente en la circulación, respiración y diaforesis (sudor).

La dosis a que debía administrarse la esencia de trementina debía variar entre treinta centigramos y quince gramos según la intensidad del mal. Si no se toleraba el aceite se aconsejaba emplearlo en enemas.[175]

Para aminorar los estragos de la posible invasión del cólera, el Gobierno aconsejaba diversos desinfectantes, ya nombrados anteriormente. Para desinfectar las habitaciones y los lugares insanos se recomendaba, como más eficaz, la pólvora, que «quemada, por la mezcla compleja de gases que produce, responde perfectamente al objeto». Para la desinfección de letrinas, depósitos de aguas sucias,

175. *Revista Médico-farmacéutica*, 27/06/1884, pp. 104-105.

etcétera, el sulfato ferroso del comercio (caparrosa verde), tranquilidad de ánimo y no alterar en nada las costumbres de cada uno, evitar los enfriamientos repentinos y el abuso de helados y bebidas alcohólicas.[176]

Entre los muchos folletos y libros, nacionales y extranjeros que se publicaban sobre el tratamiento y la profilaxis del cólera, figuraba uno titulado *Tratamiento específico del cólera*, escrito por el doctor Tunisi, coronel del cuerpo de sanidad militar italiano, en el cual recomendaba eficazmente el láudano (mencionado anteriormente: preparación a base de vino blanco, opio y azafrán más el extracto de opio) en el tratamiento del cólera.

Las conclusiones de dicho trabajo fueron que el cólera confirmado va siempre precedido de la diarrea llamada *premonitoria*. La diarrea premonitora, a pesar de su aparente benignidad, es el verdadero cólera, confirmado en sus primeras manifestaciones; vencida la diarrea premonitoria no es posible que siga el cólera confirmado. La diarrea premonitoria se vence, y se cura con facilidad con los opiáceos, a la cabeza de los cuales figura el láudano, «medicamento que todas las familias debían tener siempre a mano»; el cólera, una vez dominado el primer estadio, es siempre curable, y se reduce a los límites de una simple indisposición. El cólera fulminante no existe, por lo menos no ha sido bien observado. El primer estudio del cólera (diarrea premonitoria) suele designarse con el nombres de *cólera leve*, mientras que se llama *grave* y *gravísimo* en los estadios siguientes. Administrado a tiempo y a dosis especiales, el láudano es el remedio específico del cólera.[177]

Otro método en el tratamiento del cólera morbo asiático eran las inyecciones subcutáneas de morfina para combatir las diarreas y calmar el dolor; las de sulfato de atropina para combatir el colapso

176. *Revista Médico-farmacéutica*, 17/07/84, pp. 118-119.
177. *Ibidem*, pp. 134-135.

en esta enfermedad. Con estos dos medicamentos se evitaban los vómitos y los mareos. También se recomendaban las inyecciones de taninos para combatir la diarrea; el sulfato de quinina; el uso de las inyecciones de éter para combatir la algidez y el colapso, el aceite esencial de mostaza, etcétera.[178]

Un desinfectante considerado importante era el «ácido hiponítrico», destructor del microorganismo patógeno, que además era considerado como regenerador del ozono, que a su vez combatía rápidamente la asfixia.[179]

Otro tratamiento terapéutico era el carbón vegetal de pino de Flandes o de álamo, en polvo, bien tamizado en una infusión de manzanilla o salvia para facilitar su deglución.

Según se explicaba, el carbón vegetal actuaba sobre los intestinos como antiséptico y absorbente, primero, ejerciendo una acción especial sobre el parásito por sus propiedades antisépticas, y segundo, absorbiendo y neutralizando los líquidos que bien el parásito, o bien la mucosa segregaban.[180]

Proliferaban fórmulas diversas para el tratamiento del cólera o como preservativo entre las principales figuraban:

— El ácido tímico 12 gramos al día, en capsulas de 2 gramos
— Desinfectantes para las letrinas:
    Sulfato ferroso, 500 gramos
    Agua, 10 litros
    Ácido fénico, 100 gramos

Otro tratamiento que se recomendaba contra el cólera era la administración de calomelanos (protocloruro de mercurio sublimado, es

178. *Ibidem*, pp. 135-138.
179. *Ibidem*, p. 142.
180. *Revista Médico-farmacéutica*, 7/08/84, pp. 151-152.

un purgante, vermífugo y antisifilítico) seguida inmediatamente de una ducha fría repetida varias veces. Con ello, según decían, se suspendían las diarreas, y se conseguía la reacción.[181]

El sulfato de estricnina como anticolérico se recomendaba para combatir las diarreas blandas. Se decía también que la estricnina, además de su acción sobre la medula espinal y sobre el sistema simpático podía matar al microbio del cólera teniendo también una acción parasiticida.[182]

La *Revista Médico-farmacéutica* se preocupa por difundir los remedios médicos y publicó un artículo que comentaba los consejos y opiniones de Robert Koch.

En una conferencia sobre el cólera que Robert Koch dio en el Hospital de Pharo en Francia, afirmó que el microbio del cólera era un organismo que se reproducía por escisión, y vivía en un líquido que debía ser alcalino, se destruía con los ácidos y, sobre todo, con la sequedad. Tres horas de desecación bastaban para matarlo con las deyecciones. Sus vías de ingestión eran la boca, las vías digestivas y los intestinos.

Si existía en el aire, formando una especie de polvo, penetraba en los intestinos y se reproducía rápidamente.

Preguntado por las medidas profilácticas, Koch respondió que, viviendo el microbio, si las materias que lo contienen van a parar al agua, el germen virulento se propaga. Se propagaba, pues, por el agua que sirve para lavar las ropas, las legumbres y los alimentos. La primera medida higiénica consistía en prescribir rigurosamente el uso de los alimentos cocidos, en los cuales el microbio no existe.

El tratamiento que prescribía Koch era el opio en el primer periodo; en el periodo álgido recomendaba suspender el opio y dar un castrante.

181. *Revista Médico-farmacéutica*, 27/08/1884, pp. 168-169.
182. *Ibidem*, pp. 170-171.

Consideraba como desinfectantes ineficaces el cloruro de zinc, el sulfato de hierro y las sales de mercurio.

Preguntado acerca de los medios personales para librarse de la epidemia, contestó que él se lavaba las manos con licor de Van Sweten (este licor era una solución de «bicloruro de mercurio», que era considerado por él mismo como ineficaz), comía alimento cocidos y bebía agua hervida.[183]

Koch explicaba que el microbio del cólera se hallaba rara vez en el estómago. Durante la epidemia se perturbaban las funciones digestivas, la pesadez de estómago hacía que el microbio no se hallara bien en él y que se refugiara en el intestino grueso. En este se multiplicaba hasta el infinito, tanto en los tejidos como en los líquidos. Por esta causa sobrevenían las deposiciones y vómitos, y, como consecuencia, una coagulación de la sangre que llegaba a no poder circular.

Después llegaba el espasmo. El microbio además segregaba un humor que era un verdadero veneno, y este producía el cólera que terminaba con la muerte del individuo:

> Me decís que con estas indicaciones el microbio debería ser pronto destruido: pero yo no curo, observo. A otros toca aplicar lo que descubro y aconsejo. La infección, como ya he dicho, no se propaga por el aire, sino por la absorción de los microbios en el tubo digestivo con las comidas y las bebidas.

Por ello, aconseja a las autoridades cerrar los pozos de agua de beber, y al público de beber agua hervida, o agua de manantiales situados lejos de centros infestados, o agua ligeramente mineral. De ahí también la necesidad de comer alimentos que hayan pasado por una alta temperatura, principalmente las verduras; y en cuanto a la fruta, conviene pelarla o hervirla.

---

183. *Revista Médico-farmacéutica*, 17/07/84, pp. 119-120.

El microbio muere si se le expone a una temperatura alta y sobre todo seca. Se transmite solo únicamente en las deposiciones o en los objetos que estas manchan. La primera precaución, por consiguiente, es exponer las ropas de los enfermos a un calor seco, o desinfectarlas con una solución algo fuerte de ácido fénico, o exponerlas en un aire muy seco.

Cualquier prenda de ropa, una vez seca, no ofrece peligro, porque el microbio ha muerto y no puede reproducirse. Por esto recomienda cerrar por unas horas las habitaciones infestadas y secarlas. Desaconseja regar las calles porque crea las mejores condiciones para la reproducción y el desarrollo del microbio.

También considera que el desinfectar a los viajeros, sus equipajes y las cartas, es una precaución ilusoria; «no comprendo cómo puede tomarse en serio».

En cuanto al origen de la epidemia, Koch creía que la había traído algún buque inglés, «pues no tienen estos escrúpulos en ocultar las muertes ocurridas durante la travesía y falsificar los libros de abordo».

Afirma que es contrario a las grandes aglomeraciones de gente en las ferias y mercados y que deberían suspenderse.[184]

La misma revista publica que el cónsul español en Marsella remitió a la Dirección de Sanidad la traducción de una memoria pedida por aquel consulado al doctor F. Fiouppe, antiguo interno de los hospitales de París, en la que se describe la sintomatología del cólera.

Según esta memoria, el cólera que se desarrolló en Marsella se presentó bajo tres formas que se designaron con los nombres de *cólera mucoso*, *cólera seroso* y *cólera asfíctico*.

La forma mucosa era la menos grave y la más frecuente; se presentaba con diarrea y sin cólicos; en este caso la fiebre aparecía por la mañana temprano, generaba una falta de apetito, lengua blanca y

184. *Revista Médico-farmacéutica*, 27/08/84, pp. 178-180.

espesa, sed y nauseas. Este estado duraba de uno a dos días y después se volvía a la normalidad. Si persistía la diarrea, la enfermedad se transformaba en cólera seroso o colerina.

En el cólera seroso, las deposiciones son muy líquidas. A la diarrea siguen rápidamente los vómitos, una gran opresión y fuertes dolores de estómago, sofocación y una sed insaciable. Si la enfermedad continúa haciendo progresos sobrevienen los calambres en los miembros, la piel se pone viscosa o fría, las uñas tienen un color azulado, la orina disminuye o cesa y la voz se extingue. Tres casos suelen presentarse; o bien cesa la diarrea a las doce horas o un día, desaparecen los vómitos, se restablece el calor en el cuerpo y el enfermo recupera la salud, o bien, y es la marcha que siguió la enfermedad durante esta epidemia, sobreviene una mejoría que no es más que aparente y termina en la tercera forma, el cólera asfíctico.

En esta fase terminan las diarreas y persiste la sed y los calambres, los ojos se hunden en las órbitas, la piel se enfría y endurece, la voz se extingue y el pulso cesa.

Todos los enfermos que llegaban a esta fase morían en el intervalo de entre dos y treinta y seis horas. El enfermo se salvaba si era tratado al principio de la enfermedad, pero moría cuando el mal ya había tomado cierto incremento.

Por eso se recomendaba adoptar un buen régimen higiénico, evitando los desórdenes gastrointestinales y tratar como si fuese una enfermedad seria la menor alteración de las funciones digestivas.

Se recomendaba que, fuera del sistema clásico (opio, hielo, bebidas gaseosas, *champagne*, acetato de amoniaco, fricciones con esencia de trementina, sobre el vientre) no se conocían otros remedios que pudieran producir resultados satisfactoritos.[185]

Un médico de Castellón, el doctor Félix Roig, director del Hospital Provincial de Castellón, escribió en el periódico *La Provincia*, cinco

185. *Ibidem.*

artículos sobre consideraciones generales e higiene del cólera. En ellos da a conocer lo que se sabe del cólera y los recursos que tiene la ciencia como más eficaces para combatirlo y evitar el empleo de drogas específicas y amuletos casi siempre perjudiciales.

El doctor Roig se limita a ordenar y a razonar las ideas de las personas más competentes en este tema. Escribe que la higiene es la única garantía contra la epidemia. No sabe qué es el cólera, pues «después de tantos estudios y observaciones prolijas, en realidad no lo sabemos». Sin embargo, dice que «la opinión que cada día gana terreno es la que considera al principio morbífico como un ser vivo, dada su evolución y reproducción».

Continúa diciendo que se conocen los efectos de la enfermedad y «que no es tan mortífera como el miedo lo pinta, y la medicina tiene, respecto a esta dolencia, la certeza que en otras muchas enfermedades».

El doctor Félix Roig estaba al día sobre la naturaleza del cólera, los medios por donde se transmite y los agentes directos o indirectos que podían servir para atacar su evolución.

Su objetivo al hacer estos escritos no era aportar novedades después de cuanto habían publicado los periódicos, sino inculcar en el ánimo las ventajas de los preceptos higiénicos, exponiéndolos de manera que lo entendiera toda la gente.[186]

6.3. *Comienzo del cólera en la provincia de Castellón*

A mediados de junio, la salud de Castellón continuaba siendo inmejorable, y según dice *La Provincia* no había motivo de alarma. Había algunos casos de cólicos que todos los veranos se repetían.

---

186. *La Provincia*, 13/07/1884, 17/07/1884, 24/07/1884, 27/07/1884, 3/08/1884. Véase en el Apéndice Documental n.º 3, los cinco artículos del doctor Félix Roig sobre consideraciones generales e higiene del cólera.

El 14 de junio de 1885, *La Provincia* daba cuenta de los muertos habidos en Castellón y hacía hincapié en el hecho de que de treinta y dos muertos (22 párvulos y 10 adultos), tan solo uno murió de cólicos. Para afirmar de una manera absoluta que la salud que reinaba en Castellón era excelente, copia el número de defunciones habidas durante los días del mes de junio, en una población de 30.000 habitantes:[187]

TABLA 10. DEFUNCIONES DURANTE EL MES DE JUNIO EN CASTELLÓN

Días	*Párvulos*	*Adultos*
1	4	2
2	1	2
3	2	1
4	1	0
5	1	1
6	4	0
7	4	1
8	1	0
9	0	0
10	0	0
11	1	0
12	2	2
13	1	1
Total	*22*	*10*

Fuente: *La Provincia*, 14/06/1885. Elaboración propia

La impresión que se tenía era que la epidemia no era tan contagiosa como el cólera morbo asiático, pero que había una mayor proporción de los muertos entre los invadidos.

187. *La Provincia*, 14/06/1885.

En los pueblos de la provincia había preocupación por los casos de enfermedad sospechosa.

En Borriana, muchas familias abandonaban la población para dirigirse a los pueblos del Maestrazgo, y al santuario de Nuestra Señora del Socorro, en la villa de Càlig. También en Nules ocurría otro tanto, las familias huían a L'Alcora y de Llucena.

En Vila-real había del trece en la madrugada del día 14 de junio, dieciocho invasiones y trece defunciones; en Nules, doce y dos; en La Vilavella, cinco y una; en Soneja, cuatro y dos; cuatro invasiones en Navajas y dos en Borriana sin ninguna defunción.[188]

Una carta de Vila-real de 13 de junio de 1885 advierte de que «el huésped del Ganges cierne sus negras alas sobre esta desgraciada población y que hace más de 8 días que tuvo lugar la primera invasión colérica y que, sin embargo, el mal no ha tomado proporciones ni en su intensidad ni en su propagación».

Los invadidos pertenecían a las clases más pobres: se cebó en los jornaleros que habitaban en tugurios en donde la humedad y la falta de limpieza daban fácil acceso a la epidemia. Se añadía a esto que la alimentación de estos vecinos era insana, escasa e impropia de la estación.

Se describen las viviendas de los pobres, donde la desolación, el dolor y la miseria se destacaban. Se narra como en un rincón de una casa, sobre un saco de escasa superficie, en cuyo interior había unos puñados de paja, yacía una joven de dieciocho años con las piernas acurrucadas, so pena de tenerlas sobre el suelo mojado por la humedad, con los ojos hundidos, demacrado el color, y el marmóreo frío de la muerte en su derredor. Para consuelo de tanta angustia, no había en la casa fuego siquiera, ni medicamentos, ni medios con que adquirir unos y otros. «A remediar esta clase de males tiende el Ayuntamiento que con plausible actividad tiene en construcción un

188. *Ibidem.*

hospital de coléricos en un solar cercado de pared, que se cubre de madera, y reunirá condiciones higiénicas».

Según se afirma el mal no tenía las proporciones que equivocada o maliciosamente se le atribuían, ya que el día que más defunciones hubo fueron trece en una población de tres mil habitantes y que en esas defunciones se incluían las causadas por enfermedades ordinarias.

La ciudad de Castellón de la Plana negaba toda comunicación con Vila-real y Borriana, en donde la epidemia hacía mayores estragos.

Relatan que las exageraciones del pánico daban un aspecto grotesco a la triste situación en que se encontraban, según lo demuestra el hecho de que un peatón que conducía la correspondencia a Onda fue detenido a quinientos metros de aquella población a los gritos de algunos de sus vecinos, que le exigían que dejase la valija y se retirase, a cuya exigencia se negó el peatón en repetidas veces.[189]

Otra carta esta vez desde Vinaròs ,del 13 de junio de 1885, informa de que, con el objeto de poder atender a la buena higiene de la población, se nombró a dos comisiones encargadas de la vigilancia para que las reglas dictadas tuvieran el debido cumplimiento, una para el interior del casco urbano y otra para los barrios extremos y cercanías.

Al mismo tiempo, el Ayuntamiento y la Junta de Sanidad dictaron cuantas medidas eran necesarias para evitar que llegara la enfermedad sospechosa a la población. A tal efecto, los vigilantes empezaron a prestar el servicio a la llegada de los trenes, y montaron lazaretos y departamentos a propósito para las fumigaciones de los géneros y la observación de pasajeros.

También comenta que el comandante de Marina esperaba un vapor para que se encargara de la vigilancia marítima durante «las actuales circunstancias». Y acaba indicando el corresponsal que «La salud en esta población no puede ser hoy más excelente; baste

189. *La Provincia*, 18/06/1885.

consignar que en doce días no han ocurrido más de tres fallecimientos de enfermedades ordinarias».

El gobernador decidió mandar delegados de Sanidad a inspeccionar los pueblos de Borriana, Nules y Vila-real, donde existía la enfermedad sospechosa, y donde la higiene estaba bastante descuidada.[190]

En Borriana además del cólera, había gran miseria, la prensa llama la atención del gobernador para que distribuyera alguna cantidad de las 10.000 pesetas concedidas por el Gobierno para remediar este problema.[191]

La enfermedad en Borriana se había desarrollado con violencia, la gente pudiente abandonó la población, y los pobres quedaban no solo sin trabajo, sino sin los auxilios sanitarios que necesitaba. No se aislaban los focos, ni se saneaban las viviendas, «ni se hace nada para levantar el espíritu de la población abatida». En los días 9 y 10 de junio ocurrieron veintitrés invasiones que determinaron veintitrés defunciones, y en los días 12 y 13 ocurrieron veinticuatro invasiones que dejaron veintiuna defunciones.[192]

Otra población que sufrió los estragos de la enfermedad reinante era Segorbe que causaba de ocho a diez defunciones diarias. Con este motivo, el obispo de la diócesis dirigió a sus diocesanos una pastoral que constaba de dos partes: una religiosa y otra médica. En la primera se exhorta al pueblo a la práctica de la religión, y al efecto, dispuso que las imágenes de la Virgen de la Cueva Santa y San Roque se veneraran en la catedral, se celebraron misas y otras funciones, a fin de que intercedieran por la salud del vecindario. En la segunda parte de la pastoral se recomendaba la fe en los médicos, «llamados por vocación y estudio a conocer las enfermedades del cuerpo». Particularmente el obispo pidió al pueblo que no acogiera las supercherías que se propagaban contra los facultativos. Por último,

190. *La Provincia*, 18/06/1885.

191. *Ibidem.*

192. *La Provincia*, 18/06/1885.

recomendó algunas reglas higiénicas que debían observarse antes y después de la enfermedad.[193]

Por su parte, otra carta de Vila-real del 21 de junio de 1885 asegura que no hay casos sospechosos, ni otra mistificación con que se pretende encubrir el verdadero mal, «sino que no hay más que cólera morbo asiático, tal como suena, con toda su desnudez y con todas sus deplorables consecuencias».

Si bien la epidemia había fluctuado en los primeros días en un número escaso de víctimas, «en los últimos, se ha despojado de la careta y nos ataca de frente con verdadera saña». Sobre Vila-real los datos estadísticos que constaban de una forma oficial eran:

TABLA 11. INVASIONES Y DEFUNCIONES EN JUNIO EN VILA-REAL

Día	*Invadidos*	*Defunciones*
5	19	0
6	11	5
7	8	3
8	4	1
9	18	13
10	20	18
11	23	9
12	13	12
13	31	12
14	23	5
15	25	7
16	53	21
17	30	21
18	41	29
Total	*319*	*156*

Fuente: *La Provincia*, 18/06/1885. Elaboración propia

193. *Ibidem.*

Como podemos comprobar en la tabla 2, en el mes de junio murieron en Vila-real ciento cincuenta y seis personas de trescientas diecinueve invasiones, lo que representa un 48,9 % de muertes.

Según continúa explicitando el corresponsal de Vila-real «el total de estas cifras merecen la atención del Gobierno», y sigue diciendo que la epidemia continuaba haciendo proezas en la clase proletaria, «si bien va salpicando a alguna víctima de la clase media acomodada».

Las transacciones mercantiles estaban paralizadas a consecuencia de la incomunicación a que estaba sometida la población, los artículos de primera necesidad empezaban a escasear y la miseria se dejaba sentir.[194]

> El luto es general; el terror en nadie tiene excepción: cada cual procura por el prójimo con lo que buenamente puede, pero el miedo contrae el brazo que la caridad alarga.

El ayuntamiento ha elevado una sentida solicitud a la Diputación provincial en demanda de socorros para los pobres; ¡Dios quiera que aquella Corporación se haga eco de estas miserias!

La Diputación Provincial remitió a los ayuntamientos de Betxí y Vila-real, invadidos por la epidemia, la cantidad de trescientas y quinientas pesetas respectivamente. Y el gobernador de la provincia, de los cuarenta mil reales consignados por el Gobierno, dos mil reales al primero, y cuatro mil al segundo.[195]

Circulaban noticias alarmantes acerca del estado de salud en Castellón, pero la prensa publicaba que no había nada que temer pues el estado de salud de la capital era excelente, si se exceptuaba que fueron trasladados al barracón, simplemente como sospechosos, cuatro enfermos del Hospital, un enfermero y tres niñas.

194. *La Provincia*, 21/06/85.

195. *Ibidem*.

La sala de enfermos del Hospital Provincial fue desalojada y desinfectada con ácido sulfuroso. Después de picadas las paredes se blanquearon añadiendo a la cal cierta cantidad de deuto-cloruro-mercurio.[196]

El presidente de la Diputación Provincial telegrafió al obispo, para pedirle que mandara a Castellón para el servicio de hospitales ocho hermanas de la Consolación.[197]

Mientras tanto continuaba la invasión en otras poblaciones por lo que el gobernador y el alcalde visitaron Almassora, donde había dos casos sospechosos, lo que los llevó a acordonar el pueblo.[198]

El 25 de junio de 1885, *La Provincia* sigue diciendo que en Castellón se disfruta de excelente salud y que hay menos defunciones que de costumbre en esta época, «es el mejor dato para desvirtuar las noticias que circulan los alarmistas. Los casinos, cafés, centros políticos, reuniones particulares y otros lugares, y nada todo es expansión, alegría y jolgorio. Nadie llora la muerte de un pariente, un amigo [...]».

El Hospital Provincial quedó incomunicado, y el nuevo director Félix Roig trabajaba para extinguir todo foco en dicho establecimiento.[199]

El 26 de junio de 1885 salieron para Vila-real el gobernador de la provincia y el subdelegado de Medicina de Castellón, Eduardo Portales. En las cuatro o cinco horas que permanecieron en dicho pueblo, reunieron a la Junta de Sanidad, visitaron el hospital de coléricos, y entre las disposiciones que acordaron recordamos las siguientes: *a*) rellenar de tierra la *sequieta* que cruza la población, en donde lavaban la ropa de sanos y enfermos y se fregaban al mismo

196. *Ibidem.*
197. *Ibidem.*
198. *Ibidem.*
199. *La Provincia*, 25/06/1885.

tiempo los utensilios de cocina; *b*) fumigar la iglesia y que se abrieran grandes ventanales para que fuera mayor la circulación del aire. También el gobernador entregó mil pesetas para atender las necesidades más urgentes.[200]

Aparecen los primeros casos en L'Alcora y Costur, y en todos los pueblos de la provincia donde existía el cólera se observaba un notable decrecimiento, excepto Vila-real donde estaba estacionado.[201]

El 2 de julio continuaba la salud en Castellón, que no llegaba a tres defunciones diarias de toda clase de enfermedades.[202]

Parece ser que el tiempo era poco normal para la época, porque llovía como si fuera otoño, lo que daba un aspecto más tétrico a la ciudad, «que comienza a tomar el aspecto sombrío de la calamidad que nos aflige».[203]

El 5 de julio había mejorado bastante el estado sanitario en los pueblos de la provincia, si bien la epidemia se había extendido en los pueblos de L'Alcora y Costur donde estaba causando muchas víctimas, especialmente en L'Alcora. Sin embargo, en Castellón la salud continuaba siendo buena sin que hubiese ocurrido ninguna invasión los días 3 y 4 de julio.[204]

Nules también fue otra población donde se cebó la enfermedad de un modo alarmante. Allí las invasiones fueron tan numerosas que hubo días en que más de la mitad de la población estuvo afectada. Desde que empezó la enfermedad hasta el día 2 de julio murieron ciento noventa y tres personas.[205]

En Segorbe las invasiones coléricas concentradas en un barrio se extendieron a todos los puntos de la ciudad; la Casa de Socorro de las

---

200. *La Provincia*, 28/06/1885.
201. *La Provincia*, 28/06/1885.
202. *La Provincia*, 2/07/1885.
203. *Ibidem.*
204. *La Provincia*, 5/07/1885.
205. *Ibidem.*

Hermanas de la Caridad se trasladó de la calle Larga al palacio episcopal, como lugar más céntrico, en donde se expedían los remedios para los enfermos y los caldos y sopas para los necesitados.[206]

El 6 de julio de 1885 se reunieron el secretario del Gobierno Civil, el alcalde de Castellón de la Plana y dos concejales de la villa de L'Alcora, para tratar la situación en que se hallaba aquella población como consecuencia de su estado sanitario.

Los dos médicos que había en L'Alcora visitaban a los enfermos de la población sin descanso día y noche, pero no eran suficientes para toda la población, máxime si la enfermedad se extendía a las aldeas anexas a dicho pueblo.

Los dos farmacéuticos de la población se hallaban enfermos y como la enfermedad no decrecía, era necesario adoptar medidas convenientes para prever cualquier eventualidad.

El secretario del gobernador, en representación de este, entregó al alcalde de L'Alcora 750 pesetas de los fondos que el Gobierno destinó a esta provincia.[207]

A principios de julio aún había pocos casos de la enfermedad en Castellón. Los casos aparecían fulminantes dado el poco tiempo que transcurría desde la invasión aparente hasta el fin de la enfermedad que casi siempre tenía un desenlace funesto.

En la segunda mitad de julio la salud pública en la capital, según la prensa, seguía siendo satisfactoria, aunque el *Boletín* había acusado algún aumento en los casos sospechosos; sin embargo, la enfermedad no tomaba las proporciones que «eran de temer». «Si para atajarle los pasos al terrible mal se redoblan los esfuerzos de todos, y, principalmente, si se da unidad a los trabajos y se armonizan con los intereses de la familia, tenemos confianza de vencer al terrible huésped».

---

206. *Ibidem.*
207. *La Provincia*, 9/07/1885.

El 12 de julio de 1885, se reunió el gobernador con la Comisión Provincial para tratar temas de salubridad pública. Esta reunión estaba motivada por un caso de «enfermedad sospechosa» que aquella mañana se había declarado en la Casa Provincial de la Misericordia. El gobernador y la Comisión visitaron el establecimiento y tras la visita tomaron algunos acuerdos.[208]

Algunas de las medidas que tomó la Comisión Provincial a consecuencia del caso sospechoso ocurrido en la Casa de Misericordia fueron: dar licencia temporal a todos los albergados que la solicitaran, acordar la salida definitiva de los varones mayores de veinte años y de las mujeres mayores de veintidós; enviar a su provincia respectiva los albergados que no eran de esta, y estudiar la formación de un campamento al que pudieran trasladarse todos los asilados en dicha casa en el caso de que la epidemia se desarrollara en ella.

También se aprobaron las medidas que desde un principio había adoptado el director del establecimiento, de acuerdo con sus facultativos. Había ordenado sacar al enfermo, que fue conducido a su casa; fumigar, desinfectar y blanquear convenientemente la habitación que aquel ocupó; aislar a los que le habían asistido, quemar las ropas que usaron y les entregaron otras nuevas.[209]

Según los últimos partes del estado de la enfermedad en los pueblos de la provincia en que más se desarrolló fueron: [210]

208. *La Provincia*, 16/07/1885.
209. *Ibidem.*
210. *Ibidem.*

Tabla 12. Pueblos de la provincia de Castellón donde más se desarrolló el cólera durante los días 12 y 13 de julio

	Día 12		*Día 13*	
Julio	*Invasiones*	*Defunciones*	*Invasiones*	*Defunciones*
Alcalà de Xivert	10	1	20	2
Alcora	7	6	9	4
Almassora	13	3	19	7
Borriana	10	3	0	1
Castellón de la Plana	9	3	13	8
Nules	3	5	5	3
Segorbe	13	8	18	3
Vila-real	2	3	8	6

Fuente: *La Provincia*, 16/07/1885. Elaboración propia

El 19 de julio aparecen casos de cólera en los presos de la cárcel. A consecuencia de ello la mayor parte de estos fueron trasladados al ermitorio de San Isidro, y acto seguido se fumigó aquella en la que quedaron solo los presos por causas graves.[211]

A partir de la segunda quincena de julio la epidemia iba bajando en intensidad en casi todos los pueblos donde se había declarado desde hacía algunos días, pero se iba extendiendo por otros que hasta ahora se habían visto libres de ella. En los últimos boletines se declara en los pueblos de Onda, Alcalà de Xivert, Cabanes y La Vall d'Uixó, en algunos de ellos con bastante intensidad.[212]

Las últimas noticias sobre el estado de salud los días 15 y 16 en los distintos pueblos de la provincia de Castellón fueron los siguientes:

211. *La Provincia*, 19/07/1885.
212. *Ibidem.*

TABLA 13. DESARROLLO DEL CÓLERA EN DISTINTOS PUEBLOS DE LA PROVINCIA DE CASTELLÓN DURANTE LOS DÍAS 15 Y 16 DE JULIO

	Día 15		*Día 16*	
Julio	*Invasiones*	*Defunciones*	*Invasiones*	*Defunciones*
Alcalà de Xivert	31	8	30	9
Alcora	14	2	4	4
Almassora	11	2	7	6
Altura	8	3	0	0
Artana	9	4	0	0
Barracas	0	0	0	0
Betxí	0	0	0	0
Borriol	6	4	5	4
Borriana	7	2	2	1
Cabanes	3	1	0	0
Castellón de la Plana	15	9	13	17
Xilxes	0	0	0	0
Costur	0	0	0	0
Figueroles	0	1	0	0
Gátova	0	0	0	0
Geldo	1	0	0	0
Jérica	3	2	0	0
Moncofa	2	1	0	0
Nules	2	5	2	0
Onda	13	6	2	0
Segorbe	10	5	2	0
Soneja	3	1	2	0
Teresa	0	0	1	0
Vall de Almonacid	6	1	6	1
Vall d'Uixó	7	2	21	2
Vila-real	4	4	11	6
Vilavella	0	1	4	0
Viver	8	3	8	3

Fuente: *La Provincia*, 19/07/1885. Elaboración propia

El cólera estaba haciendo estragos en Alcalà de Xivert y el gobernador acompañado por dos diputados y el alcalde de Castellón de la Plana se desplazaron a esa ciudad con el objeto de socorrer a dicha población afligida por la epidemia, y adoptar las medidas convenientes para evitar los estragos que estaba causando.

Según la prensa, las impresiones recibidas por dicha comisión fueron desoladoras. Para el Ayuntamiento de Alcalà de Xivert, perteneciente en su mayoría al partido carlista, eran letra muerta las circulares del Gobierno de la provincia de Castellón en que se disponía que se adoptasen medidas conducentes a evitar la propagación del contagio. En dicha población no se había observado ninguna prescripción sanitaria, a pesar de que la epidemia estaba causando horribles estragos. Allí ni se llevaba registro de invasiones y defunciones, ni se prestaba asistencia a los enfermos pobres, muchos de los cuales estaban abandonados por sus familias, ni la alcaldía atendía las indicaciones de los facultativos de que adoptara ciertas medidas sanitarias y tampoco se desinfectaban las casas ni la ropa de los fallecidos.

Las ropas de los fallecidos se lavaban y se dejaban secar en los tejados de las casas como único medio de desinfección, y las deyecciones de los coléricos se arrojaban a la calle, con lo que estas se convertían en verdaderos focos de infección colérica. El Ayuntamiento había adquirido desinfectantes, pero no hizo uso de ellos porque creía que eran perjudiciales para la salud pública.

La comisión reunió al Ayuntamiento y a los facultativos y el gobernador les hizo ver la necesidad de adoptar enérgicas medidas para combatir la epidemia; les entregó como recurso para atender a dichas necesidades 1.250 pesetas (750 pesetas del fondo de calamidades y 500 por cuenta de la provincia). También les ofrecieron enfermeras para asistir a los coléricos abandonados. Parece ser que el Ayuntamiento recibió el ofrecimiento con frialdad.[213]

---

213. *La Provincia*, 23/07/1885.

El 23 de julio, *La Provincia* publica que en la capital no ha empeorado la situación sanitaria y no tiene por lo tanto gravedad. «En los demás pueblos donde se ha cebado hasta hace poco, ha mejorado muchísimo el estado de la salud pública. Únicamente en Alcalá se deja sentir con intensidad».

La epidemia se iba extendiendo por Morella, Castellfort, Forcall, Ortells, Vilafranca y Zorita del Maestrazgo, donde hubo varios casos sospechosos.[214]

Por otra parte, la situación en Alcalà de Xivert era muy grave. Las autoridades de la villa continuaban sin preocuparse de la epidemia que estaba amenazando con acabar con todo el vecindario. Se pide al Gobierno que ponga coto al mal que podría envolver a todos los pueblos vecinos. Por falta de recursos y desinfección habían muerto muchas personas.

> El Ayuntamiento no toma medidas, la Junta Local de Sanidad que contempla con estúpida indiferencia los progresos de la epidemia; el alcalde a quien incomoda hasta el dinero que se le da para atender a las necesidades más apremiantes, todos continúan en sus puestos sin haber sufrido siquiera una multa por su punible y criminal abandono.[215]

Otra carta del 29 de julio de 1885, dirigida al director de *La Provincia*, daba cuenta del estado de la población de Alcalà de Xivert con motivo de la epidemia colérica; a pesar de las proporciones aterradoras que alcanzó desde los primeros momentos, no se hizo nada por parte del Ayuntamiento y de la Junta de Sanidad para atajar la epidemia. Ni desinfectantes, ni fumigaciones, ni auxilios, ni socorros a los pobres, nada de esto se organizó, y lo que es peor, la policía urbana empeoraba, pues crecía con la enfermedad la suciedad pública, hasta el punto de parecer las calles un inmenso estercolero.

214. *Ibidem.*
215. *La Provincia*, 26/07/1885.

Por otra parte, se cuenta que, por iniciativa de un guardia civil, se creó una sociedad de socorros que abrió una suscripción y muy pronto recaudó mil cien pesetas con las cuales se remediaron muchas necesidades, pues el Ayuntamiento manifestó que no necesitaba el dinero que la Diputación y el gobernador le entregaron.[216]

La epidemia se iba extendiendo por toda la provincia, de modo que entraba al asalto en muchos pueblos a pesar de los cordones «con que han pretendido escudarse». Ayodar, Cortes, Campos, Cervera, Xert, Montanejos, Castellfort, Forcall, Ortells, Vilafranca y Zorita del Maestrazgo, fueron visitados por el terrible huésped. A excepción de Alcalà de Xivert, en donde la epidemia hacia estragos, en todos los demás pueblos se presentaba con relativa benignidad, o se hallaba en periodo descendente. En Castellón de la Plana, la epidemia se había estacionado: [217]

TABLA 14. INVASIONES Y DEFUNCIONES EN CASTELLÓN DE LA PLANA EN LA SEGUNDA QUINCENA DE JULIO

Día	*invadidos*	*defunciones*
17	9	7
28	16	6
29	7	4

Fuente: *La Provincia*, 30/07/1885. Elaboración propia

El 30 de julio, la prensa seguía diciendo que la salud continuaba estacionada en la capital y en algunos pueblos de la provincia como Vila-real se había recrudecido algo y disminuía en L'Alcora, Alcalà de Xivert; y, entre los recientemente invadidos, estaba Vinaròs.[218]

216. *La Provincia*, 30/07/1885.
217. *Ibidem.*
218. *Ibidem.*

6.4. *Acuerdos y medidas de las autoridades municipales y provinciales para prevenir el cólera en la ciudad Castellón de la Plana*

Hacia mediados del mes de junio llamaban la atención pública los casos de cólera que se habían presentado en Nules, que se reprodujeron más tarde en los pueblos de Borriana y Vila-real.

Por miedo a la posibilidad de ser invadida Castellón de la Plana, las autoridades, asesoradas por la Junta de Sanidad, se plantearon establecer las medidas del año anterior: acordonaron la ciudad y se estableció un lazareto en la ermita de Lidón.

Este cordón fue encomendado a los vecinos, pero la tolerancia unas veces y el descuido de los encargados de alimentarlo en otras, hicieron que su utilidad fuera en ocasiones problemática.

El lazareto de Lidón fue calificado de purgatorio por la prensa local. Pocos días sirvió dicho ermitorio de lazareto, pues el terror que se apoderó de las personas recluidas, a consecuencia de dos invasiones ocurridas en la persona de la ermitaña y otra mujer procedente de la huerta de Castellón de la Plana, hizo que se trasladaran aquellas a un almacén contiguo a la estación del ferrocarril.

Las medidas se completaban con la instalación de un barracón de madera de poca capacidad y de muy escasas condiciones higiénicas, emplazado junto a la muralla, por la parte de poniente, destinado a hospital de coléricos, el cual ya había sido construido y desmontado el año anterior, al no ser invadida la ciudad por el cólera.[219]

El día 14 o 15 en la calle de Falcó, un labrador, jornalero, que había cuidado a su mujer, era víctima del cólera, y a la caída de la tarde una masa de gente, con el ansia de curiosear este suceso, invadió las inmediaciones de la casa. Allí entraron y salieron multitud de médicos, hombres, mujeres, niños, el alcalde, el gobernador y monjas

219. *Revista Médico-farmacéutica*, 7/07/1885, pp. 96-101.

de la Caridad que fueron llamadas para asistir al enfermo, el cual falleció aquella noche de «cólico maligno» según el parte facultativo, a pesar de haber afirmado algunos médicos que se trataba de un caso típico de cólera. La familia de esta víctima fue trasladada a la casa de las hermanas de la Consolación que habitaban frente al Hospital Provincial y de allí, a este establecimiento, en cuyas salas se presentó un caso de muerte por diarrea en una enferma ingresada por una fractura de huesos. A este caso siguieron otros varios, entre ellos un sirviente del Hospital, los cuales fueron trasladados al barracón, donde había más que fallecieron de la «enfermedad reinante».

En la ciudad se hablaba ya de algunos casos sospechosos en diversos puntos de la capital, y en las puertas de las casas de los atacados ya se había apostado la guardia municipal encargada de hacer efectivo el aislamiento.

La ansiedad del público crecía por momentos; el miedo se difundía por la ciudad y las personas con poca cultura secundaron las calumnias esparcidas en Valencia contra los médicos. La atmósfera llegó a tal punto que la autoridad eclesiástica, desde el pulpito, «hubo de poner las cosas en su sitio», como también el alcalde que publicó un bando para tranquilizar los ánimos y deshacer los errores que tenía el vulgo con respecto a los médicos.

Aparte de aislar las casas también se aisló el Hospital Provincial, lo cual produjo tal indignación entre la gente que se apoderó de ellos un miedo terrible a llamar a los médicos.

Una vez declarada oficialmente la existencia del cólera morbo en la provincia de Valencia, el ministro de la Gobernación realizó un plan completo de medidas de inmediata aplicación que se irían poniendo en práctica según aconsejaran las circunstancias.

Entre esas medidas destacaban las siguientes: *a*) la declaración oficial del cólera nada más se supusiesen las conclusiones de la comisión científica que había ido a estudiar la eficacia de la vacunación de Ferrán; *b*) precauciones y medidas sanitarias en la capital de Valencia, aislando y fumigando las casas donde ocurrieran casos; *c*) formar las correspondientes juntas para la aplicación de auxilios, y *d*) facilitar habitaciones en los hospitales. Todo lo debía organizar el gobernador con la Junta de Sanidad.[220]

En Castellón de la Plana el alcalde y la Junta Local de Sanidad empezaron a tomar todas las medidas convenientes para librar a la ciudad del cólera. También las juntas de distrito y las comisiones de barrio se preparaban para practicar visitas domiciliarias.[221]

En la provincia empezaba a haber preocupación, pues el día del Corpus fue un día de pánico para los habitantes de Nules, en donde hubo por la noche siete invadidos de la enfermedad sospechosa, de los que fallecieron tres.

También en Vila-real hubo un atacado y el gobernador, Eleuterio Villalba, se desplazó a dicho municipio y también a Nules, a fin de tomar las medidas convenientes de aislamiento y enterarse del estado de aquellos pueblos que por entonces no eran alarmantes.[222]

En Betxí, pueblo colindante con Nules, había seis invadidos y tres muertos.[223]

El 11 de junio de 1885, *La Provincia* publicaba que, aunque no en proporciones alarmantes, la enfermedad sospechosa seguía en los pueblos de Vila-real, Nules, Les Alqueries, La Vilavella, Betxí, Borriana, Mascarell y Segorbe.[224]

Se quería establecer un lazareto en el ermitorio de Santa Quiteria, para las procedencias de Valencia y demás pueblos infestados. El punto elegido recibió muchas críticas porque estaba situado a la orilla misma del Mijares por «donde pasan las aguas que abastecen a esta ciudad y Almazora» y, como consecuencia se corría el peligro

220. *La Provincia*, 7/06/1885.
221. *Ibidem*.
222. *Ibidem*.
223. *Ibidem*.
224. *La Provincia*, 11/06/1885.

de contagio, ya que podían arrojarse aguas sucias al río, o porque podrían con ciertas precauciones lavarse la ropa.[225]

Por otra parte, se estaba construyendo el barracón de coléricos en el Tiro de Palomo, pero había preocupación porque la alcaldía aún no disponía de los desinfectantes necesarios para el servicio sanitario: faltaba disponer las brigadas de limpieza y de los enfermeros.

Mientras tanto, la prensa anunciaba cólera en Alicante, Murcia, Valencia, Castellón y Madrid, donde había ya algunos casos.

Las críticas al acordonamiento en Castellón eran continuas, puesto que los coches de La Vall d'Uixó que pasaban por Nules y Vila-real eran admitidos, así como los de Borriana. Se descargaban en la puerta de San Francisco sacos de patatas procedentes de Vila-real para el suministro de la tropa. Las mujeres que vendían frutas y verduras salían todos los días a recoger la mercancía, que procedente de Vila-real estaba en depósitos en diferentes puntos. Los viajeros de Valencia tomaban el billete para Benicàssim y regresaban por la tarde a la ciudad. «En una palabra, reina en este asunto un desbarajuste y una confusión inenarrable». «Nosotros creemos que este servicio debía perfeccionarse remediando muchos de los inconvenientes que ya se palpan y que podría solicitarse también el auxilio de la guardia civil para la vigilancia de puertas». «Y en el lazareto de Lidón faltan camas [...]».[226]

La impresión sobre el estado sanitario en Castellón era buena, según la prensa no había casos sospechosos y se confiaba «en la misericordia divina, en las condiciones higiénicas de la ciudad y en las medidas que toman las autoridades, que no las habrá». Las noticias del cólera no producían tanta alarma como el año anterior.[227] «El domingo se trasladaron muchísimas personas al Grao, y al anochecer

225. *Ibidem.*
226. *Ibidem.*
227. *Ibidem.*

veíanse regresar alegres grupos que al son de la popular guitarra cantaban y bailaban como si no hubiera microbios en el mundo».

Las llamadas de atención sobre la higiene pública en Castellón eran continuas, puesto que faltaba policía urbana.

El año 1884 fue un año muy duro para Castellón por la pérdida de cosechas, debido a los temporales que hubo aquel año. La pobreza unida a la invasión del cólera amenazaba con arruinar la provincia. El presupuesto provincial se encontraba impotente para hacer frente a tantas necesidades; por este motivo la Comisión Provincial expuso una petición al Gobierno en demanda de recursos con los que poder socorrer a las personas que sufrieran la enfermedad y las consecuencias que conllevaría de paralización en toda la actividad económica.[228]

Más tarde, para atender el auxilio de los enfermos que causaba la epidemia, el Gobierno concedió 10.000 pesetas a la provincia de Castellón, y 5.000 a la de Murcia.[229]

En los lazaretos establecidos en Castellón y Valencia se acordó que los trenes que llegaran se dividieran en limpios y sucios según su procedencia. A los viajeros de puntos limpios se les debía someter a una observación y fumigación ligera para continuar su viaje. A los de puntos sucios se les sometía a una detenida observación: se fumigaban sus equipajes y se habilitaban cuartos para la fumigación de las ropas que llevaran puestas. Tras esta operación podían continuar su viaje. Asimismo, a los viajeros en quienes se observase algún síntoma sospechoso serían trasladados al lazareto a pasar una cuarentena.

Como se puede comprobar, se renunció a la cuarentena general para todos los viajeros procedentes de puntos infestados, y para ello se alegaba como razón que habiendo dejado pasar ya a mucha

228. *La Provincia*, 13/06/1885.
229. *La Provincia*, 13/06/1885.

gente, no parecía justo detener a los que salían de las zonas donde la epidemia existía si no era en caso extremo.[230]

Más adelante, el servicio cuarentenario se sustituyó por el de inspección para los viajeros de Valencia, Castellón y Murcia. Para los procedentes de las dos primeras provincias, la inspección se estableció en La Encina, y para los que procedían de Murcia dicho servicio se estableció en Pozo de la Cañada. Únicamente los enfermos eran conducidos al lazareto.[231]

En Castellón de la Plana, el Ayuntamiento acordó por unanimidad:

— Organizar una brigada de desinfección compuesta de un médico titular, el practicante municipal y tres peones como auxiliares.
— Adquirir la cantidad de ácido muriático que el médico titular considerara conveniente para las desinfecciones y en el caso de que ocurriera algún fallecimiento de enfermedad sospechosa fumigar y quemar los objetos que hubieran servido para uso del enfermo.
— Construir el barracón para hospital de coléricos en el mismo sitio que el año pasado.
— Autorizar al alcalde el gasto para las medidas sanitarias de hasta 3.700 pesetas.
— Establecer el lazareto de observación en el ermitorio de Lidón.
— Solicitar del director de la Casa Provincial de Misericordia veinte camas completas para dicho lazareto y autorizar al alcalde para adquirir el material necesario para este.
— Publicar un bando a fin de que tengan conocimiento los habitantes de los acuerdos tomados en lo relativo a vigilancia sanitaria.

230. *Ibidem.*
231. *Ibidem.*

— Pasar una circular a los alcaldes de los pueblos de la provincia en la que se les indicase el acuerdo de la Junta que prohibía la entrada en la población al que no acreditase por medio del oportuno documento que procedía de pueblo en que no existía enfermedad epidémica.[232]

Los médicos titulares se ofrecieron espontánea y desinteresadamente para dirigir las brigadas de desinfección y prestar todos los servicios sanitarios que se les ordenase. El Ayuntamiento dio las gracias a los facultativos y agradeció el acto de abnegación y desprendimiento de los sanitarios.[233]

Al declararse sucio el puerto de Valencia, se debían establecer almacenes para expurgar y fumigar los géneros contumaces que procedían del puerto de dicha ciudad, pero como las importaciones eran insignificantes, el Ayuntamiento decidió no instalarlos y ahorrarse la subvención, ya que los gastos que debía hacer el municipio en medidas sanitarias para proteger a la ciudad de la epidemia colérica eran muy elevados.[234]

Se acordó también que los soldados atacados de cólera fueran ingresados temporalmente en el hospital de coléricos mientras se estaba construyendo el de la Diputación Provincial.

El Ayuntamiento concedió un terreno a la Comisión Provincial para la instalación de un barracón de madera con destino al hospital de coléricos, contiguo al establecido por el Ayuntamiento.[235]

La Diputación Provincial, al ser invadidas algunas personas en el Hospital, acordó aislar completamente el edificio, y no permitió ni la entrada ni la salida en él con el fin de exterminar el foco colérico y

232. AACS, 6/06/1885.
233. AACS, 11/06/1885.
234. AACS, 11/06/1885.
235. AACS, 13/06/1885.

para llevar a efecto este acuerdo solicitó al Ayuntamiento el local de la escuela de párvulos para el tratamiento de las enfermedades comunes de individuos que hubieran de entrar en el Hospital y en este establecer las oficinas. El Ayuntamiento acordó cederlo temporalmente.[236]

Se autorizó a la Comisión Provincial a utilizar el barracón para coléricos establecido en el cuartel de San Francisco, y como consecuencia la tropa se alojó en otro edificio que proporcionaría el Ayuntamiento. La Diputación correría con los gastos de instalación y tratamiento.

El Ayuntamiento para alojar a los coléricos disponía de un barracón instalado en el llamado Tiro de Palomo por carecer de otro local apropiado. El rechazo a ser trasladados a dicho barracón por parte de los enfermos fue tal, que las autoridades municipales tuvieron que cambiar de procedimiento y tuvieron que facilitar en el propio domicilio de los enfermos médico, enfermero, medicinas y alimentos.[237]

La municipalidad propuso también adquirir el líquido profiláctico del doctor Ferrán para inocular a los pobres.[238]

La Junta Provincial de Sanidad acordó el acordonamiento en los límites de la provincia que comunicaban con la de Valencia, así como el establecimiento de lazaretos.

El gobernador de la provincia, para prevenir en lo posible la invasión del cólera, envió una circular el 11 de junio de 1885 a todos los alcaldes de los pueblos de la provincia en la que daba consejos sobre salud pública ante la proximidad de la epidemia. Recordaba las prevenciones que desde el verano de 1884 venía aconsejando para evitar la invasión colérica. Exponía que ningún medio profiláctico es tan eficaz para combatir el contagio epidémico y aminorar sus consecuencias como la higiene individual y pública.

---

236. AACS, 25/06/1885.
237. AACS, 25/06/1885.
238. AACS, 2/07/1885.

La invasión de algunos pueblos de la provincia se estaba produciendo por haber desoído la voz de alarma que hace meses daba el periódico oficial, y por haber acogido con tibieza los consejos que los médicos daban a la población.

Para evitar un mayor desarrollo de la epidemia en la provincia, el gobernador recomendaba que se cumplieran las reglas que la Dirección General de Beneficencia y Sanidad dictó en 1884, y las instrucciones de la Real Academia de Medicina como medio de apartar y hacer que desaparecieran de los pueblos las causas que contribuían a su insalubridad.

Recordaba además a las autoridades locales el cumplimiento exacto de todas las prevenciones contenidas en anteriores circulares, ampliarlas y completarlas.

Aconsejaba que tan pronto como apareciese o se descubriese un foco que indicase la existencia de la epidemia colérica, las autoridades locales, asesoradas por las Juntas municipales de Sanidad, deberán establecer el aislamiento absoluto de la casa y de la familia en que ocurra la invasión, o de la calle o manzana en que radique el foco, para evitar el contagio y la difusión de la enfermedad por todo el pueblo, y que se acordonara la población entera para procurar que la epidemia quedara localizada y que no se propagase por toda la comarca.

También recomendaba poner en práctica todas las medidas de desinfección y saneamiento que los médicos aconsejaban: fumigar las habitaciones, lavar los suelos, desinfectar las ropas, enseres y utensilios y destruir las deyecciones de los enfermos por medio de ácido hiponítrico y enterrándolas después sin perder tiempo.

Consideraba como uno de los más enérgicos y eficaces desinfectantes, el uso de cloruro de mercurio ya sea unido a la cal para el blanqueo de las habitaciones, o mezclado con agua para el lavado de los suelos.

Sobre los cadáveres, fallecidos por la enfermedad, recomendaba aspersiones de agua clorurada y su traslado cuanto antes a los depósitos de los cementerios para darles luego enterramiento en sepulturas profundas, y arrojar en ellas cal viva.

> Para la eficaz ejecución de estas precauciones y de todas la que repetidamente he recomendado a los alcaldes, parte principalísima han de ser el celo y la actividad de las mismas autoridades, de las Juntas locales y de los Subdelegados de Sanidad, sobre quienes pesan como obligación ineludible el cuidado y la preservación de la salud pública en las jurisdicciones respectivas; pero infinitamente más fecundo en buenos resultados habrán de ser sus esfuerzos infatigables, si cuentan con la buena voluntad y con el concurso decidido de todas las clases sociales, para que lleven a la práctica en los pueblos las medidas sanitarias que aconseja una bien entendida higiene.[239]

Ninguna persona de los pueblos infestados de la provincia de Valencia, según órdenes circulares de su autoridad superior civil, podía salir de cualquiera de ellos sin que previamente hubiera sufrido siete días de observación cuarentenaria en sus respectivos lazaretos, donde se les expedía una certificación que lo acreditara. Como consecuencia, el gobernador de Castellón, ordenaba a los alcaldes de los pueblos de la provincia, y principalmente los limítrofes a la de Valencia, que rechazaran o sujetaran a observación de siete días a todo viajero que no presente dicha certificación, si procediese de punto infestado, o que no justifique llegar de pueblo limpio con la correspondiente cédula sanitaria, expedida a su nombre, firmada por el alcalde del punto de origen, con expresión de la fecha de salida y en la cual constara que el portador había residido más de siete días consecutivos en el pueblo limpio del cual procedía.

Se ordenaba también a los alcaldes de los pueblos de la provincia invadidos establecer en locales apropiados lazaretos municipales

239. AACS, 15/06/1885.

donde los vecinos que se propusieran salir de la población habían de ser sometidos a una observación de siete días, trascurridos los cuales y en el supuesto de que no hubieran sufrido alteración en su salud, les sería expedida la correspondiente certificación de sanidad, bajo la responsabilidad del facultativo y del alcalde que la debían autorizar con su firma y sello y con apercibimiento de la sanción penal a que se hicieran acreedores con arreglo al código si certificaban una falsedad.[240]

El ministro de la Gobernación, con fecha 12 de junio de 1885, comunicó a todos los gobernadores de las provincias españolas, la real orden por la que instaba a todos que hicieran cumplir los preceptos de la higiene pública y las disposiciones dictadas en el año anterior con objeto de evitar la difusión de los gérmenes morbosos y conseguir su extinción en los focos existentes.

Según parece, no fueron todo los eficaces que eran de esperar las disposiciones que desde los primeros momentos de la aparición de la enfermedad dictó el ministro de la Gobernación.[241]

Como medio más eficaz aconsejado por la higiene, se mantenía el acordonamiento y la instalación de lazaretos en los pueblos invadidos a cargo de los municipios y con los agentes y fuerzas de que dispusieran las autoridades civiles.

Medidas económicas para socorrer a los epidemiados

La mayoría de los municipios de la provincia atravesaban una difícil situación económica a consecuencia de las calamidades que les afligieron durante el año anterior y principalmente por el nuevo plan del ministro de Hacienda. Este, con el fin de asegurar lo necesario

240. *Ibidem.*

241. Se recuerda la exacta aplicación de lo prevenido en Real Orden de 24 de junio de 1884, publicada en la *Gaceta* de 25, las órdenes 2,6, 7 y 17 de julio siguientes, insertas en la *Gaceta* de 3, 7, 8, y 18 del referido mes de julio y la circular de 28 de agosto.

para el sostenimiento de las cargas del Estado, fue mermando los ingresos que podían obtener los municipios por los medios ordinarios. El aumento en los consumos, la refundición de la sal en la contribución, la disminución de lo que podían recargar los ayuntamientos sobre la industria, eran otros tantos inconvenientes para que los municipios pudieran ingresar en sus arcas lo necesario para cubrir sus más urgentes atenciones.

Las circunstancias sanitarias que atravesaba la provincia exigían de los ayuntamientos grandes sacrificios para hacer frente a la epidemia y aminorar sus estragos, y esto únicamente podía conseguirse contando con abundantes recursos. Estos no abundaban y los municipios no podían hacer frente a las necesidades de sus administrados, únicamente podían socorrer a los necesitados recurriendo al patriotismo y a la caridad de los vecinos. Para vencer a la epidemia se necesitaba dinero que es lo que más faltaba a los ayuntamientos.[242]

La Provincia llama la atención del gobernador ante la necesidad de que se provea de recursos para que en el caso de que ocurrieran casos de la enfermedad reinante en personas que no contaran con los recursos suficientes para procurarse el servicio doméstico que su estado reclamara, no se encontraran completamente abandonadas.

Las personas que querían auxiliar a los vecinos enfermos, una vez entraban en la casa de los epidemiados, no se les permitían salir. Para evitar los inconvenientes del aislamiento, la prensa propone que el Ayuntamiento tuviera unas cuantas personas que, convenientemente retribuidas, prestaran voluntariamente y cuando fuera necesario sus servicios a los enfermos.

Las personas acomodadas podrían utilizarlas pero estaban obligadas a renumerarlas en la cantidad fijada por la autoridad; y los pobres que no quisieran salir de sus casas, podrían ser asistidos, según reclamara su estado, por personas pagadas por el Ayuntamiento.

242. *La Provincia*, 19/07/1885.

«Afortunadamente, el estado de salud pública es regular, pero si por desgracia tomara incremento la enfermedad, sería muy ventajoso que nos encontrara prevenidos en cuanto sea posible».[243]

A principios del mes de julio de 1885, la junta directiva del Círculo Católico y Protectorado de Obreros, acordó abrir una suscripción entre sus socios protectores con objeto de socorrer a las familias de los socios obreros atacados, en el caso de que la epidemia se agravara. La cantidad que se debía entregar a cada familia sería a juicio de una comisión del mismo Círculo, que había de informar previamente respecto al grado de pobreza y necesidades de cada una.[244]

Los ayuntamientos de los diferentes pueblos de la provincia pidieron al gobierno de la provincia y de la Diputación Provincial, que se les entregara alguna cantidad del fondo de calamidades del presupuesto del Estado y de lo consignado a este efecto en el provincial, para socorrer a los epidemiados.[245]

Parece ser que el Ayuntamiento de Castellón de la Plana aún no había pedido ninguna ayuda.

Medidas sanitarias cuando se propagó el cólera en Castellón

La Dirección General de Inspección Pública ordenó al gobernador presidente de la Junta Provincial de Instrucción Pública la clausura de todos los establecimientos de enseñanza de los pueblos de la provincia invadidos por la epidemia.[246]

La Diputación Provincial, para albergar y asistir a los asilados en los establecimientos de beneficencia que pudieran contraer la

243. *La Provincia*, 9/07/1885.

244. *Ibidem.*

245. *La Provincia*, 16/07/1885. Véase en el Apéndice Documental n.º 4 la exposición al Gobierno de la Comisión Provincial en demanda de socorros para la epidemia colérica.

246. *La Provincia*, 5/07/1885.

enfermedad sospechosa, «en el desgraciado caso de que la epidemia invadiera la ciudad», construyó un barracón inmediato al que levantó el Ayuntamiento en el llano conocido como Tiro del Palomo.[247]

El 25 de junio de 1885 un bando del alcalde de Castellón de la Plana, José Tárrega Torres, hizo saber que el Ayuntamiento y la Junta Local para atender a las necesidades sanitarias de la ciudad y con el objeto de que nadie careciera de asistencia facultativa, acordaron construir un barracón como hospital de coléricos, solo para aquellas personas que viéndose atacados del cólera quisieran ser trasladados a él.

El enfermo que no quisiera ir al barracón u hospital no iría; y si careciera de medios de asistencia, el Ayuntamiento le facilitaría desde el médico, hasta las medicinas necesarias para la curación y los mejores alimentos; y serían cuidados en su propia casa «con todo el interés y esmero posible».

> Los médicos no tienen otro deseo que el de curar; las medicinas que se dan son también para curar, y si no curan muchos es porque no se llama a tiempo a los médicos, y cuando estos acuden, el enfermo está muriendo ya.
> Las autoridades velan siempre por la salud del pueblo; tened confianza en ellas y no os dejéis engañar por los que os digan que los médicos tratan de perjudicar a nadie, pues lo que ellos desean es salvar a todos, absolutamente a todos si es posible.
> Creo prudente adoptar este lenguaje, para que este bando sea comprendido por la clase a quien principalmente se dirige.[248]

El capitán general de Castellón dispuso que se montara una enfermería militar para coléricos, en previsión de que, por lo reducido del

247. *La Provincia*, 14/06/1885.
248. *La Provincia*, 28/06/85.

local construido por la Diputación, no pudieran ser bien atendidos los militares si llegasen a ser atacados.[249]

La Comisión Provincial acordó el 22 de junio que se aislaran en el Hospital Provincial los practicantes de este, y que respecto a los médicos se tomaran las oportunas medidas para evitar el contagio.

Al negarse los practicantes al aislamiento fueron suspendidos de sueldo.

Al prohibirse el ingreso de enfermos en el Hospital Provincial, se estableció en la escuela de párvulos un hospital provisional.

La Diputación Provincial, al ser invadida alguna persona en el Hospital, acordó aislar completamente el edificio, y no permitió la entrada ni la salida en él con el fin exterminar el foco colérico y, para llevar a efecto este acuerdo, solicitó el local de la escuela de párvulos para el tratamiento de las enfermedades comunes de individuos que hubieran de entrar en el Hospital y en este establecer las oficinas. El Ayuntamiento acordó cederlo temporalmente.[250]

La prensa recomienda al alcalde que prohíba terminantemente la exhibición del carruaje fúnebre para que no cruzase las principales calles y el paseo Ribalta a horas de más concurrencia. «Cualquiera que no supiese el estado de salud de esta población creería que estábamos en Murcia, y por eso creemos que de ningún modo debe tolerarse alarma tan escandalosa como inconveniente».[251]

Los carros fúnebres que conducían los cadáveres de coléricos penetraban en la capital sin sufrir desinfección en el cementerio. La crítica que se hacía era que se prohibía la entrada a las personas procedentes de pueblos infestados o se las sometía a cuarentena para que no importaran el germen colérico, y al mismo tiempo se toleraba que «el carro que conducía los microbios penetrara en la capital».[252]

249. *La Provincia*, 2/07/1885.

250. *La Provincia*, 2/07/85; AACS, 25/06/85.

251. *Ibidem.*

252. *Ibidem.*

Había preocupación porque los labradores pronto empezarían la siega del cáñamo. *La Provincia* llama la atención de las autoridades y de la Junta de Sanidad para que dictara las disposiciones más acertadas al objeto de que la operación se llevara a efecto con todas las precauciones necesarias para que, sin ocasionar perjuicios a los cosecheros, no se tuvieran que deplorar fatales consecuencias, «hoy más que nunca probables dada la epidemia que aflige al país».[253]

El sistema de aislamiento de los enfermos era muy criticado por su carácter inhumano, pues las familias quedaban aisladas sin cuidados ni protección. Las personas que entraban en las casas para auxiliar a los epidemiados no se les dejaban salir a llamar al médico, buscar medicinas o comestibles.

La Provincia está conforme con el aislamiento, pero que se plantee en la forma debida; pide que se organice la brigada sanitaria que preste los cuidados necesarios a los aislados, «despojando así de lo que de inhumano tiene el sistema, y desaparecerán las quejas y las resistencias que de otro modo crecerán de día a día».[254]

En una carta al director de *La Provincia* fechada el 13 de julio de 1885, un vecino denuncia el sistema de aislamiento de los enfermos de cólera adoptado en la capital en las casas de los invadidos. Pues mientras por un lado se extremaban las precauciones adoptadas en el aislamiento de las casas, no se habían desarrollado las medidas preventivas por medio de juntas o comisiones de distrito o barrio que podrían evitar la propagación y el aumento de focos de infección, por medio de visitas a los barrios donde la enfermedad iba en aumento.[255]

La Comisión Provincial estaba habilitando un espacioso almacén inmediato a la carretera de L'Alcora, para hospital de coléricos.[256]

253. *La Provincia*, 5/07/1885.
254. *La Provincia*, 12/07/1885.
255. *La Provincia*, 16/07/1885.
256. *La Provincia*, 16/07/1885.

Por su parte, el Ayuntamiento buscó enfermeras que se encargaran del cuidado y la asistencia de todos aquellos que lo necesitaran.[257]

La prensa se quejaba porque en muchas provincias de España se encendían hogueras o fogatas en las calles dónde el contagio era mayor, de las fumigaciones en gran escala y con abundancia de reactivos que se empleaban en todos los sitios peligrosos, y de las varias medidas que en presencia del mal se adoptaban por las juntas de distrito o de barrio. Urgía que esta actuación de las autoridades locales se hiciera ostensible también en Castellón, pues había llegado el caso de presentarse varios casos en edificios contiguos de una calle céntrica, lo cual parecía acusar la presencia de un foco que requería mayores medidas que las adoptadas hasta el presente para hacerlo desaparecer. Nadie mejor que esas comisiones podían informarse de la calidad de los alimentos que se consumían por el vecindario, dictar reglas y consejos higiénicos donde fuera preciso, facilitar el servicio facultativo cuando fuera necesario, cambiando las preocupaciones poco científicas que muchas personas tenían, y administrando la asistencia domiciliaria: «Sería de desear que de una vez se estableciera este régimen sanitario que ofrece las mayores facilidades y cuyos servicios pueden ser muy importantes en las presentes circunstancias y aún más digno en las eventualidades del porvenir».

El 20 de julio de 1885 se reunió en la Casa Capitular en sesión extraordinaria el Ayuntamiento, la Junta Local de Sanidad y el cuerpo médico de la capital presididos por el gobernador, para tratar sobre la necesidad de continuar con energía las medidas sanitarias acordadas por el Gobierno. En esta sesión se acordó lo siguiente: *a*) dar un voto de confianza al alcalde José Tárrega para que continuara con el celo e interés que tenía en la grave cuestión sanitaria; *b*) publicar un bando para desvanecer ciertas preocupaciones de las gentes sencillas, advirtiéndoles de que el aislamiento iba seguido de recursos de todo género; *c*) hacer constar en acta el agradecimiento al gobernador

257. *Ibidem.*

Eleuterio Villalta, por el celo e interés y abnegación que demostraba en las difíciles circunstancias que atravesaba la provincia.[258]

Por su parte, una de las denuncias de la prensa eran los enterramientos de los muertos de cólera que se realizaban con precipitación, por lo que algunas veces se enterraba a personas que no habían fallecido.[259] En lugar de esperar las órdenes de la autoridad competente para practicar la inhumación de los cadáveres conducidos al cementerio, se verificaba sin pasar aquella por el depósito, faltando de este modo a lo prescrito en las disposiciones relativas a sanidad y a aquellas por las que se regía el Registro Civil, que prohibía terminantemente los enterramientos antes de las veinticuatro horas siguientes a las que el facultativo certificara el fallecimiento.

Por el apresuramiento seguido para sacar de casa los cadáveres por razón de higiene era más fácil cometer la equivocación de tomar por una muerte cierta la que solo era aparente. Muchas veces se presentaban los enterradores con el coche mortuorio en casa del colérico varias veces antes de que falleciera el enfermo.

También se prohibía el enterramiento de los que morían de cólera en nichos y panteones de propiedad particular, con lo que se producían muchas protestas, pues constituía un ataque a la propiedad privada.

La profundidad de los hoyos comunes distaba mucho de reunir las condiciones que las leyes de sanidad exigían.[260]

En una sesión del Ayuntamiento, el concejal Eliseo Soler (médico) expuso a la consideración del Ayuntamiento algunos abusos que se cometían en el cementerio, como era el entierro de los cadáveres sin orden del juez municipal y sin estar depositados las veinticuatro horas que disponía la Ley del Registro Civil y el reglamento del cementerio; y estas infracciones estaban castigadas por otra ley y por el Código Penal. Tampoco se giraba la visita diaria al cementerio

258. *La Provincia*, 23/07/1885.
259. *La Provincia*, 9/07/1885.
260. *La Provincia*, 16/07/1885.

según exigía el reglamento, para lo cual era necesario establecer turno entre los concejales, y, por último, el concejal Soler añadió que no se registraba la cantidad de cadáveres que se enterraban al día.

La Corporación, oídos otros concejales, acordó que se visitara diariamente el cementerio para vigilar el cumplimiento de las leyes y del reglamento; que se permitiera la inhumación en panteones y nichos, y que no se hiciera ningún depósito de cadáveres hasta las veinticuatro horas de haber fallecido.[261]

6.5. *Estudio estadístico de la transmisión del cólera en la ciudad de Castellón de la Plana*

Los primeros casos de la enfermedad en la ciudad de Castellón de la Plana aparecieron en la segunda quincena del mes de junio. Las estadísticas que daban la *Gaceta de Madrid*, el *Boletín Oficial de la Provincia* y el Registro Civil, reflejan mucha confusión, pues no coinciden en el número de invasiones y defunciones:

TABLA 15. INVASIONES Y DEFUNCIONES DEL CÓLERA EN LA SEGUNDA QUINCENA DE JUNIO

	Gaceta de Madrid		*Boletín Oficial*		*Registro Civil*
Dia	*Invasiones*	*Defunciones*	*Invasiones*	*Defunciones*	*Defunciones*
19	6	4	2	0	0
20	6	3	5	5	3
21	6	0	0	0	3
22	6	0	0	0	0
23	7	3	7	3	2
24	3	6	3	6	6

261. *La Provincia*, 23/07/1885.

	Gaceta de Madrid		*Boletín Oficial*		*Registro Civil*
Dia	*Invasiones*	*Defunciones*	*Invasiones*	*Defunciones*	*Defunciones*
25	1	2	1	2	2
26	6	0	6	0	0
27	6	0	3	0	0
28	4	2	4	1	1
29	7	7	7	7	4
30	4	2	4	2	3
Total	*50*	*29*	*45*	*45*	*24*

Fuente: *Revista Médico-farmacéutica*, 17/07/1885, pp. 113-121

Según los datos publicados en la prensa, el número de fallecimientos no era suficiente para declarar la epidemia en una población de 30.000 almas.

La estadística por sexo, edad y profesión de los fallecimientos por cólera en este periodo arrojaba los siguientes datos:[262]

TABLA 16. ESTADÍSTICA POR SEXO, EDAD Y PROFESIÓN DE LOS FALLECIMIENTOS POR CÓLERA EN LA SEGUNDA QUINCENA DE JUNIO

Días	*Sexo*	*Edad*	*Profesión*	*Diagnóstico*
20	Hembra	*44*		Cólera morbo
"	"	"		Enfermedad reinante en el hospital de coléricos
"	"	*13*		Enfermedad reinante en el hospital de coléricos
21	Varón	*66*	Labrador	Cólera morbo
"	"	*18*	Jornalero	Enfermedad reinante en el hospital de coléricos
"	"	*12*	"	Enfermedad reinante en el hospital de coléricos
22	"	"	"	Enfermedad reinante en el hospital de coléricos
23	"	*50*	"	Cólera morbo.

262. *Revista Médico-farmacéutica*, 17/07/1885, pp. 113-121

TABLA 16 (CONTINUACIÓN)

Días	*Sexo*	*Edad*	*Profesión*	*Diagnóstico*
"	"	*35*	Labrador	Enfermedad reinante en el hospital de coléricos
24	Hembra	*65*		Cólera morbo esporádico
"	"	*35*		Cólera morbo
"	"	*56*		Cólera morbo
"	"	*50*		Cólera esporádico
"	"	*12*		Cólera morbo
"	"	*73*	Pastor	Cólera morbo epidémico
25	Varón	*46*	Labrador	Cólera esporádico
"	Hembra	*28*		Cólera morbo
26	"	"		Cólera morbo
27	"	"		Cólera morbo
28	Varón	*56*	"	Cólera morbo asiático
29	"	*30*	Sangrador	Cólera
"	Hembra	*56*		Cólera morbo asiático
"	Varón	*38*	Jornalero	Cólera, por referencias de la familia y por las señales exteriores del cadáver
"	Hembra	*50*		Cólera morbo
30	"	*56*		Cólera morbo asiático
"	Varón	*38*	Labrador	Cólera a juzgar por los signos exteriores y antecedentes dados por la familia
"	"	*50*	Jornalero	Cólera morbo

Fuente: *Revista Médico-farmacéutica*, 17/07/1885, pp. 113-121

Las invasiones y defunciones ocasionadas en el primer decenio de julio eran las siguientes, según los datos publicados por la *Revista Médico-farmacéutica* recogidos de la *Gaceta*, el *Boletín Oficial* y el Registro Civil:[263]

263. *Revista Médico-farmacéutica*, 17/07/85, pp. 113-115

TABLA 17. INVASIONES Y DEFUNCIONES OCASIONADAS EN EL PRIMER DECENIO DE JULIO

	Gaceta de Madrid		*Boletín Oficial*		*Registro Civil*
Julio	*Invasiones*	*Defunciones*	*Invasiones*	*Defunciones*	*Defunciones*
1	5	2	5	2	1
2	4	3	4	3	2
3	"	1	"	1	"
4	4	1	4	1	6
5	5	3	5	3	3
6	7	6	7	6	4
7	6	2	6	2	3
8	15	5	15	5	5
9	"	"	6	6	5
10	13	5	15	5	4
Total	*59*	*28*	*67*	*34*	*33*

Fuente: *Revista Médico-farmacéutica*, 17/07/1885, pp. 113-115

Los datos referentes a la población fallecida por cólera aparecen en la tabla siguiente:

TABLA 18. ESTADÍSTICA POR SEXO, EDAD Y PROFESIÓN DE LOS FALLECIMIENTOS POR CÓLERA EN EL PRIMER DECENIO DE JULIO

Días	*Sexo*	*Edad*	*Profesión*	*Diagnóstico*
1	Varón	66		Cólera
2	"	10		Cólera morbo
"	"	44	Labrador	Cólera morbo
3	"	"	"	Cólera morbo
4	"	"	"	Cólera morbo asiático
"	Hembra	43		Cólera morbo
"	Varón	34	Labrador	Cólera morbo asiático
"	"	70	Albañil	Cólera morbo asiático

TABLA 18 (CONTINUACIÓN)

Días	*Sexo*	*Edad*	*Profesión*	*Diagnóstico*
"	"	48	Labrador	Enfermedad sospechosa
"	"	23	"	Cólera
5	"	9	"	Cólera morbo asiático
"	"	64	"	Cólera morbo asiático
"	"	24	"	Cólera morbo asiático
6	Hembra	46		Cólera morbo asiático
"	"	3		Cólera morbo
"	Varón	79	Labrador	Cólera morbo
"	"	7	"	Cólera morbo asiático
7	Hembra	65		Cólera morbo
"	Varón	32	Labrador	Cólera morbo asiático
"	Hembra	34		Cólera morbo asiático
8	Varón	16	Labrador	Cólera morbo
"	"	10	"	Cólera morbo asiático
"	"	35	"	Cólera morbo asiático
"	"	52	"	Cólera morbo
"	Hembra	42		Cólera morbo asiático
9	Varón	43	Labrador	Cólera morbo epidémico
"	Hembra	48		Cólera morbo
"	"	50		Cólera morbo
"	"	60		Cólera
"	"	37		Cólera morbo epidémico
10	"	60		Cólera
"	"	50		Cólera morbo
"	"	48		Cólera morbo
"	Varón	"	Labrador	Cólera morbo epidémico

Fuente: *Revista Médico-farmacéutica*, 17/07/1885, pp. 113-115

Si comparamos los datos de la primera decena de julio con los referentes a los últimos quince días de junio, podemos comprobar que los casos de cólera aumentaron en Castellón. Y como se ve afectaron a la clase humilde de la ciudad.

En la segunda decena de julio las defunciones se incrementaron el doble, según arrojan los datos publicados en prensa:[264]

TABLA 19. INVASIONES Y DEFUNCIONES OCASIONADAS EN EL SEGUNDO DECENIO DE JULIO

	Gaceta de Madrid		*Boletín Oficial*		*Registro civil*
Julio	*Invasiones*	*Defunciones*	*Invasiones*	*Defunciones*	*Defunciones*
11	"	"	8	8	10
12	"	"	9	3	3
13	"	"	13	8	6
14	15	6	15	6	8
15	15	9	15	9	6
16	13	7	13	7	10
17	9	7	9	7	3
18	6	4	6	4	7
19	5	3	8	3	2
20	12	9	12	9	9
Total	*75*	*45*	*108*	*64*	*64*

Fuente: *Revista Médico-farmacéutica*, 27/07/1885, pp. 129-131

TABLA 20. ESTADÍSTICA POR SEXO, EDAD Y PROFESIÓN DE LOS FALLECIMIENTOS POR CÓLERA

Días	*Sexo*	*Edad*	*Profesión*	*Diagnóstico*
11	Hembra	19		Cólera morbo asiático
"	Varón	24		Cólera
"	Hembra	2		Cólera morbo epidémico
"	Varón	32	Labrador	Cólera morbo
"	Hembra	45		Cólera morbo asiático

264. *Revista Médico-farmacéutica*, 27/07/85, pp. 129-131

Tabla 20 (continuación)

Días	*Sexo*	*Edad*	*Profesión*	*Diagnóstico*
"	Varón	25	Labrador	Cólera morbo asiático
"	Hembra	45		Cólera morbo asiático
"	Varón	50	Labrador	Cólera morbo
"	Hembra	32		Cólera
"	"	28		Cólera complicado con fiebre tifoidea
12	"	45		Cólera indiano
"	Varón	6		Cólera morbo asiático
"	"	6		Cólera
13	Hembra	76		Cólera morbo asiático.
"	"	27		Cólera morbo asiático
"	"	46		Cólera morbo
"	Varón	60	Labrador	Cólera
"	"	67	"	Cólera
"	Hembra	55		Cólera morbo
14	"	66		Cólera morbo asiático
"	"	41		Cólera
"	"	48		Cólera morbo asiático
"	Varón	30	Curtidor	Cólera morbo asiático
"	"	5		Cólera morbo asiático
"	"	25	Jornalero	Cólera morbo
"	"	43	Labrador	Cólera morbo
"	"	36	"	Cólera morbo
15	Hembra	50		Cólera morbo asiático
"	"	42		Sin asistencia y al parecer cólera
"	"	50		Cólera morbo
"	"	60		Cólera morbo
"	Varón	2		Cólera morbo
"	"	48	Labrador	Cólera morbo
16	"	20	"	Cólera morbo
"	Hembra	78		Cólera morbo epidémico

TABLA 20 (CONTINUACIÓN)

Días	*Sexo*	*Edad*	*Profesión*	*Diagnóstico*
"	"	50		Cólera morbo asiático
"	Varón	3		Cólera morbo asiático
"	Hembra	31		Cólera morbo asiático
"	"	34		Cólera morbo asiático
"	Varón	48	Jornalero	Cólera morbo asiático
"	Hembra	21		Cólera
"	"	18		Cólera morbo epidémico
"	"	15		Cólera morbo
17	Varón	60	Labrador	Cólera morbo
"	Hembra	2		Cólera morbo asiático
"	"	60		Cólera morbo
18	"	35		Cólera
"	Varón	38	D.e consumos	Cólera morbo asiático
"	"	7		Cólera
"	"	60	Labrador	Cólera morbo asiático
"	"	18	Albañil	Cólera morbo
"	Hembra	40		Cólera morbo asiático
"	"	59		Cólera morbo asiático
19	"	84		Cólera morbo asiático
"	"	8 ms.		Cólera morbo asiático
20	Varón	13	Labrador	Cólera
"	Hembra	70		Cólera morbo
"	Varón	43	Empleado	Cólera
"	Hembra	25		Cólera morbo asiático
"	"	32		Cólera morbo asiático
"	Varón	20	Jornalero	Cólera morbo
"	Hembra	66		Cólera morbo
"	"	28		Cólera morbo asiático
"	"	77		Cólera indiano

Fuente: *Revista Médico-farmacéutica*, 27/07/1885, pp. 129-131

La enfermedad se presentaba con manifestaciones diversas que la alejaban del carácter típico con que hasta la fecha se la conocía; sin embargo, no era menos mortífera que en epidemias anteriores.

La epidemia en el último decenio de julio no aumentó, pues el número de defunciones no era mucho mayor que en los días anteriores.[265]

Los datos que corresponden a la incidencia de la epidemia del 21 al 31 de julio se pueden observar en las siguientes tablas:

TABLA 21. INVASIONES Y DEFUNCIONES OCASIONADAS EN EL TERCER DECENIO DE JULIO

	Gaceta de Madrid		*Boletín Oficial*		*Registro Civil*
Días	*Invasiones*	*Defunciones*	*Invasiones*	*Defunciones*	*Defunciones*
21	8	7	8	7	8
22	"	"	4	3	3
23	11	4	11	4	1
24	15	6	15	6	10
25	22	2	22	2	4
26	15	10	15	10	7
27	20	5	20	5	6
28	16	9	16	9	9
29	9	8	9	10	5
30	16	7	16	7	6
31	21	13	21	13	13
Total	*153*	*71*	*155*	*80*	*72*

Fuente: *Revista Médico-farmacéutica*, 7/08/1885, pp. 145-147

265. *Revista Médico-farmacéutica*, 7/08/1885, pp. 145-147

Tabla 22. Estadística por sexo, edad y profesión de los fallecimientos por cólera en el tercer decenio de julio

Días	*Sexo*	*Edad*	*Profesión*	*Diagnóstico*
21	Hembra	32		Cólera asfíctico
"	Varón	18 meses		Cólera morbo asiático
"	Hembra	30		Cólera morbo asiático
"	"	40		Cólera morbo epidémico
"	Varón	32		Cólera morbo epidémico
"	"	25	Albañil	Cólera morbo
"	Hembra	70		Cólera morbo asiático
"	"			Cólera morbo epidémico
22	Varón	77	Labrador	Cólera
"	"	7		Cólera asfíctico
"	"	45	Alpargatero	Cólera morbo asiático
23	"	40		Cólera morbo asiático
24	Hembra	15		Cólera morbo
"	Varón	18		Cólera complicado con fiebre tifoidea
"	"	36	Labrador	Cólera
"	"	45		Cólera morbo
"	Hembra	14		Cólera morbo
"	Varón	5		Cólera morbo asiático
"	Hembra	38		Cólera morbo asiático
"	"	40		Cólera morbo
"	Varón	61	Pastor	Cólera morbo asiático
"	"	50	Labrador	Cólera morbo
25	Hembra	32		Cólera morbo asiático
"	Varón	37	Comerciante	Cólera morbo asiático
"	"	28	Labrador	Cólera morbo asiático

TABLA 22 (CONTINUACIÓN)

Días	*Sexo*	*Edad*	*Profesión*	*Diagnóstico*
“	“	36	Alpargatero	Cólera morbo asiático
26	“	46	Fabricante	Cólera morbo epidémico
“	Hembra	60		Sin asistencia y a juzgar por signos, CMA
“	“	2		Cólera morbo asiático
“	“	4		Cólera morbo
“	Varón	60	Labrador	Cólera morbo asiático
“	Hembra	3		Cólera morbo
“	“	65		Cólera morbo
27	Varón	74		Cólera morbo asiático
“	Hembra	2		Cólera morbo asiático
“	Varón	49	Sastre	Cólera morbo asiático
“	Hembra	80		Cólera morbo asiático
“	“	75		Cólera morbo asiático
“	“	46		Cólera por falta de asistencia facultativa
28	“	60		Cólera morbo epidémico
“	“	3		C. por faltar a las prescripciones facultativas
“	“	76		Cólera morbo asiático
“	Varón	39		Cólera asfíxico
“	Hembra	16		Cólera por falta de asistencia facultativa
“	Varón	50	Capitán	Cólera morbo fulminante
“	Hembra	70		Cólera
“	Varón	2		Cólera morbo asiático
“	Hembra	45		Cólera morbo.
29	“	44		Cólera morbo
“	“	14		Cólera morbo asiático
“	“	64		Cólera morbo asiático
“	“	11		Cólera morbo

TABLA 22 (CONTINUACIÓN)

Días	*Sexo*	*Edad*	*Profesión*	*Diagnóstico*
"	"	16		Cólera morbo
30	"	65		Cólera morbo
"	Varón	3		Cólera morbo
"	Hembra	22		Cólera morbo asiático
"	Varón	11		Cólera morbo
"	"	9	Jornalero	Cólera morbo
"	Hembra	28	Modista	Cólera morbo asiático
31	"	6		Cólera morbo
"	"	60		Cólera morbo
"	Varón	10		Cólera morbo asiático
"	"	53	Alpargatero	Cólera morbo epidémico
"	Hembra	47		Cólera
"	Varón	19	Barbero	Cólera morbo
"	Hembra	18		Cólera
"	"	20		Cólera morbo asiático
"	"	3		Cólera morbo asiático
"	"			Cólera morbo asiático
"	Varón	40		Cólera morbo
"	Hembra	7		Cólera morbo
"	"	7		Cólera morbo

Fuente: Fuente: *Revista Médico-farmacéutica*, 7/08/1885, pp. 145-147

Los datos que corresponden al decenio del 1 al 10 de agosto, siempre extraídos de las publicaciones de la prensa que hacen referencia a las instituciones oficiales, figuran en las tablas siguientes:[266]

266. *Revista Médico-farmacéutica*, 17/08/85, pp. 161-163

TABLA 23. INVASIONES Y DEFUNCIONES OCASIONADAS EN EL PRIMER DECENIO DE AGOSTO

	Gaceta de Madrid		*Boletín Oficial*		*Registro Civil*
Días	*Invasiones*	*Defunciones*	*Invasiones*	*Defunciones*	*Defunciones*
1	13	7	13	7	11
2	7	6	7	6	7
3	14	5	14	5	3
4	14	12	14	12	8
5	10	6	10	6	8
6	10	7	10	7	7
7	14	4	14	4	5
8	10	7	10	7	5
9	5	4	5	4	4
10	9	3	9	3	8
Total	*106*	*61*	*106*	*61*	*66*

Fuente: *Revista Médico-farmacéutica*, 17/08/1885, pp. 161-163

TABLA 24. ESTADÍSTICA POR SEXO, EDAD Y PROFESIÓN DE LOS FALLECIMIENTOS POR CÓLERA EN EL PRIMER DECENIO DE AGOSTO

Días	*Sexo*	*Edad*	*Profesión*	*Diagnóstico*
1	Varón	33	Sereno	Cólera
"	"	40		Cólera asfíctico.
"	"	54		Cólera morbo asiático
"	"	35	Zapatero	Cólera morbo
"	"	20		Cólera
"	"	5		Cólera morbo asiático
"	Hembra	2		Cólera morbo asiático
"	"	24	Pescadera	Cólera morbo asiático según antecedentes
"	"	2		Cólera morbo
"	Varón	67	Jornalero	Cólera morbo
"	Hembra	28		Cólera morbo

TABLA 24 (CONTINUACIÓN)

Días	*Sexo*	*Edad*	*Profesión*	*Diagnóstico*
2	"	60		Cólera morbo asiático
"	"	42		Cólera morbo asiático
"	Varón	11		Cólera
"	Hembra	76		Cólera morbo
"	Varón	20	Cortante	Cólera morbo asiático
"	"	60		Cólera azul
"	"	54	Jornalero	Cólera morbo.
3	"	2		Cólera morbo
"	"	28		Cólera morbo asiático
"	Hembra	3		Cólera morbo
4	Varón	29		Cólera morbo
"	Hembra	71		Cólera
"	Varón	76	Labrador	Cólera morbo
"	Hembra	7		Cólera morbo epidémico
"	"	56		Cólera
"	"	40		Cólera morbo
"	Varón	34	Alpargatero	Cólera morbo asiático
"	Hembra	54		Cólera morbo.
5	"	54	Monja	Cólera morbo
"	"	75		Cólera morbo asiático
"	"	60		Cólera morbo epidémico
"	"	50		Cólera morbo
"	"	58		Cólera morbo epidémico
"	Varón	37	Soguero	Cólera morbo epidémico
"	Hembra	40		Cólera morbo asiático
"	"	6		Cólera morbo asiático
6	Varón	40	Alpargateo	Calentura tifoidea consecutiva al cólera
"	"	3		Cólera morbo asiático
"	"	40	Jornalero	Cólera
"	Hembra	13		Cólera morbo asiático

TABLA 24 (CONTINUACIÓN)

Días	*Sexo*	*Edad*	*Profesión*	*Diagnóstico*
"	"	23		Cólera morbo
"	"	19		Cólera morbo
"	"	22		Cólera morbo asiático
7	"	10		Cólera morbo asiático
"	Varón	52	Labrador	Cólera morbo
"	Hembra	52		Cólera morbo asiático
"	"	72		Cólera morbo asiático
"	"	56		Cólera morbo
8	"	24		Cólera morbo
"	"	28		Cólera morbo asiático
"	"	2		Cólera morbo asiático
"	Varón	28	Labrador	Cólera morbo asiático
"	"	60	"	Cólera morbo
9	Hembra	46		Cólera morbo epidémico
"	"			Cólera morbo
"	Varón	29	Soguero	Cólera
"	"	50	Labrador	Cólera
10	"	60	"	Cólera morbo epidémico
"	Hembra	72		Cólera
"	Varón	63	Tejedor	Cólera
"	"	55	Labrador	Cólera morbo
"	Hembra	2		Cólera morbo
"	"	10		Cólera morbo asiático
"	Varón	50	Labrador	Cólera morbo asiático
"	Hembra	33		Cólera morbo

Fuente: *Revista Médico-farmacéutica*, 17/08/1885, pp. 161-163

En la segunda decena del mes de agosto, la epidemia decreció de una manera notable.

Según la prensa, las buenas condiciones higiénicas de la población, los auxilios de todas clases prestados a la clase proletaria y los socorros a los enfermos fueron la causa de que la enfermedad no se cebase en Castellón de la Plana tanto como en otras poblaciones vecinas.[267]

Los datos referentes al periodo entre el 11 y el 20 de agosto fueron:

TABLA 25. INVASIONES Y DEFUNCIONES OCASIONADAS EN EL SEGUNDO DECENIO DE AGOSTO

	Gaceta de Madrid		*Boletín Oficial*		*Registro Civil*
Días	*Invasiones*	*Defunciones*	*Invasiones*	*Defunciones*	*Defunciones*
11	4	"	4	"	5
12	4	2	4	2	2
13	8	6	8	6	6
14	3	1	3	1	1
15	5	4	5	4	4
16	2	"	2	"	"
17	4	3	4	3	3
18	"	2	"	2	2
19	2	"	2	"	"
20	4	3	4	3	3
Total	*36*	*21*	*36*	*21*	*26*

Fuente: *Revista Médico-farmacéutica*, 27/08/1885, pp. 177-178

La estadística por sexo, edad y profesión de los fallecimientos por cólera en este periodo arrojaba los siguientes datos publicados en prensa:[268]

267. *Revista Médico-farmacéutica*, 27/08/1885, pp. 177-178
268. *Ibidem.*

Tabla 26. Estadística por sexo, edad y profesión de los fallecimientos por cólera en el segundo decenio de agosto

Días	*Sexo*	*Edad*	*Profesión*	*Diagnóstico*
11	Varón	66	Jornalero	Cólera morbo
"	Hembra	9		Cólera morbo
"	"	30		Cólera morbo
"	Varón	25		Cólera morbo asiático
"	"	36	Labrador	Cólera
12	Hembra	30		Cólera morbo
"	"	66		Cólera morbo asiático
13	"	34		Cólera morbo
"	"	76		Cólera morbo asiático
"	"	25		Cólera morbo asiático
"	"	26		Cólera morbo
14	"	34		Cólera morbo epidémico
"	Varón	56	Escultor	Cólera morbo epidémico
"	Hembra	50		Cólera morbo epidémico
15	Varón	15		Cólera morbo asiático
"	"	31	Empleado	Cólera indiano
"	Hembra	5		Cólera morbo asiático
16	"	66		Cólera morbo asiático
17	"	"		Cólera morbo asiático
18	"	"		Cólera morbo asiático
19	"	"		Cólera morbo asiático
20	Varón	1		Cólera infantil
"	"	51		Cólera
"	"	50		Cólera morbo asiático
"	Hembra	78		Cólera asiático

Fuente: *Revista Médico-farmacéutica*, 27/08/1885, pp. 177-178

A mediados de agosto, a pesar del descenso considerable del número de casos, en el mercado de la ciudad se prohibió la venta de algunas frutas como el melón y la uva. Se suprimieron los cordones y los lazaretos; solo quedaba el aislamiento «en simulacro», contra el cual se pronunciaron algunos concejales del Ayuntamiento, incluso aquellos que más confianza tuvieron en la virtud profiláctica del procedimiento.

La *Gaceta de Madrid* y el *Boletín Oficial de la Provincia de Castellón*, desde el día 24 de agosto omitían dar cuenta de las invasiones y defunciones, únicamente en el Registro Civil figuran defunciones por cólera en los días 25, 27, 29 y 31, según se puede ver en la tabla siguiente:[269]

Tabla 27. Invasiones y defunciones ocasionadas en el tercer decenio de agosto

	Gaceta de Madrid		*Boletín Oficial*		*Registro Civil*
Días	*Invasiones*	*Defunciones*	*Invasiones*	*Defunciones*	*Defunciones*
20	4	3	4	3	“
21	“	2	“	2	2
22	“	“	“	“	“
23	2	“	2	“	“
24	“	“	“	“	“
25	“	“	“	“	5
26	“	“	“	“	“
27	“	“	“	“	1
28	“	“	“	“	“
29	“	“	“	“	3
30	“	“	“	“	“
31	“	“	“	“	1
Total	*6*	*5*	*6*	*5*	*12*

Fuente: *Revista Médico-farmacéutica*, 7/09/1885, pp. 193-194

269. *Revista Médico-farmacéutica*, 7/09/1885, pp. 193-194

Tabla 28. Estadística por sexo, edad y profesión de los fallecimientos por cólera en el tercer decenio de agosto

Días	*Sexo*	*Edad*	*Profesión*	*Diagnóstico*
21	Hembra	66		Cólera morbo
"	"	15		Cólera morbo
25	"	44		Cólera morbo
"	"	16		Cólera morbo asiático
"	Varón	35	Militar	Cólera morbo asiático
"	Hembra	67		Cólera morbo
"	"	38		Cólera morbo asiático
27	"	7		Cólera morbo asiático
29	"	22		Cólera morbo asiático
"	"	59		Cólera morbo
"	"	66		Cólera
31	"	36		Cólera

Fuente: *Revista Médico-farmacéutica*, 7/09/1885, pp. 193-194

En septiembre se considera terminada la epidemia en Castellón de la Plana.

La *Revista Médico-farmacéutica* publicó algunos datos (tablas 20, 21, 22) de la epidemia en la ciudad de Castellón de la Plana, «no entreteniéndonos en trabajos de alcance estadístico, por creer que la escrupulosidad en aquellos deja algo que desear».[270]

270. *Revista Médico-farmacéutica*, 7/10/1885, pp. 242-244.

Tabla 29. Evolución de la epidemia en Castellón de la Plana

	Junio		*Julio*		*Agosto*			*Junio*		*Julio*		*Agosto*	
Días	*I*	*D*	*I*	*D*	*I*	*D*	*Días*	*I*	*D*	*I*	*D*	*I*	*D*
1	"	"	5	2	13	7	17	"	"	9	7	4	3
2	"	"	4	3	7	6	18	"	"	6	4	"	2
3	"	"	"	2	14	3	19	3	"	8	3	2	"
4	"	"	4	1	14	13	20	4	5	12	9	4	3
5	"	"	5	3	10	6	21	4	2	8	7	"	2
6	"	"	7	6	10	7	22	"	"	4	4	"	"
7	"	"	6	2	14	4	23	7	3	12	4	"	"
8	"	"	15	4	10	7	24	3	6	15	6	"	"
9	"	"	6	6	5	4	25	1	2	22	5	"	"
10	"	"	13	5	9	8	26	6	"	15	11	"	"
11	"	"	8	8	5	1	27	3	"	20	5	"	"
12	"	"	9	2	4	2	28	4	2	16	9	3	3
13	"	"	13	8	8	6	29	4	7	9	10	"	"
14	"	"	15	6	3	1	30	4	2	16	7	"	"
15	"	"	15	9	5	3	31	"	"	21	13	"	"
16	"	"	13	7	2	"	*Total*	*43*	*29*	*330*	*178*	*148*	*93*

Fuente: *Revista Médico-farmacéutica*, 7/10/1885, pp. 242-244

TABLA 30. INVASIONES Y DEFUNCIONES POR ESTADO CIVIL DE LOS AFECTADOS

		Casados			*Viudos*			*Solteros*			
		V	*H*	*Total*	*V*	*H*	*Total*	*V*	*H*	*Total*	*Totales*
Invasiones	Junio	12	9	21	1	6	7	8	7	15	43
	Julio	50	85	135	10	34	44	70	81	151	330
	Agosto	24	34	62	5	23	28	14	44	58	148
	Total	*86*	*132*	*218*	*16*	*63*	*79*	*92*	*132*	*224*	*521*
Defunciones	Junio	8	7	15	1	5	6	4	6	10	31
	Julio	33	48	81	8	22	30	37	37	74	185
	Agosto	16	20	36	4	16	20	7	21	28	84
	Total	*57*	*75*	*132*	*13*	*43*	*56*	*48*	*64*	*112*	*300*
Curaciones	Junio	4	2	6	0	1	1	4	1	5	12
	Julio	17	37	54	2	12	14	33	44	77	145
	Agosto	8	18	26	1	7	8	7	23	30	64
	Total	*29*	*57*	*80*	*3*	*20*	*23*	*44*	*68*	*112*	*221*

Fuente: *Revista Médico-farmacéutica*, 7/10/1885, pp. 242-244

Como se observa, había más invasiones en las mujeres que en los hombres:

— Entre los casados: 132 invasiones de mujeres, frente a 86 de varones.
— Entre los viudos: 63 de mujeres, frente a 16 de varones.
— Entre los solteros: 132 mujeres, frente a 92 varones.
— También había más muertes de mujeres que de varones:
— Casados: 75 mujeres, frente a 57 varones.
— Viudos: 43 mujeres, frente a 13 varones.
— Solteros: 64 mujeres, frente a 48 varones.
— Sin embargo, había más curaciones en mujeres que en hombres:
— Casados: 57 mujeres, frente a 29 varones.
— Viudos: 20 mujeres, frente a 3 varones.
— Solteros: 68 mujeres, frente a 44 varones.

Nuestra hipótesis es que al ser la mujer la que hacía de cuidadora y de enfermera, estaba más expuesta al germen colérico, que el hombre

Por otra parte, si nos fijamos en la edad del cuadro siguiente, la franja más afectada era la comprendida entre cuarenta y los sesenta años; seguida de los veinticinco a cuarenta años, y después, menores de quince años.

Las personas de veinticinco a cuarenta, y de cuarenta a sesenta eran gente que trabajaba en su mayoría en el campo, quienes no observaban una estricta higiene en el agua que bebían ni en los alimentos que tomaban.

TABLA 31. INVASIONES, DEFUNCIONES Y CURACIONES POR EDADES

	Meses	*Menores de 15 años*	*De 15 a 25 años*	*De 25 a 40 años*	*De 40 a 60 años*	*De más de 60 años*	*Totales*
Invasiones	Junio	5	7	11	16	4	43
	Julio	89	41	78	79	43	330
	Agosto	28	20	37	41	22	148
	Total	*122*	*68*	*126*	*136*	*69*	*521*
Defunciones	Junio	3	5	7	12	4	31
	Julio	43	20	39	49	34	185
	Agosto	16	8	20	23	17	84
	Total	*62*	*33*	*66*	*84*	*55*	*300*
Curaciones	Junio	2	2	4	4	55	12
	Julio	46	21	39	30	9	145
	Agosto	16	35	17	18	5	64
	Total	*64*	*58*	*60*	*52*	*14*	*221*

Fuente: *Revista Médico-farmacéutica*, 7/10/1885 pp. 242-244

A mediados de septiembre ya nadie se acordaba del cólera; los ácidos y el láudano y cuantas sustancias se conservaban como talismán que había de proteger las vidas de los ciudadanos, fueron retirados por inservibles.

6.6. *Estudio comparativo de la epidemia de cólera de 1885 en la ciudad de Castellón de la Plana y provincia*

A continuación, hemos elaborado las gráficas de la evolución del cólera en Castellón de la Plana y en los pueblos de la provincia, según los datos que figuran en el *Boletín Oficial de la Provincia de Castellón*, desde el 24 de junio de 1885.[271]

En la gráfica 1 observamos que las invasiones, en Castellón de la Plana, comienzan el día 19 de junio sin ninguna defunción, aumentando el día 20 con cinco invasiones y cinco defunciones, y siendo el día de mayor incidencia el 29 de junio con siete invasiones y siete defunciones. En total hubo en el mes de junio cuarenta y dos invasiones y veintisiete defunciones.

Desde el 16 al 28 de julio no figuran en el *Boletín Oficial de la Provincia de Castellón* las invasiones y defunciones, esto puede ser porque no se informara al gobernador civil de la marcha de la enfermedad en esos días. En total, en el mes de julio hubo ciento setenta y una invasiones y noventa y ocho defunciones.

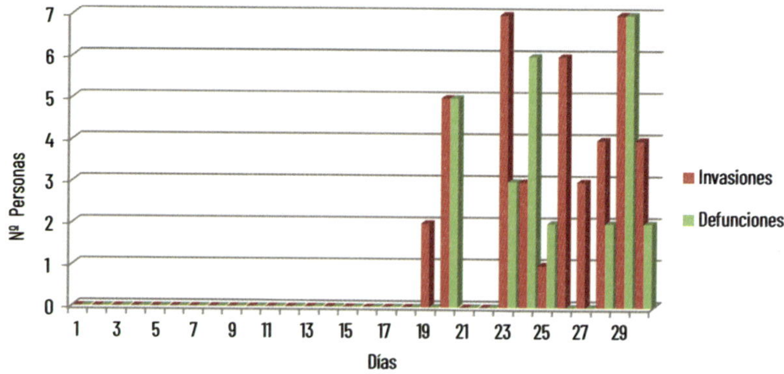

Gráfica 31. Cólera en Castellón de la Plana. Junio de 1885. Fuente: *Boletín Provincial de la Provincia de Castellón*. 1885. Elaboración propia

271. *BOPCS*, 1885.

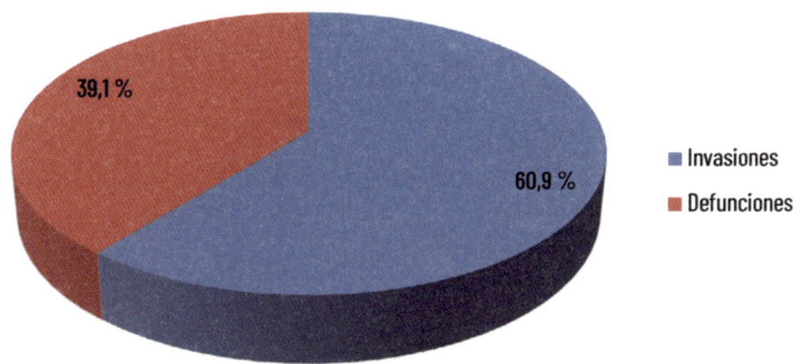

Gráfica 32. Porcentaje total de invasiones y defunciones por cólera en Castellón de la Plana. Junio de 1885. Fuente: *Boletín Oficial de la Provincia de Castellón*. 1885. Elaboración propia

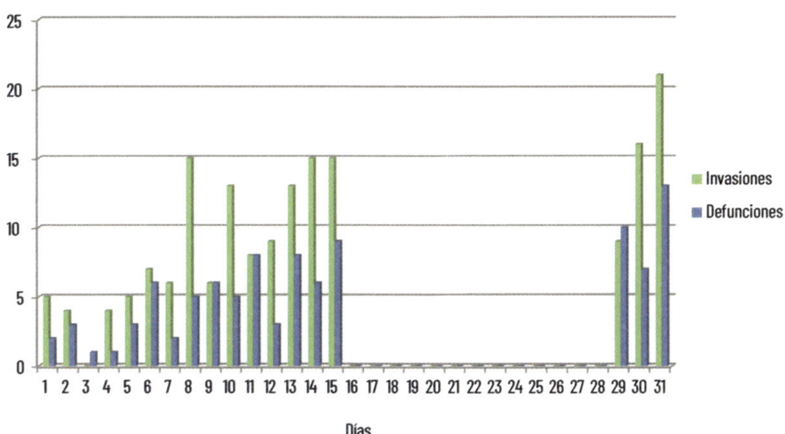

Gráfica 33. Cólera en Castellón de la Plana. Julio de 1885. Fuente: *Boletín Oficial de la Provincia de Castellón*. 1885. Elaboración propia

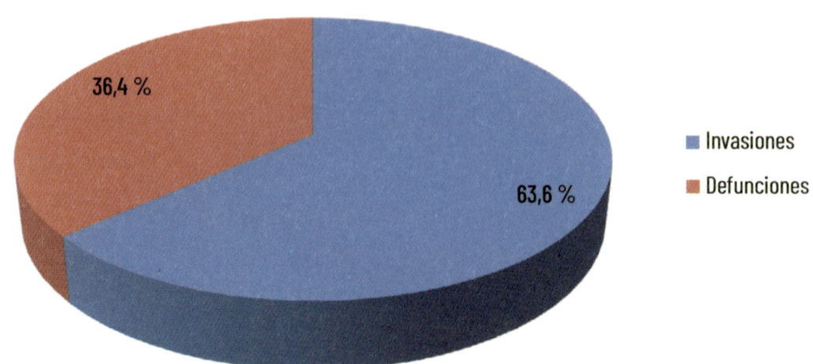

Gráfica 34. Porcentaje total de invasiones y defunciones por cólera en Castellón de la Plana. Julio de 1885. Fuente: *Boletín Oficial de la Provincia de Castellón*. 1885. Elaboración propia

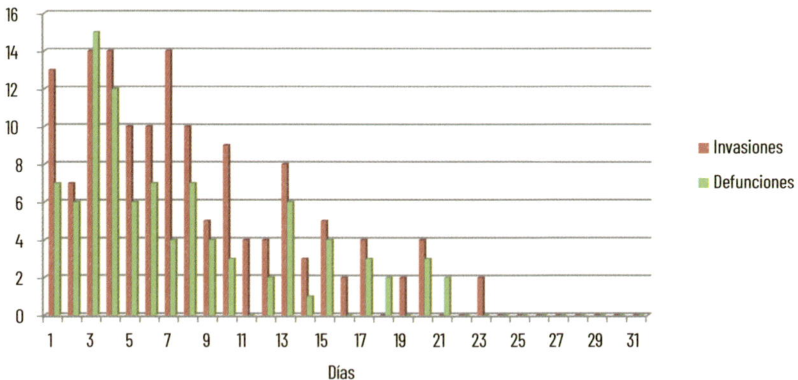

Gráfica 35. Cólera en Castellón de la Plana. Agosto de 1885. Fuente: *Boletín Oficial de la Provincia de Castellón*. Elaboración propia

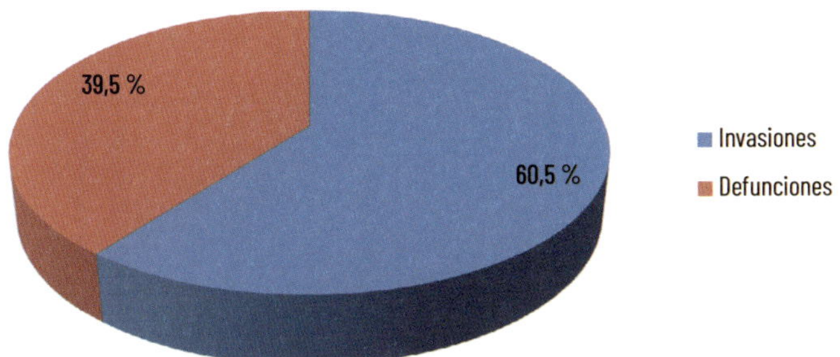

Gráfica 36. Porcentaje total de invasiones y defunciones por cólera en Castellón de la Plana. Agosto de 1885. Fuente: *Boletín Oficial de la Provincia de Castellón*. Elaboración propia

El 17 de septiembre, tras un periodo de más de veinte días sin que ocurriese novedad en Castellón, el gobernador Eduardo Fernández de la Roda, declara libre de la epidemia la ciudad.[272]

Castellón tuvo en total trescientas cincuenta y siete invasiones y doscientas diecinueve defunciones entre junio, julio y agosto.

Si comparamos la ciudad de Castellón de la Plana con otras poblaciones importantes de la provincia que se vieron afectadas por la epidemia, obtenemos las siguientes gráficas que recogen el número de defunciones (gráfica 37).

Vila-real fue la población donde más defunciones hubo (455), seguida de Vinaròs, Nules, Borriana, Castellón de la Plana y L'Alcora (todas por encima de 200 defunciones) (gráfica 38).

272. *bop*, 18/09/1885.

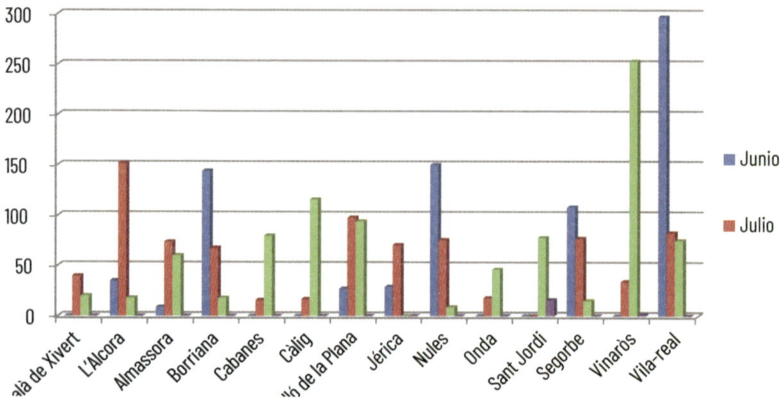

Gráfica 37. Defunciones por causa del cólera en 1885. Gráfica comparativa de la incidencia en algunos pueblos de la provincia de Castellón. Fuente: *Boletín Oficial de la Provincia de Castellón*. Elaboración propia

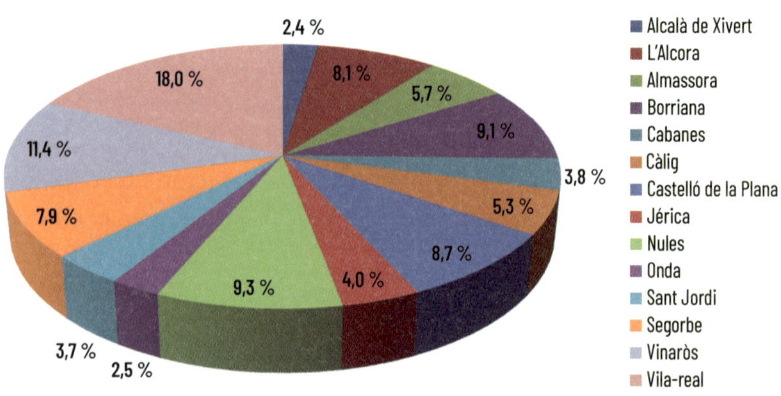

Gráfica 38. Porcentaje de defunciones por causa del cólera en algunos pueblos de la provincia de Castellón. Fuente: *Boletín Oficial de la Provincia de Castellón*. 1885. Elaboración propia

6.7. *Actuaciones de los médicos ante el cólera: calumniados y temidos por el vecindario*

Ni la reflexión, ni la calma presidieron constantemente las resoluciones de los poderes públicos durante la epidemia de cólera de 1885. En nombre de la ley y de la ciencia fue acordonada la ciudad, y en nombre de la ley y de la ciencia se levantó el cordón. Se estableció el aislamiento de los enfermos, y con esta medida cundió la alarma entre las familias, y el terror se apoderó del enfermo en los momentos en que precisamente necesitaba mayor ayuda.

Dos lazaretos, uno de observación y otro sucio, completaban el orden de medidas preventivas. Las condiciones higiénicas eran muy defectuosas. Se tenía el convencimiento de que el miedo era el mejor auxiliar de una epidemia.

El primer caso oficial ocurrió en una casa pobre de la calle Falcó (que luego resultó ser un caso de cólico maligno) en la persona de un jornalero. Acudieron médicos y autoridades, policías y alguaciles, camilleros y hermanas de la Consolación, carruajes y gran número de gente.

Las autoridades dispusieron enseguida el traslado del caso a una dependencia del Hospital Provincial en donde se albergaban otros casos calificados de sospechosos.

Semejante medida fue duramente censurada por mucha gente. Al poco tiempo, ocurrieron nuevas invasiones en distintos puntos de la capital, y la Junta de Sanidad aconsejó el aislamiento como la única medida capaz de extinguirla.

Como las primeras invasiones recayeron en personas humildes, por ser las que menos higiene observaban, y se tenía gran fe en el aislamiento planteado rigurosamente por alguaciles, en un principio tuvo mala acogida por parte de los enfermos que se vieron sin el cuidado de sus parientes, alejados de vecinos y amigos, y lo que era más cruel, sin poder atender a la manutención de la familia, al no poder ganar el jornal diario.

Como consecuencia de lo descrito, las disposiciones oficiales producían verdadero terror en la población. Tanto, que lo de menos era la enfermedad, sino la guardia. Los médicos que visitaban las casas invadidas presenciaban situaciones de congoja y amargura; eran vistos como agentes de la exigencia oficial, en lugar de ser vistos como profesionales que iban a dar consuelo y mitigar el dolor de los enfermos.

El sentimiento popular se pronunció contra el aislamiento, y el ejercicio de la medicina se convirtió en una labor ardua y difícil, abocada a conflictos desagradables. El enfermo deseaba eludir esta medida y a tal efecto ocultaba los síntomas, disimulaba su estado. Así lo constataba la *Revista Médico-farmacéutica*: «los productos naturales del enfermo eran arrojados a propósito y el diagnóstico tardaba en confirmarse con grave disgusto de la autoridad local, con peligro evidente del enfermo y deshonra del profesional de la medicina que era mal visto y desacreditado».[273]

Los médicos consideraban que el aislamiento racional y científico consistía en dejar con el enfermo tan solo a las personas necesarias para su cuidado, que se evitase la comunicación con los demás, y hacer salir a los que gozaban de salud para que no se contaminaran; pero en realidad se hacía al revés: no se permitía la salida a los sanos quienes continuaban habitando en el foco de infección.

Sin embargo, las puertas del aislado estaban abiertas para el alcalde, desinfectadores, médicos, capellanes, sepultureros y blanqueadores, los que se ponían en contacto con sus familias, amigos y subordinados.

Otro de los males que impedía el ejercicio profesional a los médicos y pudo ocasionar algunas víctimas, era la opinión que el público se había formado del cólera y de los medios para combatirlo.

Se publicaron gran cantidad de folletos y artículos médicos que confundieron a la gente no preparada, en los que se ponía el veto a

273. *Revista Médico-farmacéutica*, 17/09/1885, pp. 211-214.

la medicación propuesta por el médico de cabecera, si ella no era del gusto del paciente.

De este modo, convertido el enfermo en médico era, además, farmacéutico. Muchas personas tenían que ser asistidas por el médico por causa del uso imprudente e inoportuno del láudano.

En Castellón, donde tantas cosas se realizaron por la salud del pueblo, se toleraron faltas graves a las disposiciones y leyes sanitarias en menosprecio de la clase médica.

Muchos facultativos fueron acusados del delito de morosos o descuidados en el deber de dar partes de invasiones o defunciones a la alcaldía.

Entre ellos estaban acusados los concejales Soler, Llansola y Forns, los tres médicos, denunciados por el incumplimiento de deberes impuestos por el Ayuntamiento y la Junta de Sanidad.

A partir de esa denuncia, parece ser que el alcalde, José Tárrega, médico también, denunció a los tres compañeros de profesión al gobernador, sin comprobar la veracidad de los hechos que se les imputaba.

En una sesión del Ayuntamiento, los tres facultativos después de negar la certeza de los hechos objeto de la denuncia, pidieron que se abriera un expediente en el que interviniera el síndico del Ayuntamiento, un teniente de alcalde y el secretario, con el objeto de depurar la verdad de los hechos.

El concejal conservador, José Núñez, propuso como solución que se retirara la comunicación dirigida por el alcalde al gobernador, si esto podía dar satisfacción a los denunciados, y reconocer que los facultativos acusados no habían faltado a su deber. El Ayuntamiento así lo aceptó y acordó que constara en acta.

Los médicos continuamente eran juzgados por su actuación, la mayoría de las veces eran opiniones calumniosas, carentes de fundamento.[274]

274. *Revista Médico-farmacéutica*, 27/09/1885, pp. 225-228

Se consideraba que la epidemia en Castellón no había tenido la gravedad que había tenido en otros pueblos de la provincia y, como consecuencia, los médicos no tuvieron la ocasión de distinguirse. Todos cumplieron con su deber; sin embargo, se olvidaron los nombres de «tantos héroes como ha habido en la familia médica entre los profesionales de la provincia».[275]

A principios de julio había aún pocos casos de cólera en Castellón, pero los pocos que había eran fulminantes, es decir, acababa con la muerte de los enfermos. Esto, según la prensa, era debido a que no se avisaba al médico cuando aparecían los primeros síntomas, que es cuando se podía curar, y solo llamaban a estos cuando aquella ya no tenía remedio.

Se tenía la absurda creencia de que los médicos aplicaban remedios que producían la muerte, por este motivo no se les llamaba cuando aparecían los primeros síntomas.[276]

La Provincia llamaba la atención a sus lectores y a toda clase de personas sobre la necesidad de llamar al facultativo cuando se presentaran los primeros síntomas de la enfermedad sospechosa. El descuido en ese punto era causa de muchas muertes, especialmente en las personas poco acomodadas, que miraban dichos accidentes como una cosa insignificante, y solo se acordaban de llamar al médico cuando la enfermedad hacía estragos en el organismo, cuando se veía la imposibilidad de poder combatirla con esperanza de éxito.[277]

La prensa alababa el trabajo desarrollado por los facultativos en el cumplimiento de su deber, y resaltaba que en la clase médica todos cumplieron con su obligación.[278]

El Ayuntamiento de Castellón de la Plana dio las gracias de oficio a todos los facultativos médicos y señaló la cantidad de 2.000 reales

275. *Revista Médico-farmacéutica*, 7/10/1885, pp. 241-242.
276. *La Provincia*, 9/07/1885.
277. *La Provincia*, 12/07/1885.
278. *Ibidem.*

para un obsequio a la clase médica, que al parecer no se llevó a cabo. A los farmacéuticos no se les dieron ni «las gracias».[279]

Por los servicios extraordinarios prestados en la epidemia, se recompensó a los médicos del Hospital Provincial con una cantidad equivalente a casi seis meses de paga; y también los de la Casa de Misericordia fueron renumerados, aunque no tan espléndidamente, «Siendo así que en dicho establecimiento no hubo, por parte de ellos, servicio extraordinario que prestar».

En cambio, nadie se acordó de los médicos que ejercieron en Alcalà de Xivert, Nules, La Vilavella, Almassora, Borriana y otros muchos puntos donde la epidemia les obligó a prestar los servicios extraordinarios.[280]

6.8. *La vacuna de Ferrán y su aplicación en Castellón en abril de 1885. Prohibiciones y aplicaciones*

El Instituto de Vacunación castellonense, que presidía el oftalmólogo Antonio Forns, nombró al médico de la Beneficencia Municipal, Agustín Segarra y a José Clará, médico del Hospital Provincial, representantes de dicho Instituto para felicitar a Ferrán por sus trabajos, y estudiar el modo de propagar la vacuna del cólera en Castellón.

A tal efecto dichos facultativos fueron a Valencia el 18 de abril de 1885, y después de saludar a Ferrán y a Paulí, que les dispensaron una gran acogida, obtuvieron el cultivo para las inoculaciones y las instrucciones oportunas para usar el preservativo y, además, fueron vacunados por el mismo Ferrán.

El día 21 de abril comenzaron las vacunaciones en el Instituto Médico de Castellón, y ese mismo día se vacunó a veinte individuos. Los días 22, 23, 24 y 25 de abril continuaron las vacunaciones.

---

279. *Revista Médico-farmacéutica*, 7/11/85, pp. 290-291.
280. *Revista Médico-farmacéutica*, 17/11/85, p. 306.

El cultivo que se proporcionaba era atenuado, pues se seguía el método de dos inoculaciones, una débil y otra menos débil, ocho días después de la primera. Los síntomas experimentados por los que se sometieron a la vacunación fueron sensación de dolor local, malestar general, fiebre, náuseas y algún ligero calambre.

Una vez cumplido el plazo fijado por Ferrán (en su sistema gradual de inoculación) para vacunar con el segundo caldo, se procedió a esta segunda operación que dio como resultado que, en los individuos de mayor receptividad, se presentaron los fenómenos de la vacunación colérica más pronunciados y en la mayoría de los casos fueron menos intensos y de menor duración.[281]

En las personas inoculadas se presentaron los síntomas descritos más arriba, en algunos casos se manifestaron con vómitos violentos, lipotimias, y calambres, cuyos síntomas desaparecieron espontáneamente al poco tiempo de haberse presentado.

Se daba el caso que personas más débiles y hasta enfermizas no experimentaron síntomas tan acentuados. Esto se atribuía a las condiciones personales de cada uno.

Los médicos Agustín Segarra y José Clará fueron reinoculados después de un mes y no sufrieron ninguno de los síntomas que experimentaron en la primera inoculación.

Una comisión de médicos notables, compuesta de los doctores Pulido y Serret en representación del Siglo Médico y de la Academia de Medicina de Madrid, visitaron a Ferrán con el objeto de felicitarle y enterarse de los trabajos sobre la inoculación del cólera.

Como las vacunaciones practicadas en Valencia eran pocas y el resultado desconocido, Ferrán aconsejó a los doctores Pulido y Serret que visitaran el Instituto de Vacunación de Castellón, que era el primer centro que había practicado la inoculación colérica, con el fin de recabar los resultados obtenidos de las muchas inoculaciones

281. *Revista Médico-farmacéutica*, 7/05/85, pp. 6-8.

practicadas. A la comisión médica se le facilitaron los resultados de los trabajos de inoculación practicados por el Instituto.

El 26 de mayo, el presidente del Instituto de Vacunación Anticolérico de Castellón, recibió un oficio de la alcaldía en el que se transcribía una comunicación del gobernador que decía:

> El Excmo. Señor ministro de la Gobernación, en telegrama que acabo de recibir me dice lo siguiente: Hallándose comprendido el anticolérico del doctor Ferrán entre los remedios secretos a que se refiere el artículo 14 de la ley de Sanidad en el ínterin no se cumpla con las prescripciones de los artículos 85 y siguientes de dicha ley, prohíba v.s. su aplicación en esa provincia. Si fuese autorizado, este ministro cuidará de participarlo a v.s.
>
> Y lo traslado a v.s. para su más inmediato cumplimiento en cuanto se refiere al Instituto de Vacunación Anticolérico que existe en esta capital.

La noticia cayó como una bomba en los médicos y muy particularmente en la prensa de Castellón que llamaba «el doctor» al ministro de la Gobernación Romero Robledo.

El Consejo de Sanidad se reunió para informar sobre los extremos de la real orden en cuyo texto había dos cuestiones diferentes:

La primera se refiere a si las inoculaciones de los líquidos cultivados por Ferrán eran o no remedios secretos: el cuerpo consultivo resolvió que no eran remedios porque no curaban el cólera y que lo único que podía constituir secreto era el procedimiento de atenuación, pues el «bacillus coma» era un elemento morfológico conocido y de ningún modo un agente misterioso.

La segunda parte, la más esencial para el ministro, fue la de si debían o no consentir las inoculaciones anticoléricas.

El 9 de junio de 1885 el gobernador Eleuterio Villalva mandó una circular a los alcaldes y subdelegados de Sanidad de la provincia de Castellón en la que les comunicaba que el ministro de la Gobernación le había enviado un telegrama en el que prohibía la inoculación del líquido profiláctico del cólera, y le daba la autorización para destruir las preparaciones.

El gobernador asegura en la circular, que mientras el Gobierno de España, en vista de los informes que emitieran los centros científicos, no resolviera sobre la inocuidad de la vacuna, la prudencia aconsejaba el mayor rigor en la prohibición de dicha vacuna, «pues si bien la vacunación pudiera resultar un gran bien para la salud pública, debe prevenirse en el caso de que sea un medio de propagación del mal que se combate».[282]

Y previene a los alcaldes y subdelegados de Sanidad de la provincia que por todos los medios de investigación a su alcance, averiguaran si en sus respectivas jurisdicciones se introducía la preparación profiláctica a que se refería el telegrama, y que destruyesen e inutilizasen dicho líquido, si en efecto existiese, e impidiesen, bajo su responsabilidad, la práctica de las inoculaciones colerígenas, además de darle cuenta de cuanto hicieran en «este importante asunto».[283]

La clase médica de Castellón se reunió el 24 de junio de 1885 en el local del Instituto Médico de Vacunación para establecer un Centro de Colerización Ferrán. Esperaban practicar las inoculaciones nada más las autorizara el Gobierno.

La junta general de este centro remitió al doctor Ferrán el siguiente telegrama: «Dr. Ferrán: Valencia. Reunida la clase médica en Centro de inoculación, apresurase a felicitarle por el favorable informe de la Comisión oficial, permitiéndose rogarle venga a inaugurar sus trabajos. - La Comisión, Aliaga, Clará, Desbertrand, Segarra».

La Diputación Provincial acordó solicitar de Ferrán caldo para inocular todos los albergados de los establecimientos benéficos.[284]

282. BOPCS, 10/06/1885.
283. *Ibidem.*
284. *La Provincia*, 26/06/1885.

Más tarde, el 27 de junio de 1885, el gobernador comunicaba la real orden por la que autorizaba al doctor Ferrán para continuar aplicando la vacuna contra el cólera en los pueblos de las provincias invadidas por dicha enfermedad.

El ministro de la Gobernación comunicaba al director general de Beneficencia y Sanidad, la real orden que decía que:

> Vista la memoria presentada por la Comisión Científica que se nombró por Real Orden de 27 de Mayo último para el estudio de la virtud profiláctica del procedimiento empleado por el Dr. Ferrán en que se declara que la inoculación anticolérica es inofensiva para la salud pública y sin perjuicio del informe que emita la Academia de Medicina de esta Corte, en virtud de los preceptuado en aquella Real disposición, su Majestad el Rey se ha servido autorizar al referido Dr. Ferrán para que pueda continuar aplicando su procedimiento preventivo contra el cólera en los pueblos de las provincias invadidas por dicha enfermedad.-De Real Orden lo comunico a V.I. para su conocimiento y demás efectos. Lo que traslado a V.S. para iguales fines.[285]

El informe de la Real Academia de Medicina sobre la conveniencia o inconveniencia de aplicar el método de Ferrán para la curación del cólera morbo asiático todavía estaba pendiente. Por ello el ministro de la Gobernación envió un telegrama el 6 de julio de 1885 a los gobernadores civiles en el que prohibía la práctica de la vacunación a toda persona que no fuera el doctor Ferrán y ni siquiera al mismo Ferrán fuera de los pueblos infestados. El gobernador ordena a los alcaldes y subdelegados de Sanidad de la provincia el cumplimiento de la prohibición.[286]

En una sesión del Ayuntamiento de 2 de julio de 1885, el concejal Agustín Forés, manifestó que el Ayuntamiento debía obtener el

285. *BOPCS*, 29/06/1885.
286. *BOPCS*, 6/07/1885.

líquido del doctor Ferrán para inocular a aquellas personas que carecían de medios para sufragar los gastos. Él mismo explica que la vacuna es un medio que llamaba la atención del mundo entero, y que las personas de más saber en la medicina y singularmente de la microbiología, tras serios estudios, habían reconocido su eficacia. Pide, por tanto, que se solicite al doctor Ferrán que se digne a facilitar gratis el caldo necesario para las inoculaciones de los pobres.

El alcalde expuso que al hacer la petición no debía esta limitarse para los pobres de solemnidad, pues hay unos miles de personas que sin serlo no les es posible desprenderse de cincuenta reales, pues son míseros jornaleros que viven de un jornal.[287]

Muchos de los inoculados en la capital escribieron una carta al doctor Ferrán en la que le rogaban que viniera a Castellón a practicar la reinoculación. Según parecía eran doscientas personas las que se encontraban en esa situación.[288]

El 8 de julio de 1885 algunos médicos de Castellón escribieron una carta de protesta al periódico *La Provincia*, en la que expresaban que la orden expedida por el ministro de la Gobernación que a los médicos la práctica de la inoculación Ferrán era un atentado al decoro profesional:

> Restringido por el ministro el ejercicio de nuestra profesión, los derechos de la ciencia han venido a menoscabarse de lastimosa manera y ante tan inaudito proceder, los profesores médicos que suscriben protestan enérgicamente contra el atropello de que son víctimas, sin perjuicio de entablar la acción que les compete a fin de recabar sus derechos profesionales tan lastimosamente hollados.[289]

---

287. AACS, 2/07/1885.

288. *La Provincia*, 9/07/1885.

289. *La Provincia*, 12/07/1885; también véase la *Revista Médico-farmacéutica*, 17/07/85, pp. 115-116.

Firmaban: Pedro Aliaga, José Clará, Francisco Rambla, Eduardo Portalés, Nicolás Forés, José Pachés, Agustín Segarra, Manuel Sánchez, Manuel Segarra, José Llansola, Eliseo Soler, Luis Provinciale, Joaquín Fabregat, Francisco Gimeno, José Cazador, Andrés Puig, Francisco Esteve y Félix Roig.

El 11 de julio de 1885, el gobernador Eleuterio Villalba, enviaba una circular en la que decía que, por orden del Ministerio de la Gobernación de 25 de mayo de 1885, quedaron prohibidas en esta provincia, como en las demás de la península, las inoculaciones anticoléricas por el procedimiento del doctor Ferrán, y posteriormente fue ratificada aquella prohibición por las comisiones que habían recibido el encargo de estudiar dicho procedimiento en la provincia de Valencia. Y continúa diciendo que como tuviera noticia la superioridad de que burlando la vigilancia de algunas autoridades y las órdenes de aquel Ministerio, algunos facultativos practicaran las inoculaciones anticoléricas con líquidos preparados por Ferrán, el Ministro de la Gobernación, en telegrama de 9 de julio de 1885, reitera la prohibición existente y previene a los gobernadores de nuevo que solo el doctor Ferrán estaba autorizado para practicar personalmente las inoculaciones en los pueblos invadidos por la epidemia.

El gobernador previene a los alcaldes, juntas locales de Sanidad y subdelegados de Sanidad en medicina y farmacia de la provincia del cumplimiento de la prohibición. También expresa que, si se aplicaba en algún pueblo el citado medio profiláctico por otra persona que no fuera su inventor, el mismo doctor Ferrán, la autoridad local debía incautar inmediatamente el líquido profiláctico, y enviarlo sin dilación, convenientemente lacrado y sellado al gobernador.

Un defensor acérrimo de Ferrán y su vacuna fue el médico de Albocàsser Joaquín Chillida Meliá que lo defiende a ultranza, se declara ferranista y lamenta los problemas de los científicos en España:

> [...] España, la triste y mísera España, ésta olvidada nación rechazada por su bajo nivel intelectual hacia el África por toda Europa escupe vilmente a sus hijos estudiosos, les rodea de obstáculos, los que debieran tender su mano al sabio, procuran hundirle en el precipicio del olvido, infundiendo en la clase ignorante esas supersticiones que suelen terminar siempre por el cruento sacrificio del Redentor.
> Y este hombre que merece una carta paternal y cariñosa del eminente Pasteur alentándole con entusiasmo, este hombre que recibe fraternales homenajes de Van-Emergen, ese célebre histólogo belga que ha llenado el mundo con su científica fama; y este español que llama poderosamente la atención de todas las naciones de Europa las que se apresuran a estudiar sus trascendentales trabajos, su madre patria convertida en cruel madrastra, coloca sobre su frente la corona de espinas de todos los sinsabores disgustos y contrariedades.[290]

Por su parte, los vecinos de algunos pueblos de la provincia invadidos unos por el cólera y otros libres todavía de la epidemia, manifestaron sus deseos de someterse a la inoculación anticolérica del doctor Ferrán.[291]

En Sant Mateu se recibió un telegrama para averiguar si la población quería someterse a la inoculación anticolérica de Ferrán, y tras reunirse la Junta de Sanidad se designó a varias comisiones para que consultaran sobre el particular a todo el vecindario, con las explicaciones necesarias para que conociesen la inocuidad del expresado procedimiento.

El resultado de la consulta fue que un gran número de hombres y de mujeres invadiera la plaza pública, agrupados frente a la Casa Consistorial en donde se encontraba deliberando dicha junta, y prorrumpió en desaforada gritería, dando voces de fuera, y lanzando

290. *Revista Médico-farmacéutica*, 17/07/1885, pp. 115-116.
291. *La Provincia*, 9/08/1885.

improperios contra el citado doctor y su procedimiento, hasta el extremo de verse la autoridad local en el caso de reclamar el auxilio de la fuerza de la guardia civil, que inmediatamente se presentó entre la multitud aconsejando a todos se retiraran a sus hogares, lo que se consiguió cuando el alcalde hizo el ofrecimiento de que no sería Sant Mateu el pueblo en que el doctor Ferrán hiciera las experiencias de su invento.[292]

En una carta al director de *La Provincia* desde Cervera, del 27 de agosto de 1885, se indica que Ferrán llegó a dicho pueblo el 21 de agosto a las ocho de la noche, acompañado por el médico de Castellón José Segarra y otro señor, y que fue recibido por el segundo alcalde, por hallarse indispuesto el primero, con el secretario y diez o doce personas más de las principales del pueblo.

El día 22 de agosto se les facilitó el salón de sesiones para practicar el alistamiento de todos los que desearan ser inoculados. Antes, sin embargo, se había advertido que no comenzaría esta operación hasta que llegara la Comisión Oficial, que probablemente sería al anochecer del mismo día 22. En efecto, se comenzó el alistamiento y se alistaron más de novecientas personas. Pasó la noche y la Comisión no vino; y el día 23 de agosto por la mañana, Ferrán recibió un telegrama del jefe de la Comisión en el que le decía que no creía necesaria la inoculación en esta villa porque no estaba bastante invadida, y por consiguiente que debía irse a otro punto. Enseguida lo manifestó al pueblo, y este le suplicó que no se marchara sin inocular a los alistados, a lo que Ferrán contestó que no podía acceder a los deseos del pueblo sin que se telegrafiase al presidente del Consejo de Ministros y así lo hizo el alcalde.

En espera de la contestación de dicho telegrama, recibió otro del jefe de la Comisión Oficial, que le manifestó que por fin vendrían; al recibir este telegrama ya se había comenzado la operación, que se

292. *La Provincia*, 13 /08/1885.

suspendió cuando tenían unas cien personas inoculadas. El día 24 cuando esperaba a la Comisión, recibió otro telegrama de esta, en la que insistía que este pueblo no estaba bastante invadido y que podía retirarse.

En vista de esto y el estado de la población, empezó de nuevo la operación y se inocularon hasta el número de quinientas treinta personas, habiéndose retraído sobre cuatrocientos de los alistados. Este retraimiento era debido a los padecimientos de los cien inoculados, que contrarios a la inoculación, aprovecharon para hablar en contra. El día 25 sobre la una de la tarde Ferrán se fue con sus acompañantes.

Durante su estancia en Cervera, vinieron comisiones de Les Coves de Vinromà, de La Salzadella y de Rossell, que solicitaban a Ferrán que inoculara a sus vecinos.[293]

La Provincia informa que, en Cambrils, una mujer, esposa del alcalde, había muerto víctima de la epidemia pese a estar inoculada; a otro inoculado le tuvieron que operar el brazo para evitar la gangrena, y varios de los vacunados tuvieron que guardar cama e incluso dos de ellos en estado grave.

El periódico llama la atención sobre el asunto «a fin de que todos, con sus noticias de verdad contribuyan a poner en claro el valor de la virtud profiláctica del procedimiento Ferrán».

La Plana publicó que el 27 de agosto fue inoculado en La Salzadella, por la Comisión Segarra de Castellón, el alcalde de Sant Mateu, y que este murió días después de cólera morbo asiático. Era el primer caso de cólera en Sant Mateu. El alcalde era un «entusiasta partidario de la vacuna de Ferrán siendo la primera víctima de dicho pueblo».[294]

293. *La Provincia*, 30/08/1885.
294. *La Provincia*, 30/08/1885.

LA GRIPE DE 1918 EN CASTELLÓN

1. Origen de la gripe y desarrollo en España

La evolución histórica de las epidemias gripales, si retrocedemos en la historia, desde la pandemia de 1530, hasta la del año 1889, que afectó a toda Europa, han presentado un retroceso en su frecuencia.

A partir de la epidemia gripal de 1889 aparecen diversos brotes epidémicos en 1893, 1915, que más tarde terminaron produciendo la gran pandemia de 1918. En este año se produjeron tres oleadas epidémicas que se alargaron hasta bien entrado 1919. Los primeros meses de 1918 no registraron un aumento en la incidencia gripal. En abril se produjo la primera oleada epidémica, de carácter benigno, detectándose casos en Europa, en las tropas francesas, inglesas y americanas. En mayo, se detecta en la península Ibérica, y acaba en agosto, pero es en el mes de septiembre y fundamentalmente octubre, cuando se produce su mayor incidencia, para decrecer posteriormente en noviembre y finalizar en diciembre y enero de 1919, lo que en su conjunto produjo una alta mortalidad del 6-8 %. La tercera oleada se presenta en febrero y marzo de 1919 y termina en mayo del mismo año.

En conjunto, se calcula que afectó al 50 % de la población mundial, con una tasa media de mortalidad del 3 % y más de veinte millones de defunciones, por lo que ha sido calificada como «el más grave conflicto epidémico que ha sufrido el mundo en todos los tiempos».

El origen es desconocido. Fue calificada erróneamente de «gripe española», cuando ha quedado demostrado que la gripe llegó del exterior, mediante emigrantes enfermos, fundamentalmente soldados y trabajadores portugueses afectados por la gripe, que se extendía ya por Europa, y atravesaban España camino de Portugal, así como vendimiadores españoles, que regresaban a sus hogares, tras la recogida de la uva en Francia.

La alarma empieza en mayo y se acentúa paulatinamente, aunque dada la benignidad de las anteriores, a la segunda oleada epidémica —la más importante—, no se le hace caso en sus inicios. Es cuando se presenta una elevada morbilidad/mortalidad en los meses de septiembre, octubre y noviembre, con gran frecuencia de complicaciones bronconeumónicas, cuando se empiezan a difundir las medidas terapéuticas y profilácticas.

Esta alta tasa de morbilidad/mortalidad desencadenará una auténtica conmoción en la vida social española, con repercusiones políticas y económicas, así como médicas, como queda reflejado en la prensa profesional y en las circulares oficiales.

Se empiezan a adoptar medidas en la zona fronteriza con Francia, incluso se llegó a cerrar la frontera. Se persigue a los portugueses como a verdaderos apestados (García Faria del Corral 1995, 67-68).

En el ámbito nacional la situación no era boyante, porque escaseaban las subsistencias, proliferaban las huelgas y los empleados de correos, en paro ponían al país en un aprieto. El rey Alfonso XIII había amenazado con renunciar al trono si no se solucionaba la crisis política. Los más pesimistas pronosticaban una dictadura militar, pero Antonio Maura consiguió formar su «Gobierno Nacional» y las gentes de orden respiraron satisfechas (Padilla Bolívar 1974, 93).

En el mes de octubre la epidemia se agravó en toda España y se extendió a localidades que aún no habían sido invadidas; la mortalidad, si no en aumento, siguió en la misma proporción. La prensa de Castellón se hacía eco del optimismo oficial sobre el estado sanitario de España: «El optimismo oficial sobre el estado sanitario del país es por completo infundado. La salud pública no ha experimentado una mejoría que lo justifique, y es, a nuestro juicio, contraproducente ocultar la verdad con pretexto de evitar alarmas».

Se había establecido una polémica sobre la naturaleza y las causas de la enfermedad entre los políticos, los profesionales de la medicina y los periodistas: no se sabía si la enfermedad era gripe, tifus o alguna otra enfermedad, que lejos de dominarse, continuaba produciendo estragos en todo el país.

Aunque las referencias de la prensa hacían hincapié en la gravedad de la epidemia, los poderes oficiales le restaban importancia; pero, sin embargo, un acto llamó la atención de los periódicos y alertó que la enfermedad iba en serio: el aplazamiento del Congreso Nacional de Medicina por sus más constantes organizadores (Padilla Bolívar 1974, 99).

Desde las esferas oficiales se decía que la situación no justificaba alarma alguna, y que las precauciones sanitarias se observaban escrupulosamente.

No obstante, nada se decía de haberse instalado en los sitios que constituían peligrosos focos de infección, hospitales para atacados, ni acordonamiento o santuario para los no invadidos. En cuanto a las precauciones observadas en la frontera tampoco merecían confianza las manifestaciones oficiales y se concedía bastante crédito a las denuncias de los periódicos del Norte de España, que, con toda clase de datos, demostraban la insuficiencia del acordonamiento sanitario de los puertos fronterizos.

> Si todos esto optimismos, encubridores de imprudencias y faltas de organización, ocurrieran en otro país mejor defendido sanitariamente que el nuestro, no habría que dar ciertamente gran importancia a las

> cosas. Pero en España, sí. Hay que pensar como estarán atendidos esos servicios en provincias, cuando en la propia capital del Estado no pueden ser más lamentables donde se carece de hospitales, asilos, maternidades, etc.
>
> Y es que, cuando no el caciquismo, es la ignorancia la que preside y rige todos los asuntos de interés público, y en especial la salud, «cosa» que aquí no interesa grandemente a nuestros gobernantes.[295]

La prensa española censuraba duramente al Gobierno por no haber adoptado a tiempo las medidas higiénicas oportunas, contribuyendo con su pasividad a que se difundiera por toda la península la epidemia de gripe.

El periódico madrileño *Abc* denunciaba que las sacas de correspondencia no se desinfectaban debidamente; que en Vallecas no había agua para las necesidades del vecindario, y que en Galicia se propagaba la epidemia entre el elemento militar pues solo en el cuartel de Alfonso XII de La Coruña había dos mil atacados lo que constituía un verdadero peligro para la salud pública.[296]

La enfermedad, tanto en su génesis de 1818 como en su evolución y propagación, no puede separarse en ningún momento de los efectos de la Primera Guerra Mundial. La fatiga, la alimentación deficiente, el frío y la miseria ofrecían a la plaga un abono inmejorable. Únicamente en España en 1918, y a pesar de mantenerse ajena del conflicto, causó 147.000 defunciones (Reinhard-Armengaud 1966, 108).

Las discusiones sobre «el incógnito microbio» enfrentaron a los médicos especialistas. Mientras los doctores Gustavo Pittaluga y Gregorio Marañón sostenían tesis contrapuestas. José Alberto Palanca y Luis Rodríguez Illera trataban de aislar el germen en los

---

295. *El Clamor*, 2/10/1918.

296. *Ibidem.*

laboratorios del Instituto de Higiene Militar y en el Alfonso XIII (Nadal Oller 1976, 108).

La gripe que se caracteriza por una fiebre alta y dolores intensos y difusos está causada por la penetración en las vías respiratorias de un virus. Este pertenece a tres grupos diferentes: A, B y C. Los dos primeros son patógenos para los seres humanos, el tipo A, el más peligroso, tiene la particularidad de modificarse con el tiempo, de manera que el organismo no está preparado para defenderse contra él. Un individuo no inmunizado puede infectar a otro, por ejemplo, después de un estornudo. Cada año pueden verse afectados varios centenares de miles de personas.

Richard Shope, de Estados Unidos, aisló por primera vez el virus de tipo A en el cerdo. Era el año 1930. Sus trabajos movieron a los investigadores a identificar un virus similar en las personas. Lo consiguieron en 1933 Wilson Smith, Christopher Andrewes y Patrick Lidlaw, de Inglaterra. Luego, Thomas Francis y T. P. Magill, en 1940, y R. M. Taylor, de Estados Unidos, en 1949, aislaron respectivamente un segundo y un tercer tipo de virus, llamados B y C.

Las proteínas que llevan en su superficie, la hemoglutinina y la neuraminidasa, determinan el poder infeccioso de cada uno de estos tipos víricos. Estas proteínas son antígenos, es decir, que provocan la formación de anticuerpos específicos en el organismo infectado. La composición o la estructura de estos antígenos se modifican sin cesar (variación antigénica). De ahí el origen de virus variantes. A su vez, estas variaciones generan dos subtipos víricos. La gripe de 1918 fue causada por el subtipo H1N1 del tipo A.

La lucha contra esta enfermedad epidémica implica conocer sus modos de transmisión. Pero, si bien la transmisión entre los seres humanos no ofrece duda alguna desde los años cincuenta, en cambio no puede, por sí sola, explicar por qué comunidades a veces muy alejadas entre sí se ven afectadas simultáneamente por el mismo virus, como ocurrió en 1918.

Ciertos aspectos fundamentales de la epidemiología de la gripe son todavía controvertidos. ¿Dónde reside el virus durante los periodos no epidémicos? ¿Cuáles son los elementos estacionales y climáticos que determinan la aparición y la desaparición de las epidemias? ¿Cuáles son los factores que provocan las modificaciones antigénicas de los virus?

La falta de respuestas a todas estas preguntas no impide, sin embargo, la lucha contra las epidemias de gripe. Actualmente disponemos de dos armas: la inmunoprofilaxis, que se basa en la vacunación, y la quimioprofilaxis, con medicamentos antivíricos específicos de la gripe (Quénel y Dab 1994, 1008-1011).[297]

2. La aparición de la gripe en Castellón. La gestión decidida del alcalde José Forcada frente a la pasividad del Gobierno

A lo largo del primer cuarto de siglo XX el País Valenciano arrastró una honda crisis agraria. El optimismo agrario de la Primera Guerra Mundial se quebró en 1917 con la implantación del bloqueo alemán. La crisis económica repercutió sobre el campesinado al provocar el desempleo y las migraciones. La producción cerealista descendió notablemente a partir de 1917. La lógica consecuencia fue la subida de precios que experimentaron las cosechas, con lo cual las realmente dañadas fueron las clases menesterosas (Patuel Chust y Obiol Menero 1987, 127-128).[298]

La crisis naranjera que se originó como consecuencia del bloqueo y que impidió la exportación y la llegada de fertilizantes fue muy

297. Philippe Quénel y William Dab. 1994.. «Las epidemias de gripe», *Mundo Científico*, n.º 152, vol. 14, pp. 1008-1011.

298. Pascual Patuel Chust y Emilio Obiol Menero. 1887. «La gripe de 1918 en Vila-real. Reconstrucción temporal y análisis demográfico». *Boletín de la Sociedad Castellonense de Cultura.* Tomo LXIII. Enero Marzo, pp. 127-128.

importante. El bloqueo alemán se inició el 1 de febrero de 1917 y tuvo una doble repercusión: de un lado, paro, hambre, miseria y desarticulación económica y social en el ámbito del País Valenciano; de otro, manifestaciones de protesta y huelgas, que fueron a concluir en la huelga revolucionaria de agosto. Las huelgas iniciaron su intensidad a partir de marzo (Borriana, Alzira, Vila-real, Algemesí, etc.). El 31 de enero de 1917 se difundió la declaración de Alemania en la que anunciaba que prescindía de todas las limitaciones que impuso a su lucha en el mar. La nota era debida al fracaso de su oferta de paz del 12 de diciembre de 1916; según esta Alemania impediría el tráfico en determinadas zonas alrededor de Gran Bretaña, Francia e Italia y en el Mediterráneo oriental. Para el País Valenciano significaba el colapso del comercio exterior y la paralización de la industria (Romeu Alfaro 1964, 111-122; Abad García 1984, 133-134).[299]

Como consecuencia de la Gran Guerra la situación económica de Castellón era muy delicada. Faltaban alimentos básicos como el pan, la harina y los huevos. La prensa continuamente llamaba la atención sobre el estado de los más necesitados e instaba a las autoridades a acudir con todos los medios en auxilio de los pobres, ya que el Gobierno hacia oídos sordos a las apremiantes demandas que se le hacían. Se solicitaba que las autoridades pidieran a las personas ricas y pudientes de la ciudad dinero para socorrer a los desheredados de la fortuna, por sentimiento de humanidad y hasta por egoísmo de los demás que se verían en peligro si la epidemia continuaba.

Ante esta situación de falta de alimentos básicos, el alcalde, José Forcada, rogó a la Junta de Subsistencias que prohibiera la salida de todos los artículos de comer, beber y arder, es decir, que se llevaran

299. Fernanda Romeu Alfaro (1964): «La crisis de 1917 y sus consecuencias económicas y sociales en la Región Valenciana». *Saitabi*, n.º XIV, pp. 111-122. Pascual Patuel Chust y Emilio Obiol Menero, *opus*, *cit.*, p. 128. Véase Vicente Abad García. 1984. *Historia de la naranja*, *1781-1939*: Comité de la Gestión de la Exportación de Frutos Cítricos, Valencia, pp. 133-134.

las subsistencias a otros pueblos; que la vigilancia para impedir la salida de género se encargara no solo a los carabineros sino también a la Guardia Civil a fin de hacer imposible que por las carreteras y caminos se llevaran las subsistencias a otros pueblos desde donde por la vía férrea o marítima se trasladaran a otras provincias.

La Junta de Subsistencias tasaba todos los artículos para que no se vendieran más caros fuera de la capital al no estar vigilados. Esto ocurría, por ejemplo, con el carbón, que adquiría un precio más elevado fuera de Castellón. La ciudad quedaba desabastecida porque los comerciantes vendían sus productos fuera de la capital a mejor precio. Eso pasó con los huevos, que primero eran almacenados en cámaras frigoríficas y cuando se podían exportar a otras poblaciones que pagaban mejor, se desabastecía de dicho artículo a la ciudad.[300]

Como pasaba el tiempo y el Ayuntamiento no disponía de recursos para hacer frente a la epidemia, el alcalde dirigió una carta a los diputados y senadores por la provincia de Castellón, en la que recababa su ayuda para conseguir que se remitiera a la capital la mayor cantidad de trigo argentino. Asimismo, agradeció la actuación del diputado por Castellón Emilio Santa Cruz, quien se puso en contacto con los demás representantes y conferenció con el ministro de Abastecimientos para lograr que se diera satisfacción a los justos deseos de Castellón.[301]

José Forcada ordenó, para evitar la propagación de la epidemia de gripe, que se inspeccionaran todas las viviendas de los pobres para dotarlas de condiciones higiénicas. Como el plan de higienización era muy amplio y había que invertir muchos millones de pesetas por parte del Ayuntamiento, se decidió que el gasto se realizará poco a poco.

---

300. AACS, 9/01/1918. El 1 de enero de 1918 fue proclamado alcalde José Forcada Peris, por mayoría absoluta, en sustitución del alcalde saliente el republicano Fernando Gasset Lacasaña.

301. AACS., 27/09/1918.

La higiene de las casas era una constante preocupación del alcalde. Ante el desarrollo que iba adquiriendo la epidemia en el mes de septiembre en Castellón, visitó varias casas de los enfermos en la calle de la Pólvora que estaba situada en uno de los barrios extremos de la población, donde se hallaba más arraigada la enfermedad. De allí sacó la impresión de que estaba justificado el desarrollo de la epidemia por las pésimas condiciones de las casas. Añadió que en sus visitas había presenciado cuadros de tristeza tal que no quería narrar, pero lo que sí dijo es que urgía que el Ayuntamiento acudiera pronto en socorro de aquellos desgraciados que necesitaban no solamente medicinas que ya tenían de la beneficencia municipal, sino de recursos económicos para procurarse un poco de higiene y los alimentos necesarios. Propuso que se destinase una cantidad hasta donde pudiera el Ayuntamiento para socorrer a los verdaderos necesitados y enfermos a fin de evitar mayores males

La Corporación municipal acordó por unanimidad que se autorizara al alcalde para disponer de toda la consignación de Imprevistos del presupuesto vigente y así poder invertir la cantidad necesaria, y si dicha consignación no fuese suficiente o no bastasen los recursos del Ayuntamiento para remediar las necesidades más apremiantes, en tal caso, se recurriera a los sentimientos caritativos del pueblo.[302]

Asimismo, el alcalde ordenó a la guardia municipal que vigilara a los mendigos ambulantes que, según decían, eran los que generalmente llevaban encima el germen de las enfermedades infecciosas. Todos los albergues fueron inspeccionados, entre ellos, los de la antigua batería de San Roque, «masets».[303]

En las sesiones del Ayuntamiento se prestó especial atención al Grao por ser zona marginal, pobre y puerto. Las casas carecían

302. *Ibidem*. El alcalde José Forcada publicó en *El Clamor* una circular en la que apelaba a los vecinos y vecinas para que aportaran donativos con la finalidad de hacer frente a la gripe en las familias más necesitadas. Véase el Apéndice Documental n.º 5.

303. AACS, 8/05/1918.

de pozo negro, y los retretes desaguaban en las acequias, y ante las circunstancias que atravesaba Castellón, se pide la higienización de las viviendas y que los dueños de las referidas casas las pongan en las debidas condiciones de salubridad.[304]

Algunos vecinos del Grao rogaron al Ayuntamiento que facilitara gratuitamente los medicamentos a los enfermos que acudían al dispensario porque el vecindario era pobre y había más de doscientos atacados de la gripe. El Ayuntamiento acordó que el suministro de medicamentos gratuitos a los enfermos del Grao pasara a estudio y dictamen de la Comisión de Beneficencia y Sanidad.

Algunos concejales opinaban que el camino a seguir era la formación de un presupuesto extraordinario, dedicado exclusivamente a la extirpación de la enfermedad.

En octubre, los farmacéuticos de Castellón, encargados del suministro de medicamentos a los pobres inscritos en el padrón de pobres, reconocieron el esfuerzo del Ayuntamiento para satisfacer lo que se les adeudaba y decidieron continuar la prestación por espacio de cuarenta días, que era el plazo que consideraban suficiente para que desapareciera la epidemia.[305]

Asimismo, el alcalde José Forcada, indicó a los médicos de la Beneficencia municipal que, en casos extremos, recetaran con fórmula municipal y que además dieran cuenta a la alcaldía «de la situación de las viviendas que visitaran». [306]

Forcada gestionó con la Asociación Castellonense de Caridad y la Junta Provincial de Sanidad la forma de llevar los necesarios socorros a los enfermos pobres. Dichas entidades tenían dificultades por carecer de fondos y opinaban que por tratarse de una epidemia de carácter general era el Ayuntamiento el llamado a tomar aquellas resoluciones que las circunstancias demandaban.

---

304. AACS, 20/09/1918.
305. AACS, 4/10/1918.
306. *El Clamor*, 12/10/1918.

Finalmente, tras agotarse el crédito votado por el Ayuntamiento en la sesión anterior y dada la urgencia y necesidad de seguir facilitando socorros a los enfermos pobres, sometía el asunto a la Corporación al objeto de que resolviese acerca de la forma de aportar dinero para remediar enseguida la situación angustiosa y peligrosa para todos, en especial infinidad de familias pobres. Se hizo al efecto un llamamiento a los contribuyentes en el que se apelaba al altruismo de las personas pudientes a fin de que se dieran cuenta de las gravísimas circunstancias que atravesaba la población y aportaran su donativo cuando no por otras razones, por egoísmo propio.

El Ayuntamiento acordó lo siguiente: *a*) invitar al vecindario a que diera un donativo equivalente a un semestre del impuesto de inquilinato, recabándose una mayor suma de las personas pudientes; *b*) solicitar el concurso del clero, autoridades y centros y sociedades de la capital, para que designara el personal que había de formar parte de las comisiones encargadas de la recaudación voluntaria y, *c*) que, el alcalde, dirigiera una alocución al pueblo para que cooperara en la humanitaria obra que tomaba la Corporación municipal.[307]

El remedio según la prensa era el dinero, que debía darlo el que lo tenía, entregándolo al Ayuntamiento que sería el que se encargara de distribuirlo equitativamente entre los pobres enfermos y más necesitados.[308]

Más tarde, García Prieto, ministro de la Gobernación, envió un telegrama al gobernador en el que le hacía saber que enviaban 1.000 pesetas para atenciones sanitarias en Castellón y su provincia y cuyo texto se publicó en primera plana por *El Clamor*.

> [...] para que todos los pueblos conozcan su contenido y juzguen de la burla que supone el donativo del Gobierno, de ese Gobierno que

307. AACS., 16/10/1918.
308. *El Clamor*, 15/10/1918.

> después de haber desoído las demandas de harinas y carne, se complace en escarnecer esbozadamente a la pobreza y miseria de este pueblo.
> Es una acción imperdonable que no olvidamos ni olvidaremos, 1.000 pesetas para unos 370.000 habitantes que tiene la provincia de Castellón, equivale a más que si no hubiérase contestado a las peticiones formuladas.

Creemos que las autoridades deben apresurarse a devolver dicha irrisoria cantidad, diciéndole al ministro de la Gobernación que preferimos morirnos de miseria y de hambre que soportar resignadamente burla tan indigna.[309]

En una carta dirigida a *El Clamor* del alcalde de Castellón José Forcada, agradecía el interés del periódico por la publicación de las medidas que debían tomar las autoridades locales para luchar contra la epidemia, y que coincidían con los acuerdos y determinaciones adoptadas por la Corporación municipal en la sesión del 16 de octubre.

En dicha sesión se pusieron de manifiesto las condiciones higiénicas que las comisiones nombradas por el Ayuntamiento, presididas por concejales, pudieron advertir en muchas casas de la población, donde habían presenciado casos de verdadera miseria, como el encontrarse en una misma cama dos y hasta tres enfermos, en habitaciones sin ventilación y con ropas sucias. Los individuos de la misma familia, sanos, se encontraban depauperados por la falta de alimentación, y, por consiguiente, candidatos a sufrir la enfermedad.

Para combatir estos males, la Corporación municipal acordó la aprobación de una transferencia de crédito destinado a paliar la miseria de las familias, conforme se iba recaudando dinero. También se acordó visitar a corporaciones y personas de relieve para que formaran parte de las comisiones que saldrían a recaudar fondos en forma de donativo voluntario equivalente a un semestre del impuesto sobre inquilinato. Se adoptó este medio como el más rápido para

309. *Ibidem*; AACS, 16/10/1918.

poder empezar a remediar la miseria que las comisiones presenciaron y que según la opinión del inspector de Sanidad era uno de los medios más eficaces para evitar la propagación de la epidemia.[310]

El Clamor insistía en que había que llevar a cabo las iniciativas del alcalde y de los acuerdos del Ayuntamiento para que se diera el resultado que la gravedad del momento reclamaba. Según el periódico, era indispensable el dinero para higienizar las viviendas pobres, socorrer la miseria y combatir con energía y actividad «la maldita epidemia que tantos estragos está causando en nuestra ciudad».

Y añadía que la fórmula para acabar con la epidemia era higiene, alimentos y medicamentos, y para eso, se necesitaban «DINERO, DINERO, Y DINERO».[311]

El Ayuntamiento pidió al gobernador militar y al cura párroco que una comisión de cada estamento formara parte de las que habían de proceder a la recaudación para el socorro de enfermos.

Inmediatamente, el alcalde recibió los donativos destinados al humanitario fin. Uno de los primeros fue el gobernador civil, que dio 500 pesetas.[312]

La carestía de las subsistencias, el elevado precio de los artículos y la propagación de la gripe dificultó mucho la vida en Castellón y la situación empeoró.

En vista de que la carestía de artículos de primera necesidad aumentaba, el diputado por Castellón Emilio Santa Cruz telegrafió al ministro de Abastecimientos para pedirle con urgencia el envío de trigo argentino, telegrama al que contestó el ministro Juan Ventosa con otro, en el que le prometía interesarse en el asunto.

La alcaldía, no solo hizo lo propio, sino que remitió al citado ministro una carta en la que se demostraba la agudeza de la crisis

---

310. *El Clamor*, 17/10/1918.
311. *Ibidem.*
312. *Ibidem.*

económica y de subsistencias que atravesaba Castellón, la primera a causa del desastre de la naranja y la segunda por el abandono en que se tenía por los poderes públicos a esta provincia.

La bancarrota económica de Castellón determinó la carencia de trabajo, y como consecuencia la falta de medios de la clase proletaria y aún las clases medias para abastecerse de lo más esencial para su supervivencia, máxime con los precios alcanzados por los artículos de primera necesidad. En Castellón la penuria era grave y se pasaba hambre.

El alcalde, en una entrevista dada a los redactores de *El Clamor* y *El Heraldo*, dio los siguientes datos para demostrar el estado de penuria en que se encontraba Castellón: En los meses de julio, agosto y septiembre, de 1914 se sacrificaron en Castellón 687 cerdos, 4.295 carneros y 1.141 corderos; en los mismos meses de 1918 se sacrificaron 191 cerdos, 1.256 carneros y 487 corderos.

> Es decir, que el consumo de carne ha quedado reducido a mucho menos de la mitad, casi a la tercera parte. Y lo que digo de la carne se puede aplicar al pan. Los 200 sacos de harina que con poca variante se elaboraban diariamente en 1914, hoy han quedado reducidos a un centenar. Así sucesivamente, iríamos señalando la misma baja en el consumo de los demás productos alimenticios. [313]

De modo que el alcalde, José Forcada, mostraba con estos datos que en Castellón no se comía, que en Castellón se padecía hambre. Por eso podía decirse que la epidemia de gripe se cebaba en las clases pobres proletarias por encontrarlas sin las necesarias condiciones de resistencia a causa de la depauperación.

Forcada escribió al ministro de Abastecimientos para exponerle tan terrible situación y le solicitaba encarecidamente procurara con

313. *El Clamor*, 25/10/1918; *Heraldo de Castellón*, 26/10/1918.

toda rapidez los medios de abaratar las subsistencias: la harina, las carnes, «cuanto es en fin indispensable para combatir el hambre que tantos estragos causa en Castellón».

La alcaldía, con la ayuda de la Junta de Subsistencias y de todos los concejales, luchó por evitar que no faltasen las provisiones y que no subieran los precios del pan, de la carne, de las patatas, etcétera, pero todos esos esfuerzos no pudieron evitar «que los egoísmos de los comerciantes, de los vendedores y la incuria de los pudientes y miembros del Gobierno camparan en gran parte a su gusto, abusando de los consumidores».[314]

El alcalde solicitaba a la prensa su colaboración para que el pueblo de Castellón supiera que es lo que estaba haciendo el Ayuntamiento por sus vecinos «y no hayamos de cargar con las responsabilidades los que ninguna culpa tenemos de ello; los que hemos trabajado sin descanso para evitar llegáramos a tan desesperado extremo».

Forcada se quejaba que el mismo pueblo de Castellón hiciera el vacío a la labor de la alcaldía y del Ayuntamiento. La prueba es que se convocaron dos asambleas, una para aminorar la crisis del trabajo y la otra para estudiar la solución que podía darse a la cuestión del pan. A una y a otra, solo respondieron muy pocas personas y representaciones de entidades. Los demás hicieron el vacío, en una muestra de indiferencia.

Mientras Valencia, Barcelona y Madrid conseguían todo el trigo que deseaban, a Castellón se le negaba, lo que determinaba la carestía de harinas de precios económicos, y ello fue la causa de que tuvieran que adquirir el pan a precios escandalosos, que imposibilitaban a los pobres consumirlo.

Solo se pudieron conseguir noventa y dos toneladas para toda la provincia y setecientos de los cinco mil sacos que de Barcelona ofreció el ministro de Abastecimientos Juan Ventosa.

314. *Ibidem.*

Sin embargo, en Valencia se estaba repartiendo un cargamento bastante considerable de trigo argentino. *El Clamor* hace una crítica de este hecho diciendo:

> Fundándose en una injusta e irritante distribución, escudándose en que en nuestra provincia no hay más que dos fábricas de harina, nos darán como de limosna otra ínfima cantidad de dicho cereal que apenas bastará para las necesidades de tres o cuatro días, en tanto en Barcelona y Valencia tendrán satisfecho su consumo por tiempo ilimitado.[315]

Por otra parte, el Ayuntamiento pidió insistentemente ayuda: telegrafió innumerables veces al ministro de Abastecimientos; envió escritos a senadores y a diputados por la provincia que contestaron con la promesa de ayuda; prestó su apoyo al diputado por Castellón Emilio Santa Cruz yendo a Madrid, para hablar con el ministro de Abastecimientos. A pesar de esto, continuó la indiferencia y el abandono del Gobierno y como consecuencia se agravó la situación y se acrecentó el hambre y la miseria que favorecieron la propagación de la epidemia de gripe.

El alcalde describía algunos cuadros presenciados en humildes viviendas visitadas por él, donde se veía familias enteras postradas en míseros lechos, sin medios no solo de alimentación, ni siquiera aquellos más elementales para la asistencia, que tenía que prestarse por los vecinos compasivos. «Esta es a grandes rasgos, la situación de Castellón. Si no nos dan carnes y trigo en abundancia que hagan bajar los precios, la depauperación de ahora aumentará considerablemente, llegando al colmo esta ya angustiosa y desesperada situación».

Forcada Peris, quien estaba al frente de la alcaldía, solicitó nuevamente la ayuda de los periódicos «con el fin de ver si así somos oídos y se presta desde el Gobierno alguna atención a nuestras justas

315. *El Clamor*, 25/10/1918.

demandas». Solicitó también de la prensa que dieran a conocer el estado de miseria de las clases humildes de la ciudad:

> Es indispensable que aquellos y estos se enteren. El invierno que se avecina va a ser terrible, cruel. En previsión de la mayor agravación del mal y en evitación de lo que puede ser, peor, mucho peor que lo de ahora, precisa que los gobernantes, acordándose de que existe un pueblo en la mayor necesidad, le presten su ayuda, y los que no han sufrido aquí aún las consecuencias de esa miseria y disponen de medios o de influencias, lo pongan a disposición de las aludidas víctimas del hambre y de la gripe.[316]

Castellón se encontraba sin medicamentos suficientes y sin dinero para hacer frente a la epidemia de gripe. La prensa se quejaba del deplorable estado sanitario de la nación española, víctima de la epidemia reinante.

El Ayuntamiento repartía mantas entre las familias pobres que tenían enfermos; se les daba carne, arroz y pan diariamente con el fin de mejorar su salud, víctimas de la gripe y de la miseria.[317]

Hay que destacar, sobre todo, el comportamiento del alcalde de Castellón de la Plana ante la gravedad de la epidemia. En una carta dirigida a todos los castellonenses, publicada en *El Clamor*, el 19 de octubre de 1918, exponía que la epidemia reinante no es un enemigo a quien se abaten y rinden tan solo la terapéutica del médico y la eficacia de las medicinas, es una enfermedad traidora que anida en la miseria del hogar y se nutre y mata en el depauperado organismo del que la padece.[318]

Por otra parte, el doctor José Clará, ante la escasez de médicos, pidió a Madrid el envío de médicos para los pueblos que carecían de ellos.

---

316. *El Clamor*, 25/10/1918.
317. *El Clamor*, 29/10/1918.
318. *El Clamor*, 19/10/1918.

Efectivamente, hacían falta médicos, dinero para socorrer a los pobres enfermos e higienizar sus viviendas. Pero no recibió contestación por parte del Gobierno; solamente el ministro de la Gobernación envió mil pesetas para atenciones sanitarias de toda la provincia, como hemos indicado más arriba.

Por eso *El Clamor*, escribía:

> No hay que esperar pues del Gobierno nada, absolutamente nada. Precisa que, teniendo esto en cuenta, sean el señor Clará, los médicos de aquí, la junta de Sanidad, el Gobernador y el Alcalde los que toman a sus cargos toda iniciativa, toda labor que sea necesaria para encontrar medios, dinero, lo que haga falta para impedir que la gripe siga causando tantos estragos. Del Gobierno como si no hubiera de García Prieto, de este funesto gobernante ni nombrarlo. Hay que hacerle el único honor que merece, despreciarlo y devolverle las miserables e indignas mil pesetas de referencia.[319]

La actitud del Ayuntamiento, del alcalde y de cuantos colaboraron en la labor humanitaria, dio motivos a muchos elogios que contrastaron con las censuras que la opinión pública dedicó a la Cruz Roja, que no dio señales de vida.[320]

3. Evolución de la epidemia en Castellón. Los informes y las visitas a los enfermos del doctor Clará, inspector provincial de Sanidad

La primera oleada de gripe que afectó a España no tuvo gran incidencia en la provincia. Concretamente en Castellón no hubo ninguna defunción a causa de la gripe durante los meses de primavera. En la prensa de Castellón las noticias referidas a la «epidemia

---

319. *Ibidem.*
320. *El Clamor*, 22/10/1918; *Heraldo de Castellón*, 26/10/1918.

reinante» comienzan a aparecer en el mes de mayo de 1918 y hacen referencia sobre todo a las ciudades de Madrid y Barcelona. De la ciudad de Castellón se registraron sesenta casos.

Según los médicos, el vecindario no tenía por qué alarmarse porque además de tener el carácter benigno, se habían adoptado las medidas necesarias para impedir su desarrollo.[321]

Durante todo el mes de junio los casos de gripe en Castellón continuaron siendo benignos.

Los datos que entregaba el doctor Clará al gobernador indicaban que en Castellón existían seiscientos atacados en la provincia de Castellón de «la enfermedad de moda», ninguno de ellos grave, es más, la enfermedad seguía su curso, pero con carácter descendente.[322]

Se iban generalizando las noticias de la enfermedad de moda en otros países como Alemania y Portugal, donde fueron muchos los atacados, sobre todo en Alemania que revistió alguna gravedad en los atacados.[323]

De todas maneras, la opinión de las autoridades sobre el estado sanitario en Castellón era buena, aunque había preocupación en los habitantes de la capital. El gobernador conferenciaba muy a menudo con el inspector de Sanidad, José Clará, sobre el estado sanitario de la capital y, este, con datos irrevocables, le comunicaba que no había motivos de alarma.

En el mes de septiembre comienzan a aparecer noticias de la segunda oleada de la epidemia.

Ante la amenaza de invasión de la enfermedad, el 2 de septiembre de 1918, el prestigioso médico republicano de Castellón, Vicente Gea, escribió un artículo en *El Clamor* —ya comentado en otro capítulo—, en el que describía la situación de la higiene en la ciudad, y

321. *El Clamor*, 29/05/1918.
322. *El Clamor*, 15/06/1918.
323. *El Clamor*, 17/06/1918.

afirmaba que para defender la salud «se necesita dinero para instruir, para destruir y para construir».[324]

En la población de Castellón había cundido la alarma, pues se habían presentado varios casos de fiebres tifoideas.

El inspector Clará salió al paso de los comentarios en la prensa diciendo que los casos de fiebres tifoideas en la población no debían ser motivo de alarma, pues durante los meses de agosto y septiembre aumentaban los números de invasiones de esta enfermedad.[325]

El 18 de septiembre, el inspector Clará, dio cuenta a la Junta Provincial de Sanidad, de que la epidemia de gripe que tiempo atrás había aparecido en todos los pueblos de la provincia, «de un mes a esta parte ha vuelto a presentarse en la mayoría de estos con mayor intensidad y difusión que la primera vez».

Añadió que, aunque algunos casos graves hayan ocurrido en emigrantes del mediodía de Francia, «no cabe la menor duda de que se trata de gripe agravada por circunstancias especiales de los individuos invadidos».

Y seguía diciendo que pocos eran los pueblos en los que no se había presentado la epidemia en la provincia:

> En la mayoría, aunque son muchos los casos, el número de graves ha sido hasta hoy muy reducida y la mortalidad por tanto también muy reducida, pero en algunos muy pocos por fortuna, la difusión de la enfermedad ha sido rapidísima, y se ha presentado esta con una virulencia desusada, siendo menos los casos graves y extremada la mortalidad, teniendo en cuenta lo exigua que suele ser de ordinario en la gripe epidémica.[326]

Los casos graves en su inmensa mayoría eran bronconeumonías.

---

324. *El Clamor*, 3/09/1918.
325. *El Clamor*, 3/09/1918; *Heraldo de Castellón*, 9/09/1918.
326. *El Clamor*, 18/09/1918; *Heraldo de Castellón*, 17/09/1918.

Los pueblos más castigados por la gripe en el mes de septiembre fueron Les Alqueries de Vila-real, Les Useres, Xert, Torreblanca y Catí.

El doctor Clará visitó estos pueblos y dispuso las medidas más convenientes. A Torreblanca se envió un médico y un practicante y se dispuso de todos los recursos para acudir inmediatamente a donde fuera preciso con los medios y personal necesario.

Esta segunda oleada de la epidemia de gripe fue general en toda España sobre todo en levante.

> En Castellón, aparte de la gripe que ha vuelto a presentarse, aunque no con gran intensidad, la situación sanitaria actual no es para causar alarmas infundadas; las fiebres tifoideas frecuentes en esta época parecen ser, son más leves y en mucho menor número que en años anteriores y descontando el paludismo, por desgracia inevitable, solo tenemos que preocuparnos de la gripe que con toda probabilidad no ha de adquirir graves proporciones.[327]

Circuló la noticia hasta en Madrid de que se había desarrollado una epidemia en Albocàsser de disentería. El inspector Provincial se trasladó de inmediato a dicho pueblo, en donde no había otra epidemia que la gripe de forma ligera.

La Junta Provincial de Sanidad concedió un voto de confianza al inspector de Sanidad para que adoptara las medidas que creyera convenientes a fin de evitar la propagación de la epidemia.

Por disposición del gobernador civil, Clará volvió a visitar Torreblanca, y también se desplazó a Alcalà de Xivert, Sant Mateu, La Salzadella, Catí y Borriol, donde la epidemia de gripe había tomado gran intensidad.

---

327. *Ibidem.*

En Castellón y en el Grao también se fue incrementando la epidemia.[328]

En Vila-real, existían por esa fecha quinientos atacados, pero casi en su totalidad de carácter benigno.

En Castellón continuaban las invasiones todos los días, aunque no alcanzaban una gran virulencia.[329]

Diariamente el doctor Clará daba noticias a la prensa sobre el desarrollo de la epidemia. La enfermedad decrecía bastante en Torreblanca y Catí, «pues en el primero de estos pueblos no ocurrió ayer ninguna invasión y es muy probable que mañana o pasado pueda regresar a esta capital el personal facultativo que se envió para auxiliar al de dicha población». Y seguía informando:

> En Catí no ha ocurrido tampoco ninguna invasión durante los últimos tres días.
> En Villafamés y San Jorge se extiende, pero con carácter benigno y en Alcalá de Chivert se ha estacionado la epidemia.
> Nos ha confirmado el doctor Clará que en Villarreal se ha extendido la gripe, pero también con carácter benigno.
> En Alquerías del Niño Perdido, se ha recrudecido la enfermedad.
> Del distrito de Morella, apenas se tiene noticia de haber ocurrido algún caso y en los demás pueblos de la provincia, se sabe han ocurrido algunas invasiones.
> En San Mateo y Borriol, ha mejorado bastante y en la capital, aunque se ha extendido, parece que por ahora se muestra muy benigna la enfermedad gripal.[330]

En vista de todo esto, el doctor Clará afirmaba que la epidemia tendía a mejorar en toda la provincia, y recomendaba la prohibición de festejos para evitar la aglomeración de público.

---

328. *Ibidem.*
329. *El Clamor*, 20/09/1918; *Heraldo de Castellón*, 9/09/1918.
330. *El Clamor*, 21/09/1918; *Heraldo de Castellón*, 17/09/1918.

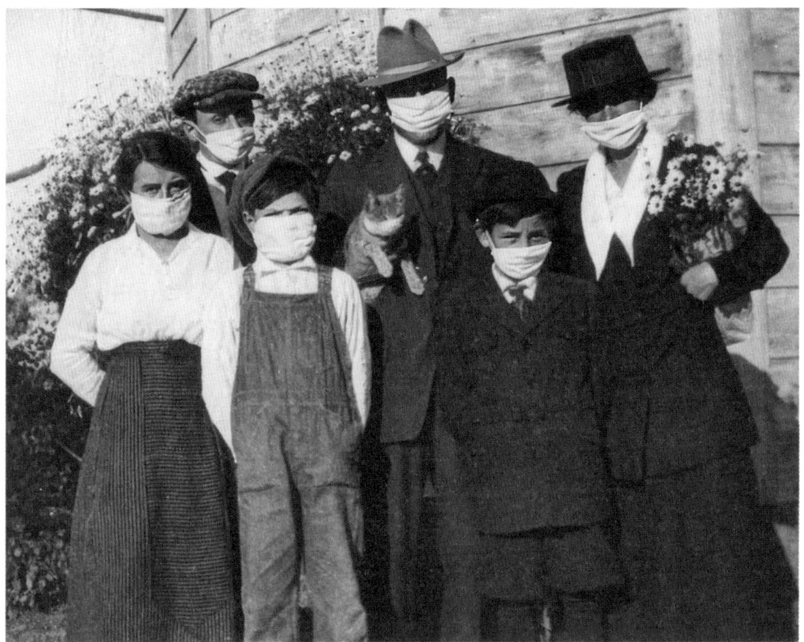

Familia con mascarillas en la gripe de 1918. Fondo fotográfico: M.ª Dolores Agustí Soler

No obstante, la gripe en Castellón y en la provincia iba en aumento; el 24 de septiembre *El Clamor* daba una cifra para la ciudad de más de quinientos atacados, pero eran muy escasos los enfermos de bronconeumonía.

Asimismo, en las fuerzas del regimiento de Tetuán, el número de atacados era considerable.[331]

Al mismo tiempo que decrecía la enfermedad en las Fuerzas de Tetuán, aumentaban las fiebres palúdicas; y en un plazo de ocho días ingresaron en el Hospital cívico militar diez personas.[332]

---

331. *El Clamor*, 24/09/1918;
332. *El Clamor*, 28/09/1918.

En la provincia, la situación de El Forcall era difícil pues había más de cuatrocientas invasiones, aunque muchas eran de carácter grave.

Los médicos de El Forcall se encontraban enfermos y por ello se encargó al doctor Ángel Sánchez Gozalbo que se hiciera cargo de prestar los servicios médicos.[333]

En El Forcall, hubo un primer brote epidémico sin complicaciones broncopulmonares a mediados de junio, que atacó a muy pocos vecinos; después y coincidiendo con la llegada de los primeros inmigrantes, aparece el llamado foco de levante, que se va difundiendo y aparecen en El Forcall los primeros casos a mediados de septiembre; queda invadido todo el pueblo y reviste la gripe unos caracteres de gravedad inusitados, con predominio del síndrome neumónico-septicémico. Siguen ocurriendo nuevas invasiones y cuando ya estaba todo el vecindario invadido, cesa la gripe a fines de octubre porque están inmunizados todos sus habitantes, y ya no vuelve a repetirse (Sánchez Gozalbo 1919, 10).

El 30 de septiembre iba aumentando la epidemia gripal, especialmente en los barrios extremos de Castellón, siendo especialmente altos los casos de bronconeumonía. Gracias a la intensa labor de los médicos, no fueron mayores las consecuencias de la gripe.

En los pueblos de la provincia, destacaba sobre todo el de El Forcall con cuatrocientas invasiones, aunque según informa la prensa «parece que la enfermedad se ha estacionado, pues apenas ocurren defunciones».

> En Useras donde había unas 2.000 invasiones con más de 60 atacados graves, ha mejorado la situación, pues ha decrecido extraordinariamente; en las Alquerías del Niño Perdido, ha recrudecido bastante la epidemia, causando algunas defunciones; en Eslida ha mejorado mucho la situación, desapareciendo la gravedad; en Villarreal se ha estacionado la

333. *Ibidem.*

epidemia; en Nules ha aparecido la enfermedad con bastante virulencia; en Artana, la situación es bastante grave, habiendo ocurrido algunas defunciones; en el Desierto de las Palmas había ayer 28 atacados entre frailes legos y trabajadores. [334]

Entre las visitas que el doctor Clará hizo por toda la provincia y las que *El Clamor* hacía referencia en la sección «La salud pública», está la del 30 de septiembre cuando junto con el gobernador civil visitó las localidades de Vila-real, Nules, La Vilavella, Eslida y Artana.

A principios de octubre la prensa sigue informando de que la gripe se halla estacionada en Castellón, «que por ahora no toma mayor incremento». Según aseguran la mortalidad es mayor que en igual mes del año anterior, pero «insistimos en afirmar que, afortunadamente, no es proporcional al número de atacados».

En cuanto a las demás provincias, «ocurre lo propio habiéndose ordenado las medidas rigurosas de higiene, especialmente en asilos, penales y cuarteles».[335]

A fin de evitar el consiguiente sobresalto que la noticia de las defunciones producía se realizaban los entierros con la menor publicidad posible.

El 8 de octubre, el inspector de Sanidad informó a la Junta Provincial de Sanidad que la gripe se había extendido por toda la provincia, y eran muy contados los pueblos en los que no hubiera casos, «pero solo en 38 había la infección adquirido gran expansión e intensidad». También informó que la infección se propagaba rápidamente por todo el vecindario y se extinguía después de haber invadido en ocasiones el 80 % de la población, y añadió, que la mortalidad no había llegado aún en las poblaciones de más intensidad invadidas, al 2 % de los enfermos.

334. *El Clamor*, 2/10/1918; *Heraldo de Castellón*, 2/10/1918.
335. *Ibidem.*

La infección era intensa en Artana, El Forcall, Almedíjar, Segorbe, Cabanes y La Todolella; en las demás poblaciones según Clará, iba decreciendo. También añadía que en Les Useres, Catí, Xert, Eslida y La Salzadella, donde la epidemia cursó con mucha intensidad, podía darse por terminada.[336]

En el Grao de Castellón la gripe hacia grandes estragos, había casas que tenían ocho atacados por carecer de toda clase de medios para combatir la enfermedad. En un acuerdo del Ayuntamiento en la sesión de 9 de octubre, se aprueba facultar al alcalde para que gestione con la autoridad competente para que facilite al Ayuntamiento el material de desinfección que tenía el Servicio de Sanidad.[337]

A mediados de octubre, el número de fallecidos no aumentó, pero tampoco decrecía el número de atacados. Según la prensa era debido a la perturbación atmosférica que se desarrollaba esos días, que venía a agravar los estragos de la miseria entre las familias pobres que tenían la desgracia de ser visitadas por «la maldita gripe».

El Clamor pedía al gobernador, al inspector provincial de Sanidad, al alcalde o a quienes tuvieran autoridad para ello, que prohibieran los entierros, el viático y cuantos actos pudieran contribuir a sembrar las alarma en el vecindario, «alarma, que causa tantos daños como la propia enfermedad».

Recomendaban esto porque el traslado de los muertos al cementerio en la forma de costumbre y el continuo recorrer de las calles por el cura que acudía a viaticar a los enfermos más o menos graves, daban motivo a que la gente creyeran que los estragos eran tan grandes que en Castellón morían a docenas.

Corría la versión de que fallecían veinte o veintitrés diariamente, sin embargo, *El Clamor* lo negaba, según decía, «el promedio de los muertos en los últimos diez días (entre niños y adultos), incluyendo

336. *El Clamor*, 9/10/1918.

337. *Ibidem*

los fallecidos en el hospital, no excedía de 12 o 13». Y añadía que exagerar estos números era «criminal».

Asimismo, daba una indicación a los médicos a quienes les decía que sería muy conveniente que se firmaran las papeletas de defunciones con la mayor prontitud a fin de evitar que la gente, al ver acumulados en el depósito cadáveres de dos días, se asustara de la mortalidad creyendo que tales bajas pertenecían a un solo día.

El alcalde se desplazó al Grao, donde visitó la mayor parte del caserío marítimo y se enteró de la marcha que seguía la epidemia que, al parecer, iba decreciendo. También reunió en el Ayuntamiento a los comisionados de distrito a quienes expuso la necesidad de girar una minuciosa inspección a las casas de la ciudad para enterarse del estado higiénico de estas, dar a sus habitantes las indicaciones sanitarias oportunas y recoger los datos que crean precisos para tomar cuantas medidas sean indispensables para atajar la enfermedad reinante.

Finalmente, en el *Boletín Oficial de la Provincia de Castellón* del 14 de octubre se publicó una circular del gobernador civil, que declaraba oficialmente por acuerdo de la Junta Provincial de Sanidad, la existencia de la gripe en toda la provincia.[338]

Empezaron las comisiones y subcomisiones de los respectivos distritos a girar la anunciada visita de inspección a todas las viviendas de Castellón, a fin de conocer el estado higiénico de las casas, número de enfermos y remedios que debían aplicarse.[339]

Los pueblos de Altura, Vall de Almonacid y Toga, carecían de asistencia facultativa porque sus respectivos médicos estaban enfermos.

En vista de esto y de que los médicos de Castellón no podían ausentarse por exceso de trabajo, el doctor Clará pidió telegráficamente a la Inspección General de Sanidad que enviara médicos para la asistencia facultativa de dichos pueblos.

---

338. *El Clamor*, 14/10/1918; *bop*, 14/10/1918.
339. *El Clamor*, 15/10/1918.

A Xilxes y La Llosa fue el médico de Castellón, Leandro Ureña, para sustituir al médico de aquellos pueblos que se encontraba enfermo.[340]

El 16 de octubre la epidemia seguía por todo lo alto. En España, estaba invadiendo los pueblos donde no había atacados en general.

En cuanto a Castellón y su provincia se refiere, Clará declaró a *El Clamor*, que la epidemia crecía en la capital. Diariamente se registraban unas doscientas nuevas invasiones, de las que un 2 o un 3 % eran de bronconeumonía, incluyendo el caserío marítimo, y añadía que había ciento cincuenta enfermos de gripe complicada.[341]

En la segunda quincena de octubre la enfermedad empezaba a decrecer en Castellón y la provincia, pues, aunque aún había defunciones, se debía a la existencia de enfermos graves.

Los vecinos de Castellón pedían al gobernador civil que se suprimieran los entierros y el toque de difuntos, que continuamente ofrecían las parroquias de la Trinidad y la Sangre, porque con el continuo desfile de entierros y el repiqueteo de las campanas, se alarmaba considerablemente el vecindario, preocupado por el desarrollo que adquiría la enfermedad.[342]

Continuamente regresaban obreros procedentes de Francia. Los trenes iban sobrecargados. En todas las estaciones del tránsito se iban quedando inmigrantes que iban esparciendo por los pueblos los gérmenes de la epidemia procedente de la frontera. En la estación de Barcelona, hacinados en un inmenso montón confundidos entre los sucios equipajes, esperaban la formación del tren, al que subían mezclados con todos los demás viajeros.

El Clamor se quejaba, pues según creían, había suficiente número de obreros para que se formaran trenes especiales para ellos «y no

340. *Ibidem.*
341. *El Clamor*, 16/10/1918.
342. *El Clamor*, 17/10/1918.

produjera el trastorno que significa emplear dos máquinas y un convoy de catorce o más vagones».[343]

El alcalde y las autoridades eclesiásticas se pusieron de acuerdo en ordenar que no tocaran a muertos las campanas de las parroquias de la Sangre y la Trinidad. También se dispuso que los entierros se realizaran por el trayecto más corto, desde la casa mortuoria al cementerio, sin que tuviesen que pasar por la iglesia.[344]

En Castellón continuaba la epidemia y *El Clamor* hace una crítica de la epidemia que se desarrolló en el invierno de 1889-1890 igual que la de la gripe, que entonces se llamó *dengue*, *trancazo*, *influenza* y, recuerda que igual que ahora, el desconcierto era grande: no había higiene ni caridad y los médicos tampoco sabían cuál era el origen de la enfermedad.[345]

A partir del 21 de octubre la prensa comenta que en Castellón disminuían las invasiones, aunque la mortalidad seguía igual debido al número de enfermos graves de los días anteriores. En la provincia, Borriana y Almassora aumentaban las invasiones y el número de defunciones. En Nules, donde apenas se registraban invasiones, estaba adquiriendo la gripe gran virulencia.[346]

Todos los días el Ayuntamiento recibía donativos de los contribuyentes para paliar los estragos de la enfermedad en los pobres.[347]

El 24 de octubre, el doctor Clará daba cuenta a la Junta Provincial de Sanidad de la evolución de la gripe en la provincia. Según afirmaba, se observaba una notable disminución en la intensidad de la epidemia en la mayoría de los pueblos, y en la capital la disminución era bastante acentuada.[348]

343. *Ibidem.*
344. *El Clamor*, 19/10/1918.
345. *El Clamor*, 21/10/1918.
346. *Ibidem.*
347. *El Clamor*, 23/10/1918.
348. *El Clamor*, 25/10/1918.

La Junta se ocupó de la falta de algunos medicamentos en las farmacias de la capital y en la mayoría de las de la provincia por lo que se acordó rogar al gobernador que en la forma más conveniente y juntamente con el alcalde e inspector de Sanidad «intervengan en este grave asunto para solucionarlo como mejor se pueda».[349]

El Clamor hizo una crítica al ministro de la Gobernación, García Prieto, porque como consecuencia de su «irresponsabilidad» la epidemia se había extendido por toda España. La crítica venía al caso porque se había licenciado a los reclutas contaminados, el Gobierno no tenía datos exactos de la extensión de la epidemia ni de las víctimas que producía, y, además, destacaba la incapacidad del Gobierno para organizar el servicio médico y la falta de consideración hacía la clase médica.[350]

El 28 de octubre el Ministerio de la Gobernación facilitaba una nota sobre la mejoría de la salud pública en toda España.

En Castellón seguía mejorando la situación, el 28 de octubre solo hubo catorce invasiones. Las defunciones aún eran respetables, pero obedecían a los casos graves de días anteriores.

Según la prensa, la baja señalada en invasiones y defunciones, «son prueba evidente que ha contribuido mucho al mejoramiento actual la asistencia prestada a las familias pobres, gracias al dinero que han donado y siguen entregando al Ayuntamiento los castellonenses pudientes y de sentimientos humanitarios».[351]

El 30 de octubre la situación mejora en toda España. En Castellón sigue el decrecimiento iniciado, tanto en cuanto a invasiones como en defunciones.

En Borriana, de dos practicantes que había, falleció uno, y el doctor Clará envió otro, en vista de que aún había doscientos atacados de la gripe.

349. *Ibidem.*
350. *El Clamor*, 28/10/1918.
351. *El Clamor*, 29/10/1918.

El gobernador recibió un telegrama del Ministerio de la Gobernación en el que le comunicaba que habían sido libradas 2.000 pesetas para atenciones sanitarias de la provincia.

Las invasiones y defunciones que se publican en la prensa, el 30 de octubre en una nota oficiosa, están reflejadas en la siguiente tabla:[352]

TABLA 32. INVASIONES Y DEFUNCIONES OCURRIDAS EL DÍA 30 DE OCTUBRE

Pueblos	*Invasiones*	*Defunciones*	*Pueblos*	*Invasiones*	*Defunciones*
Alcalà de Xivert	4	0	Gátova	2	1
Alcora	8	0	La Llosa	3	0
Alfondeguilla	9	0	Llucena	5	0
Algimia	3	1	Moncofa	0	1
Almassora	14	2	Navajas	0	1
Almenara	10	2	Nules	16	0
Altura	8	3	Onda	17	4
Ayodar	4	1	Orpesa	4	1
Betxí	8	1	Sant Mateu	2	0
Benassal	4	1	Santa Magdalena	4	2
Benicarló	3	0	Segorbe	2	0
Benicàssim	9	0	Soneja	1	0
Borriol	5	2	Sueras	11	2
Borriana	58	4	Torás	2	0
Cabanes	9	2	Traiguera	0	1
Castellón de la Plana	28	13	Vall de Almonacid	6	2
Cervera	7	0	Vall d'Uixó	16	1
Cinctorres	1	0	Vilafranca	4	0
Cuevas	5	0	Vila-real	35	1
Xilxes	5	1	Vinaròs	5	2
Eslida	2	0	Vistabella	2	0
Figueroles	6	0	Viver	5	1

Fuente: *El Clamor*, 30/10/1918

En la provincia de Castellón en octubre disminuían las invasiones y defunciones. El mayor número de invasiones se registraban

352. *El Clamor*, 30/10/1918

en Borriana, Onda, Almassora, y decrecía el número de defunciones.

En Castellón decrecían no solo las invasiones sino también las defunciones, en general, según la prensa, la situación de la provincia mejoró notablemente.

El 31 de octubre la epidemia en España decrece, exceptuando en Badajoz, donde estaba causando verdaderos estragos.[353]

El 2 de noviembre, la situación de la provincia sigue mejorando, aunque aún continúan habiendo algunas invasiones y defunciones, pero el número de unas y otras es bastante reducido: en cuarenta y ocho horas se registraron doce defunciones, incluidas las de gripe y otras enfermedades. Nueve de ellas pertenecían a las primeras veinticuatro horas y las tres restantes a las segundas.[354]

En *El Clamor* de 2 de noviembre publican una crónica donde comparan las defunciones habidas en años anteriores con las de 1918:

> En septiembre de 1917 ocurrieron 58 defunciones, en igual mes de 1918, 120; en el mes de octubre de 1913, hubo 68 defunciones; en 1914, 38; en 1915, 54; 1916, 66; 1917, 67. En el mes de octubre de 1918 se registró «la horrorosa cifra de 487 defunciones», es decir 420 más que en igual mes del año anterior.
>
> Las 487 defunciones habidas en el mes de octubre fueron 179 varones adultos, y 220 mujeres.

Nosotros hemos realizado las gráficas de la epidemia de la gripe en Castellón, con los datos extraídos del *Boletín de Estadística Municipal de Castellón* de 1918-1921.

En la gráfica 39 podemos comprobar cómo durante el año 1918, concretamente en el mes de octubre, se produjo un elevado número de defunciones. Murieron casi el mismo número de mujeres que de hombres.[355]

353. *El Clamor*, 31/10/1918.
354. *El Clamor*, 2/11/1918.
355. *Boletín de Estadística Municipal de Castellón* de 1918-1921.

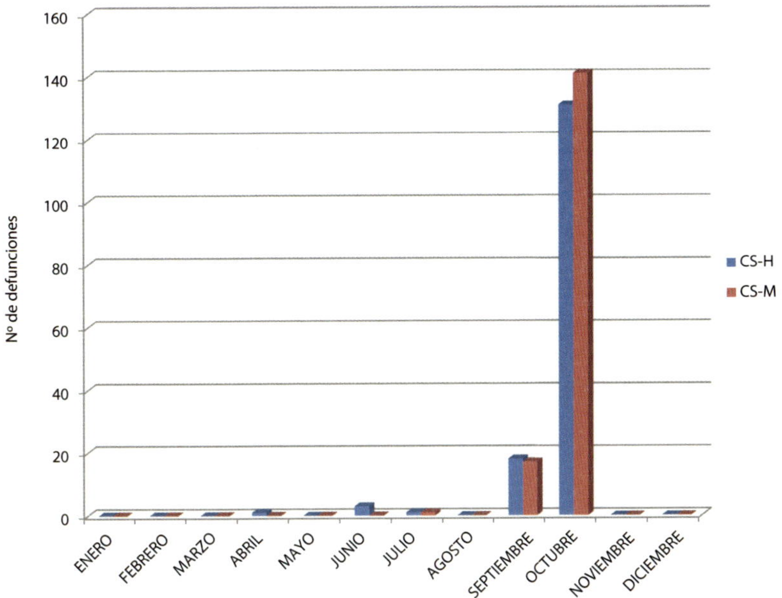

Gráfica 39. Mortalidad por gripe en 1918. Castellón de la Plana. Fuente: *Boletín de Estadística Municipal de Castellón* de 1918-1921. Elaboración propia

Las gráficas 40 y 41 muestran que en el mes de septiembre murieron más mujeres y hombres por causa de la gripe que por otras enfermedades.[356]

Asimismo, en el mes de octubre ocurre lo mismo, mueren más mujeres y hombres por causa de la gripe que por causa de otras enfermedades como podemos ver en las gráficas 42 y 43.

356. *Ibidem.* Véanse las tablas del Apéndice Documental n.º 9, tabla 2 y el Apéndice Documental n.º 10, tabla 3.

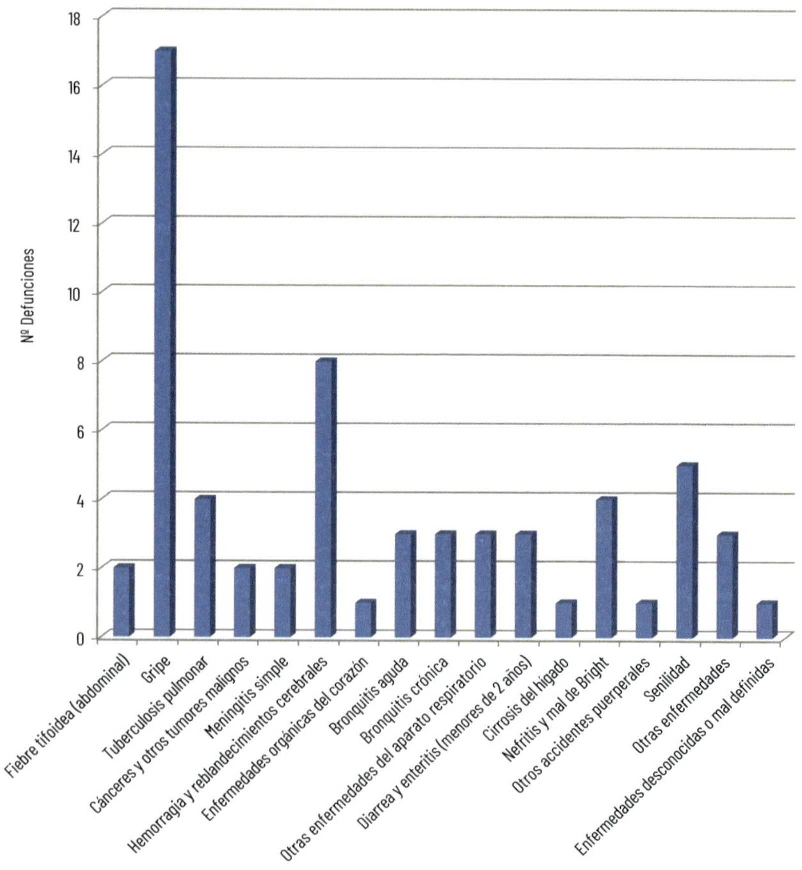

Gráfica 40. Mujeres fallecidas por enfermedad en septiembre de 1918. Castellón de la Plana. Fuente: *Boletín de Estadística Municipal de Castellón* de 1918-1921. Elaboración propia

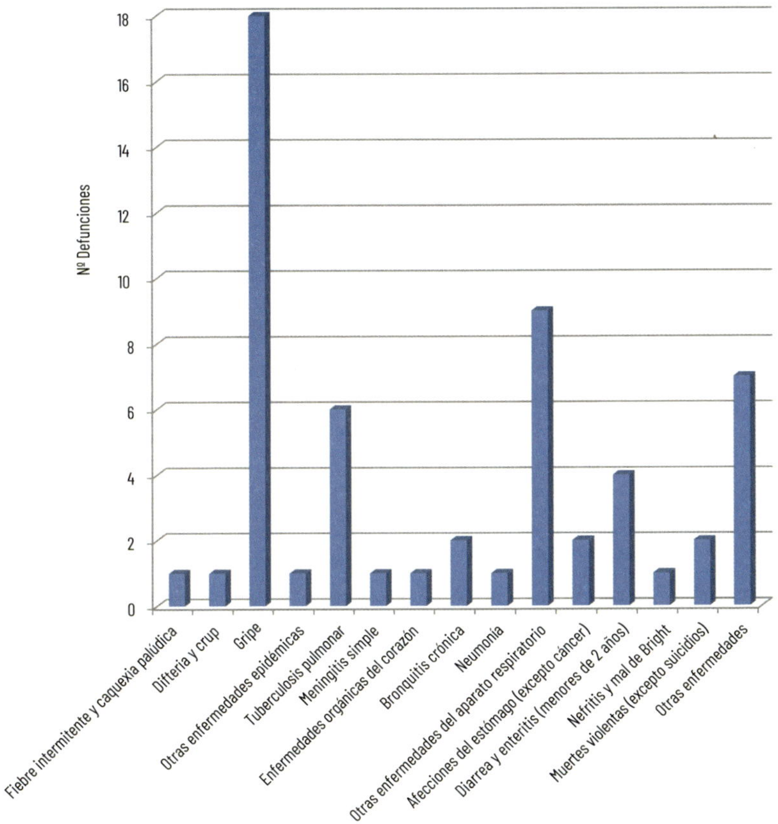

Gráfica 41. Varones fallecidos por enfermedad en septiembre de 1918. Castellón de la Plana. Fuente: *Boletín de Estadística Municipal de Castellón* de 1918-1921. Elaboración propia

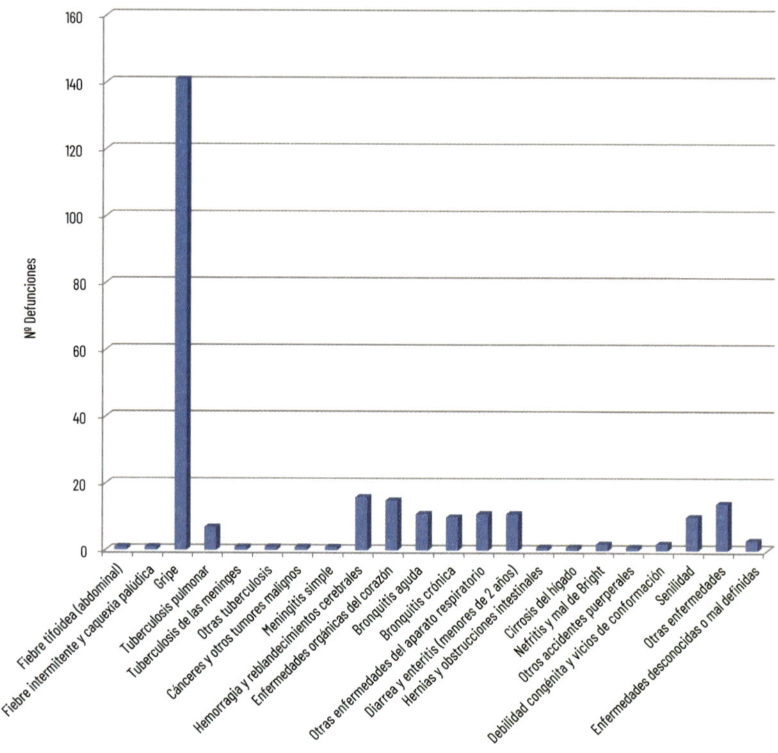

Gráfica 42. Mujeres fallecidas por enfermedad en octubre de 1918. Castellón de la Plana. Fuente: *Boletín de Estadística Municipal de Castellón* de 1918-1921. Elaboración propia

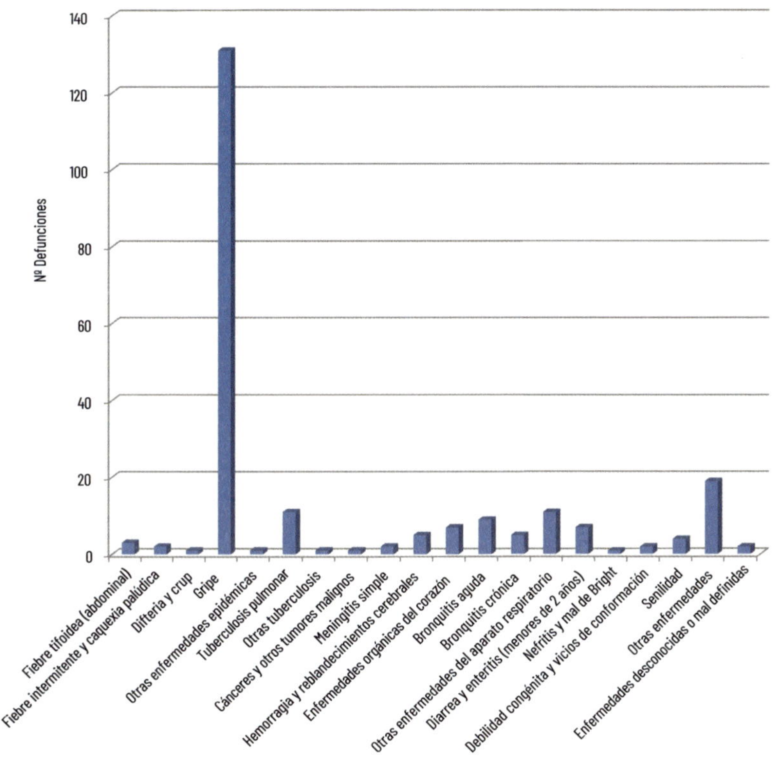

Gráfica 43. Varones fallecidos por enfermedad en octubre de 1918. Castellón capital. Fuente: *Boletín de Estadística Municipal de Castellón* de 1918-1921. Elaboración propia

En las gráficas 44 y 45 observamos que la gripe afectó al colectivo más joven, pues las personas mayores que pasaron la gripe de 1889-1890, quedaron inmunizadas.[357]

357. *Ibidem.*

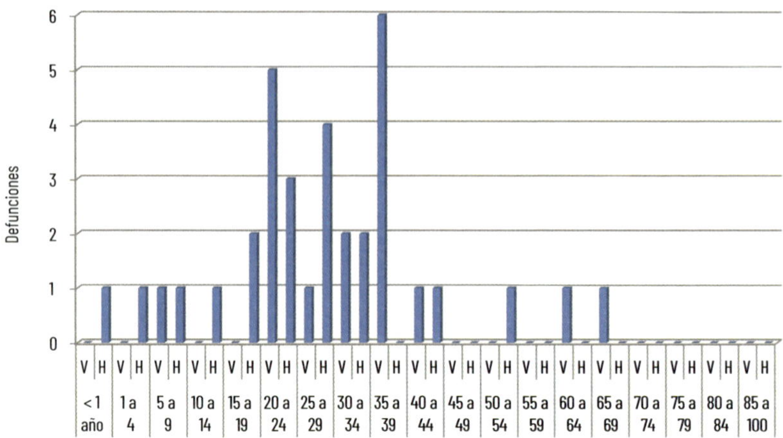

Gráfica 44. Fallecimientos por gripe en septiembre de 1918 según edad. Castellón de la Plana. Fuente: *Boletín de Estadística Municipal de Castellón* de 1918-1921. Elaboración propia

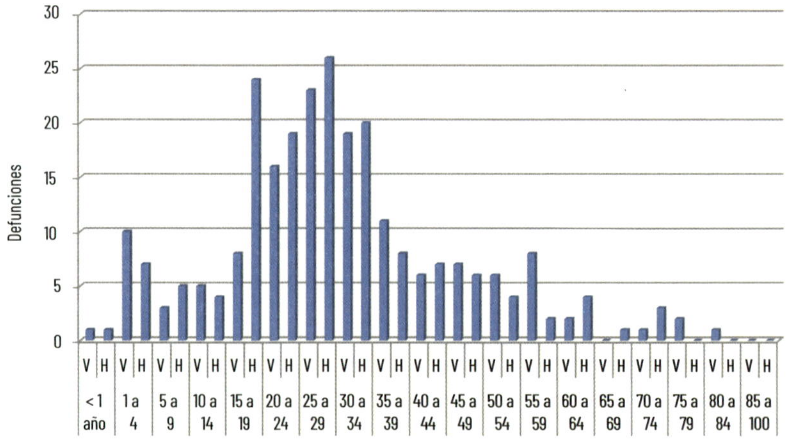

Gráfica 45.Fallecimientos por gripe en octubre de 1918 según edad. Castellón de la Plana. Fuente: *Boletín de Estadística Municipal de Castellón* de 1918-1921. Elaboración propia

La enfermedad ataca a todas las edades, pero sobre todo a los niños, más sensibles a la infección y que son las primeras víctimas de una epidemia. En este grupo de edad, la tasa de morbilidad es alta, aunque la mortalidad es baja. En cambio, en las personas de edad, la situación es a la inversa, por lo que la mortalidad es elevada.

Habitualmente, en una población infectada por un virus, los individuos desarrollan anticuerpos específicos dirigidos contra la cepa infecciosa. Por otra parte, cuando se produce un contacto con una nueva variante vírica de estructura antigénica parecida, la inmunidad de la población aumenta ya que la tasa global de anticuerpos neutralizadores se eleva. Como la inmunidad de los individuos infectados neutraliza los virus, la probabilidad de contagio de los individuos susceptibles de ser infectados disminuye. Este modelo general postula, pues, que las epidemias son el resultado de una disminución de la resistencia a la infección en la comunidad humana y, por lo tanto, de la tasa de anticuerpos.

En la tabla 2 podemos observar cómo en España en el año 1918 hubo más defunciones por gripe que por otras enfermedades, tanto en hombres como en mujeres.

TABLA 33. ESTADÍSTICA DE LAS CAUSAS DE MORTALIDAD EN ESPAÑA EN 1918

ENFERMEDADES	*Hombres*	*Mujeres*	*Total*
1. Fiebre tifoidea (Abad.)	3.691	3.709	7.400
2. Tifus exantemático	46	27	73
3. Fiebre recurrente y caquexia palúdica	1.244	1.103	2.347
4. Fiebre intermitente y caquexia palúdica	315	267	582
5. Viruela	1.568	1.401	2.969
6. Sarampión	2.936	2.661	5.597
7. Escarlatina	376	403	779
8. Tos ferina (Coqueluche)	1.147	1.309	2.456
9. Difteria y crup	1.979	1.865	3.844
9 (bis). Difteria y crup	385	332	717
10. Gripe	70.681	76.433	147.114

ENFERMEDADES	*Hombres*	*Mujeres*	*Total*
11. Sudor miliar	1	2	3
12. Cólera asiático	0	0	0
13. Cólera nostras	74	53	127
14. Disentería	735	673	1.408
15. Peste	1	2	3
16. Fiebre amarilla	0	0	0
17. Lepra	77	41	118
18. Erisipela	424	424	848
19. Otras enfermedades epidémicas	18	17	35
20. Infección purulenta y septicemia	1074	873	1947
21. Muermo y lamparón	0	0	0
22. Pústula maligna y carbunclo	216	127	343
23. Rabia	15	8	23
24. Tétanos	375	208	583
25. Micosis	3	1	4
26. Pelagra	70	85	155
27. Beriberi	0	0	0
28. Tuberculosis de los pulmones	17.047	16.439	33.486
29. Tuberculosis miliar aguda	261	299	560
30. Tuberculosis de las meninges	1.183	1.044	2.227
31. Tuberculosis abdominal	1.358	1.847	3.205
32. Mal de Pott	213	207	420
33. Tumores blancos	90	61	151
34. Tuberculosis de otros órganos	631	652	1283
35. Tuberculosis generalizada	405	491	896
36. Raquitismo	4.644	3.887	8.531
37. Sífilis	488	378	866
38. Chancro blando - Gonococia	12	9	21
39. Cáncer o tumor de cavidad bucal	365	109	474
40. Cáncer o tumor de estómago, hígado	2.738	2.144	4.882
41. Cáncer o tumor de peritoneo, intestino, recto	343	488	831
42. Cáncer o tumor de órganos genitales mujer	0	1462	1462
43. Cáncer o tumor de los pechos	0	444	444
44. Cáncer o tumor de la piel	271	297	568
45. Cáncer o tumor de los otros órganos	1.901	1.712	3.613
Total	*119.401*	*123.994*	*243.395*

Fuente: Instituto Nacional de Estadística de Castellón. Elaboración propia

4. Actuaciones médicas y medidas públicas para reforzar la higiene ante la gripe

Según García Faría del Corral, la actuación médica sobre el proceso epidemial de septiembre, octubre y noviembre de 1918, se puede esquematizar en tres apartados:

1. En la colaboración con los estamentos oficiales.
2. Su aportación en conocimientos científicos.
3. El sufrimiento personal que puede provocar el contacto con los enfermos.

En cuanto a la colaboración con los estamentos oficiales, el personal médico realizó una gran labor, pues además de ejercer su función puramente curativa, tuvo que actuar un poco como inspector o policía, al tener que comunicar cada uno de los casos que asistía.

Esta inspección no se centró solamente en la población residente en cada localidad, sino que abarcó también a las gentes de paso.

Todas estas medidas de actuación médica fueron más evidentes y rigurosas en las de fronteras, con actuaciones de tipo sanitario.

Pero no solo se les pidió desde los estamentos oficiales una función puramente burocrática de comunicar los casos diagnosticados, sino también realizar una entrega total a su profesión, sin caer en el desánimo y ni abandonar por ningún motivo sus puestos de trabajo.

También los médicos aportaron conocimientos científicos que fueron utilizados por distintos estamentos y de diferentes formas. Y según como fue utilizado, tuvo diversas manifestaciones:

Pero hubo otros autores, médicos y periodistas, que con sus publicaciones en prensa intentaron informar a la sociedad de sus conocimientos, con la intención de que dicha sociedad luchara con más acierto contra el mal reinante (García Faria del Corral 1995, 176).

No obstante, la actuación médica, no solo se dirigía a dar a conocer la gripe y actuar tanto en la sociedad como en el paciente, sino que también se dedicó a la investigación, buscando métodos y sistemas para luchar contra la enfermedad.

Además, los médicos se arriesgaban a contraer la enfermedad y sufrir personalmente las consecuencias del contacto con los enfermos.

Está claro que la epidemia gripal produjo una alta tasa de mortalidad, pero lo que es evidente es que a todo ello se antepuso una altísima morbilidad. Morbilidad que conllevó un excesivo trabajo por parte de los médicos, que tuvieron que atender a los innumerables enfermos de gripe.

Pero la epidemia gripal no afectó solo a los médicos, en un excesivo y agobiante trabajo, sino que también hubo innumerables casos de contagio de pacientes a médicos, algunos de ellos llevaron al fallecimiento de sus médicos (García Faria del Corral 1995, 176).

En Castellón, mucho antes de que se desatara la epidemia gripal, el alcalde José Forcada y el inspector provincial de Sanidad José Clará, se ocuparon de las medidas higiénicas que convenía adoptar en vista del desarrollo que adquirían determinadas enfermedades en otras provincias españolas.

Convinieron en la necesidad de montar una estación de desinfección e higiene con destino a los pobres transeúntes según ordenaba la superioridad. El alcalde dio órdenes terminantes para que sin demora alguna se realizaran las obras necesarias a fin de implantar enseguida dicho importante servicio.

En los solares de la antigua batería de San Roque se instalaron una piscina de higienización y un cuarto de desinfección para cumplimentar los acuerdos de la superioridad.[358]

358. La antigua batería de San Roque se encontraba en la actual calle de San Roque, y ya estaba en 1852. Según figura en el *Atlas de España y sus posesiones de ultramar* del teniente coronel capitán de Ingenieros Francisco Coello y que fue auxiliado

Forcada ordenó a los dueños de carnicerías, ultramarinos y puestos de frutas que cubrieran con gasas, durante el verano, los comestibles destinados a la venta y procuraran tenerlos en las debidas condiciones higiénicas; asimismo, recomendó el mayor celo de sus subordinados en cuanto afectaba a la higiene y sanidad en la capital.[359] La brigada de peones municipales, por su parte, limpió las bocas de alcantarilla de varias calles de la ciudad.[360]

De todas maneras, la opinión de las autoridades sobre el estado sanitario en Castellón era buena, aunque había preocupación entre los habitantes de la capital. El gobernador conferenciaba muy a menudo con el inspector Clará sobre el estado sanitario de la capital y, este, con datos irrevocables, le comunicaba que no había motivos de alarma.

Todos los años había casos de fiebres tifoideas, aunque esta, según Clará era benigna. De todas maneras, el doctor José Clará, tenía órdenes del gobernador de adoptar las medidas sanitarias que creyera convenientes en esta época.[361]

Entre otras, se recibió la grave noticia de que en el Mediodía de Francia existían focos de tifus exantemático. Inmediatamente se dieron las órdenes necesarias para organizar el servicio de vigilancia sanitaria en todos los pueblos de la provincia y se registraron todos los pasajeros e inmigrantes de aquel país en cuanto llegaban a sus pueblos de residencia.

El doctor Clará continuamente daba a conocer la situación sanitaria de Castellón, enumerando aquellas causas que pudieran perjudicar a la salud, especialmente la falta de agua u otras causas de insalubridad.

---

por Pascual Madoz, en las notas estadísticas e históricas.

359. *El Clamor*, 13/06/1918.

360. *El Clamor*, 15/06/1918.

361. *El Clamor*, 28/08/1918.

El alcalde dio cuenta de los trabajos que llevaba a cabo el Ayuntamiento para aprovechar el manantial del Molí de la Font, por ser el más cercano a la ciudad y del que con menos coste rápidamente podía ponerse en condiciones de ser utilizable, sin olvidar el arreglo de los motores de los pozos que facilitaban el agua que Castellón consumía, a fin de asegurar el regular abastecimiento.

También ofreció subsanar otras deficiencias que se observaban en la capital como la limpieza del albañal.[362]

Un problema grave era el conflicto planteado por los farmacéuticos que no querían facilitar medicamentos a los pobres de la Beneficencia municipal, si no se les pagaba lo que el Ayuntamiento les adeudaba. El alcalde y los representantes dentro de la Junta de Sanidad Municipal llegaron al fin a un acuerdo que hizo innecesaria la revuelta social, nada apropiada para las circunstancias que imperaban en aquellos momentos.[363]

El doctor Clará recomendaba que el vecindario evitara, dentro de lo posible, el contagio con los atacados de gripe y que no se diese la mano la mano a quienes llevaban consigo el microbio.[364]

Desde la prensa también se daban consejos a la población como en el caso de *El Clamor*, que recomendaba a los fabricantes de bebidas gaseosas que desinfectaran los sifones y las botellas de gaseosas, tantas veces como las devolvieran los parroquianos o cuando estos los recojan, para contribuir a impedir la propagación de «la enfermedad reinante».[365]

El gobernador civil publicó por recomendación de la Inspección de Sanidad una circular en el *Boletín Oficial de la Provincia de Castellón* en la que recordaba a los alcaldes las medidas acordadas

362. El *albañal* es la red de evacuación horizontal de aguas sucias.
363. *El Clamor*, 18/09/1918.
364. *Ibidem.*
365. *El Clamor*, 19/09/1918.

para evitar la intensidad de la gripe, y les hacía saber que el hacinamiento de personas, sobre todo en los locales cerrados, influye en su propagación.

Por indicación de la Inspección provincial, el gobernador prohibió las corridas de vaquillas, pues se comprobó que en muchos pueblos donde se habían celebrado fiestas, que llevan en si la aglomeración de gente, hubo una gran intensidad en la enfermedad gripal después de verificarse las corridas.

Así, en Sant Mateu, Borriana, Navajas, y otras poblaciones, no se realizaron las corridas.[366]

El inspector provincial de Sanidad, el doctor Clará, recomendó al gobernador que impidiese la celebración de fiestas en los pueblos, con objeto de frenar la afluencia de gente, tanto en las funciones religiosas como los festejos populares, que tienen lugar en las plazas o calles públicas.[367] También quedaron prácticamente paralizadas las instituciones oficiales y los espacios de ocio.

El gobernador firmó las órdenes de clausura de las escuelas públicas, cines, teatros y demás espectáculos públicos, y prohibió también las fiestas y las corridas y festejos en las plazas, tanto de los pueblos como de la capital, hasta que cesara la epidemia gripal.[368]

Al objeto de evitar la aglomeración de gente, la alcaldía suprimió temporalmente el alumbrado extraordinario de la calle de González Chermá.[369]

El rector de la Universitat de València recibió del ministro de Instrucción la orden de aplazar la apertura del curso 1918-1919 de todos los centros docentes del distrito universitario dependiente de su autoridad, hasta que los informes de las inspecciones técnicas

366. *El Clamor*, 20/09/1918.
367. *El Clamor*, 21/09/1918.
368. *El Clamor*, 25/09/1918; *Heraldo de Castellón*, 27/09/1918.
369. *El Clamor*, 26/09/1918.

y de las autoridades provinciales y locales consintieran el comienzo de las tareas docentes.[370]

En las todas estas órdenes no aparecían incluido el cierre de las iglesias, y *El Clamor*, periódico republicano, llamaba la atención de las autoridades sobre tal omisión «sabiendo que constituyen mayor foco de infección que los centros de enseñanza, cines y teatros».[371]

Aparte de recomendar el cierre de las iglesias, se hacía también hincapié, en suprimir el agua bendita «por ser un medio muy a propósito para transmitir el contagio».

Más adelante, *El Clamor* publica un artículo titulado «A medias» donde el articulista, Agustín Miralles, decía que las cosas se habían hecho a medias, pues quedaban muchos «caserones por cerrar»:

> Ojalá lo fueran para una eternidad, quedan aún esos edificios en los cuales tan raro y ruin olor se respira, obscuros como boca de lobo, que se llaman iglesias.
> En ellos se congrega mucha gente: gente de todas las edades ¿Puede haber allí dentro atacado por la epidemia? Sí. ¿Puede haber contagio? También. Luego al salir a la calle y juntarse con su familia, con los amigos, con el demonio, aunque sea imposible que esa gente se tropiece con ese buen señor. La enfermedad tomará incremento y se sucederán las bajas.[372]

Parece ser que se tenía mucha tolerancia con las iglesias, pues en Vila-real se permitió la celebración de la novena del Rosario que congregaba diariamente en la parroquia a centenares de personas.[373]

Por otra parte, el presidente de la Audiencia, José Font, como medida de previsión, ordenó que se limitara el número de personas

370. *Ibidem.*
371. *Ibidem.*
372. *El Clamor*, 30/10/1918.
373. *El Clamor*, 4/10/1918.

asistentes a los juicios orales que se celebraban en dicho centro de justicia.[374]

El Boletín Oficial de la Provincia de Castellón publicó una circular en la que se recordaba a todos los alcaldes el más exacto cumplimiento de lo prevenido en las circulares publicadas con fecha de 9 a 20 del mes de septiembre y de las comunicaciones que con fecha 3 y 23 del mismo mes, se remitieron sobre el servicio de vigilancia sanitaria en los emigrantes procedentes de Francia para evitar el contagio.

> Prevengo pues, de nuevo a los señores alcaldes, secretarios, inspectores de Sanidad y demás funcionarios y facultativos sanitarios, que no admitiré excusas de ningún género para atenuar la corrección con la que quedan conminados por faltas en los servicios sanitarios, aunque se trate tan solo de simples retardos en su cumplimiento
> Los señores alcaldes que no han acusado recibo de las comunicaciones sobre inmigrantes que antes se ha mencionado, quedan conminados con la multa reglamentaria, si en el plazo del quinto día no han cumplido este servicio.
> Una vez más recomiendo a todos el mayor interés y celo en el cumplimiento de cuanto se ha prescrito en defensa de la salud pública, seriamente amenazada en la actualidad.[375]

Según el gobernador, algunos alcaldes no cumplían estos servicios, como su importancia y la extrema gravedad de las circunstancias exigía. En Castellón se cumplieron las órdenes emanadas de la circular, pues el gobernador y el inspector de Sanidad trabajaron siempre juntos para defender la salud pública.

Así, pues, para evitar que los emigrantes que regresaban de Francia pudieran propagar la enfermedad gripal a los pueblos donde esta no había aparecido aún, el gobernador y el inspector de Sanidad ordenaron extremar la vigilancia en las estaciones del tranvía y la

374. *El Clamor*, 2/10/1918.
375. *bop*, 30/09/1918, *El Clamor*, 3/10/1918.

línea del Norte y en el Grao, en los días que hacía escala en el puerto, el vapor que traía pasaje de la ciudad condal.

Se estableció el servicio sanitario en todas las estaciones del Norte, enclavadas en la provincia. En Castellón prestaba el servicio un médico en los trenes de la mañana y en los de la tarde. Los sospechosos que llegaban eran trasladados al Hospital para su reconocimiento, y los que resultaban infectados se quedaban hasta su curación.[376]

El gobernador civil, de acuerdo con el inspector Clará, pidió a su colega de Tarragona que ordenara a los emigrantes que regresaban de Francia viajar en coches separados de los demás, en la cola del tren, a fin de hacer más fácil el reconocimiento y desinfección de estos.

Asimismo, se encargó a los interventores de la línea del Norte que se informaran de los viajeros que estaban enfermos para poder realizar también, con más prontitud, su desinfección y atenderles con mayor rapidez

El número de emigrantes venidos de Francia, pertenecientes a distintos pueblos de la provincia, eran numerosos, estaban atacados la mayoría de gripe complicada, y algunos en estado grave.[377]

Más tarde, el obispo de la diócesis, en vista de la comunicación que le dirigió la Junta Provincial de Sanidad, publicó un número extraordinario del *Boletín Eclesiástico* dirigido a los párrocos, en el que se recomendaba que pusieran en práctica, en sus respectivas iglesias, todos los medios de desinfección precisos para evitar la propagación de la gripe.[378]

Por otra parte, el alcalde dictó las oportunas órdenes para que no se abrieran las puertas del cementerio en los días de las almas y de Todos los Santos, ni se autorizara la colocación de flores, coronas, etcétera sobre las tumbas como era costumbre.[379]

376. *El Clamor*, 5/10/1918.
377. *El Clamor*, 11/10/1918.
378. *Ibidem*.
379. *El Clamor*, 12/10/1918.

El gobernador civil y el doctor Clará llevaron a cabo las gestiones para que desde Madrid se enviaran medicamentos y elementos de desinfección.[380]

A finales de octubre se reunió la Junta Provincial de Sanidad, en la que el inspector dio cuenta de que se habían recibido algunas cantidades de desinfectantes, y estaba anunciado el envío de más desinfectantes y otros medios para aplicarlos en la epidemia de gripe.

Se acordó, teniendo en cuenta que el servicio de vigilancia sanitaria reglamentario era deficiente en lo que respecta a los inmigrantes procedentes de Francia y por la naturaleza de la epidemia, dirigirse al ministro de la Gobernación, para indicarle la conveniencia, a juicio de la junta, de instalar un asilo en el límite de la provincia donde pudieran ser aislados por un plazo prudencial todos los inmigrantes sanos o enfermos.[381]

Por su parte, la prensa recomendaba que se extremaran las medidas higiénicas y que las autoridades oficiales ordenaran al vecindario observar la mayor limpieza de sus domicilios, y a su vez obligaba a los que tenían sus casas convertidas en basureros, que se apresuraran a extraer el estiércol y a blanquear inmediatamente los locales.

Asimismo, indicaban que los dueños de las vaquerías limpiaran diariamente los corrales. «Todo esto es más importante que cerrar escuelas, y trinquetes».

También el gobernador civil, Vicente Martínez, teniendo en cuenta el estado sanitario de la provincia y al objeto de evitar en lo posible la propagación de la epidemia gripal, ordenó a todos los alcaldes de su jurisdicción que prohibieran la visita anual a los cementerios en la festividad de Todos los Santos y Día de Difuntos, mientras durara la epidemia gripal.[382]

---

380. *El Clamor*, 16/10/1918.
381. *El Clamor*, 25/10/1918.
382. *Ibidem.*

5. Remedios contra la gripe aparecidos en la prensa

La alta tasa de mortalidad de la epidemia gripal produjo una angustia y un pánico colectivo en la sociedad, que, unido a la falta de un medicamento específico contra este mal, llevó a la población a la búsqueda de toda clase de medios para combatir esta horrible enfermedad, fundamentalmente por la prensa, único medio de comunicación existente en la época.

Y aparte de las recomendaciones higiénicas promulgadas por las autoridades sanitarias, surgieron toda clase de ideas y experiencias de unos y de otros. Un poco cada uno hablaba de la epidemia según le iba, le había ido o sabía que le había ido a alguien (Florián Ocampo 159).

Así *El Clamor*, a principios de octubre, publicó las bases presentadas y aprobadas en la Junta Provincial de Sanidad de Madrid y firmada por el doctor. J. Call. En estas decía que la única profilaxis es la higiene, colectiva y personal; procurar entonar moralmente a los enfermos, recomendándoles principalmente la higiene de los órganos que más delicados tengan, según sean catarrosos, cardiacos o diabéticos.

Atender con más cuidado que de ordinario a la asepsia y limpieza de la cavidad bucal y fosas nasales.

Cuidar del normal funcionamiento del aparato gástrico intestinal.

Recomendar los paseos al aire libre y la vida en atmósferas puras que no sean confinadas.

Evitar el contacto de los enfermos y de los objetos de su pertenencia.

Desinfectar su ropa de uso y camas y renovar prudentemente el aire de las habitaciones en que se encuentran.

Cuidar con todo esmero cualquier indisposición, sobre todo de carácter catarral, por leve que sea, como si se tratase de una enfermedad grave y buscar la pronta reacción del organismo en caso de enfriamientos bruscos.

Recomendaba como medida general contra la gripe la quinina, principalmente como tónico, el salicilato de sosa, y la aspirina; y, sobre todo, dejar al buen criterio del médico el tratamiento especial de cada caso.[383]

La prensa de Castellón continuamente publicaba medidas profilácticas para combatir la gripe.

Así, recomendaba suprimir las innecesarias visitas a los enfermos a fin de no fomentar la propagación de la epidemia.

Lavarse la cara muy a menudo; limpiarse la nariz, boca y garganta con agua caliente a la que pueden agregarse por cien partes de esta, dos gramos de borato de sosa o diez gramos de agua oxigenada.

Lavar la ropa de los enfermos con agua caliente y desinfectante en el propio domicilio.

Los más propensos a la gripe o los que tuvieran que relacionarse con los atacados, debían darse diariamente un toque a la garganta, con un pincel apropiado y con la siguiente solución: ioduro sódico, dos gramos; glicerina neutra, cien gramos.[384]

Más adelante, *El Clamor* añadía más remedios contra la epidemia gripal. Recomendaba aseo personal con preferencia de boca y nariz,

---

383. La quinina es un alcaloide principal de los muchos que contiene la corteza de quino. Sustancia blanca amorfa, inodora, de sabor muy amargo, muy poco soluble en el agua fría y más en agua caliente, alcohol y éter. Ingerida a pequeñas dosis, estimula el sistema nervioso y hace muy lento el pulso; a mayores dosis congestiona el cerebro, disminuye la excitabilidad refleja de la médula espinal y baja la temperatura de los febricitantes, algunas veces con producción de vértigo y sordera. Tiene numerosas aplicaciones en terapéutica, siendo la principal contra el paludismo en todas sus formas, del que es el medicamento específico. Se usa también como antipirético en la fiebre tifoidea y neumonía; como tónico en gran número de estados de debilidad y agotamiento o como estimulante de las contracciones uterinas en el parto. Solo se emplea en forma de sales: bromhidrato, clorhidrato, etilcarbonato, fosfato, salicilato, sulfato, tanato, valerianato. Véase el *Diccionario terminológico de ciencias médicas* (1984). Salvat, Barcelona, p. 952. *Salicilato de sosa*: 'sal de ácido salicílico; las principales son las de amonio, bismuto, mercurio, metilo y sodio'. Véase *Diccionario terminológico de ciencias médicas* (1984). Salvat, Barcelona, p. 1004. *El Clamor*, 7/10/1918.

384. *El Clamor*, 10/10/1918.

con una solución de feno-salol al 5 ‰, y permanecer el menos tiempo posible en lugares cerrados.

Como medida contra el contagio proponía el uso del aceite mentolado al 2 % en las fosas nasales.

Desde el momento en que se sintieran los escalofríos, picazón de garganta, dolores de cabeza o cuerpo, guardar cama, procurando sudar con infusiones calientes.

Como alimentación, en las primeras cuarenta y ocho horas dieta absoluta y después leche o caldos vegetales sin sal.

En el caso de fiebre alta, una papeleta de aspirina de medio gramo, tomando a continuación una infusión de café caliente.

En los casos de dolores de costado, pecho o espalda, aplicaciones de agua caliente, cataplasmas, sinapizadas o sinapismos en el sitio del dolor.

Pasada la enfermedad, se recomendaba evitar los enfriamientos, indigestiones y humedades.

Guardar por lo menos diez días de convalecencia, después de haber padecido la gripe.

Las complicaciones de la enfermedad debían ser tratadas siempre por el médico.

Recomendaba desinfectar las ropas, retretes y habitaciones de los enfermos con una solución de creolina al 5 %.[385]

También la prensa publicaba los consejos de los médicos de Castellón.

---

385. El feno-salol, liquido siruposo espeso, antiséptico y desinfectante. Compuesto de fenol (8 gramos), ácido salicílico (1 gramo), mentol (0,5 gramos) y ácido láctico (3 gramos). Véase el *Diccionario terminológico de ciencias médicas* (1984). Salvat, Barcelona, p. 451; *Sinapismos*: 'tópico o cataplasma a base de semillas de mostaza negra, también señal que deja en la piel la aplicación de un sinapismo'; *Sinapizado*: 'que contiene mostaza'. *Ibidem*, p. 1040; *Creolina*: 'preparación líquida, negruzca, espesa, de creosota de hulla y jabones resinosos; desodorizante, antiséptica, parasiticida'. *Ibidem*, p. 276. *El Clamor*, 11/10/1918.

Así el médico de la Beneficencia Provincial, Francisco Badenes, en una entrevista con el periodista de *El Clamor*, recomendaba los recursos higiénicos más necesarios, más eficaces y menos molestos y costosos que evitaran el ataque del microbio de Feiffer.

Aconsejaba, sobre todo, la higiene, que se practicara una sencilla desinfección: «Hay que desinfectar las cavidades naturales boca y nariz, éstas han de ser objeto de buches y duchas respectivas. Teniéndolas bien desinfectadas estas cavidades por las cuales tiene que penetrar el germen de la gripe habremos evitado el estallido de la infección».

El doctor Badenes, decía también, que bastaba dos veces al día de desinfección, valiéndose de algún método eficaz «que bien pudiera ser agua oxigenada adicionada con dos partes de agua hervida».

Y, sobre todo, hacía hincapié en la necesidad de que la prensa divulgara las recetas de higiene.[386]

En aquellos momentos de intranquilidad no se sabía qué partido tomar para no caer bajo las garras de la gripe. No se sabía si abandonarse a los brazos del destino o seguir al pie de la letra todas las reglas, prescripciones, consejos, recomendaciones y advertencias que los doctores escribían esos días.

Así en el número 19 de octubre de 1918 en *El Clamor*, se publica un artículo de T. Mendive titulado «Cartilla del doctor Salustio», que da una serie de recomendaciones como alimentarse bien y con manjares sanos, limpios y que no estén adulterados. Las chuletas asadas, el pescado fresco y las aves; beber poco alcohol, aunque sí recomendaba beber champán con moderación.

Otros consejos que se daban en dicha «Cartilla», era que no vivieran varias familias numerosas en un solo piso; tener cuarto de baño; los vestidos nuevos, y de abrigo cuando hace frio; no llevar el calzado roto, de modo que penetre el agua o la humedad en los pies.

386. *El Clamor*, 12/10/1918.

También se decía que el trabajo no fuera excesivo, sino más bien un recreo que entretenga y produzca; por eso añade que las personas que suben a los andamios, que bajan a la mina, que va al taller o que trabajen a la intemperie, no pueden cuidarse.

Aconseja no dar la mano para saludar a los amigos; no tomar ninguna bebida en establecimientos como cafés, tabernas y bares, «porque en la misma taza o copa que se bebe, bebió antes un tuberculoso, un asmático, un escrofuloso, o todos, uno detrás de otro».

También recomendaba no empujar las puertas para abrirlas con las manos, ni tampoco agarrar de sus tiradores.

No entrar en ningún local cerrado con más de tres personas, ni permanecer cerca de alguien que tosa, escupa o carraspee; tampoco era conveniente visitar enfermos de gripe, ni menos dormir con ellos.

Hacía hincapié en el riesgo que significaba recoger desperdicios del suelo, colillas y papeles sucios.

Se decía también que no era higiénico madrugar, y menos aún trabajar por la noche: «La noche se ha hecho para dormir, y el día para pasear, si hace buen tiempo; si no, para estar en la cama».

Finalmente, se recomendaban rogativas, novenas y misas para preservarse de la epidemia, aunque según decían: «el único defecto de este sistema profiláctico es que suele ponerse en práctica un poco tarde cuando la enfermedad ha hecho de las suyas».[387]

Otros remedios fueron:

El iodo que fue muy recomendado para prevenir la gripe. Así en *El Clamor* sale un artículo del doctor Balaustegigoitia de Bilbao, en el que describía los resultados beneficiosos de la utilización de este.

El iodo se consideraba ideal para el tratamiento gripal, indicado en todos los enfermos con fiebre, aun ignorando su naturaleza. Según decían, este medicamento acortaba el periodo de las grandes infecciones por ser antitóxico, tónico y antiséptico «que une a la menor ofensividad el máximo de acción».

387. *El Clamor*, 19/10/1918.

Aparte de utilizarse en las infecciones generalizadas y en las localizaciones intestinales, se utilizaba específicamente en las pulmonías y bronconeumonías.

Se consideraba que la preparación ideal de iodo era la tintura de iodo recién preparada, y tomada disuelta en leche. Primero se debía tomar un purgante como era el sulfato de sosa, se continuaba con dieta láctea y unas gotas de tintura de iodo: cinco gotas en la comida y cinco en la cena.[388]

Para desinfectar las fosas nasales recomendaba: disolver una cucharada de las de café de biclorol en medio litro de agua templada, preferentemente hervida; a continuación, llenar el cuenco de la mano con esta disolución y sorberla por la nariz, devolviéndola unas veces por la boca y otras sonándose con el pañuelo. Esto se repetía varias veces al día, pero especialmente antes y después de haber estado cerca de un enfermo de gripe o en locales contaminados.

Después de la limpieza se recomendaba introducir en las fosas nasales varias gotas de oleumnol. Esto se hacía impregnando en oleumnol dos bolitas de algodón del tamaño de un garbanzo, los cuales se introducían en las fosas nasales. A continuación, se inclinaba la cabeza hacia atrás y en esta posición se apretaban las alas de la nariz para que el algodón se exprimiera y el líquido embardunara el interior de la nariz, «en cuyo momento se sacan y se tiran los algodones».

Como precaución se hacía hincapié en no tapar las dos fosas de la nariz al sonarse, sino cerrar alternativamente la una y la otra y no sonarse con fuerza para evitar que llegue el aire al oído y lo infecte.

---

388. *El Clamor*, 21/10/1918. El iodo, elemento halógeno sólido con escamas negras, con brillo metálico, olor peculiar y con sabor acre; símbolo I. Es soluble en el alcohol; se volatiliza a la temperatura ordinaria, produciendo vapores de color violáceo. Es esencial para la nutrición y existe especialmente en el cuerpo tiroides. Se empleó en uso interno como alterante en la sífilis, escrofulismo, raquitismo, hipertrofia ganglionar, afecciones de las membranas mucosas y serosas y en uso externo, actualmente, como antiséptico, modificador y cáustico en formas de tintura, pomada o solución yodo yodurada. Véase el *Diccionario terminológico de ciencias médicas* (1984). Salvat, Barcelona, p. 1204.

En cuanto a la desinfección de la boca y la garganta se debía gargarizar y enjuagarse la boca varias veces al día con la disolución de biclorol. Este se utilizaba también como dentífrico.

El tratamiento con la disolución de biclorol, según se pensaba entonces, ayudaba a evitar complicaciones en los oídos y en el aparato respiratorio.[389]

Se utilizó mucho el suero antidiftérico en el tratamiento de la gripe, hasta tal punto de que las farmacias se quedaron sin existencias

En la Junta de Sanidad, celebrada del 24 de octubre, se dio cuenta de un telegrama del ministro de la Gobernación dirigido al gobernador en el que se llama la atención de todos, especialmente de los médicos en ejercicio, acerca de la falta casi absoluta en toda España de suero antidiftérico, ocasionada por el abuso que indebidamente se había hecho de este agente curativo para el tratamiento de todas las formas de gripe aún las más ligeras, con evidente perjuicio de los casos en los que el suero antidiftérico estaba plena y únicamente indicado.

La junta encuentra justificada la moción del ministro y acuerda dirigirse a todos los médicos de la provincia para indicarles la conveniencia de no emplear el suero antidiftérico más que en los casos en que realmente debe emplearse, para no desproveer a la población de este único remedio contra la difteria, y a los farmacéuticos para indicarles que debían guardar siempre alguna cantidad de suero para los casos de esta enfermedad: «[...] pues sería altamente sensible que en un momento dado no se encontrara en una población el único medio de reconocida eficacia para salvar a un enfermo de una muerte fatal, por haber agotado en otros enfermos en que no es de utilidad absoluta y cuya acción puede ser substituida con iguales ventajas por otros medios terapéuticos».

---

389. *El Clamor*, 22/10/1918. El biclorol está compuesto de partes iguales de cloruro de sodio y el oleumnol se compone de aceite gomenolado al 1 %. Véase el *Diccionario terminológico de ciencias médicas* (1984). Salvat, Barcelona, p. 506.

El 25 de octubre de 1918, el gobernador de Castellón, Vicente Martínez, envió una circular en la que ordenaba a los alcaldes que informasen a los médicos de sus municipios sobre la limitación del empleo del suero antidiftérico a neumónicos graves, y que no prodigasen su uso en cualquier forma de gripe, incluso en las formas benignas. Y asimismo que procuraran que en las farmacias hubiera siempre suero antidiftérico para atender a las necesidades de la población.[390]

Según el médico Ángel Sánchez Gozalbo, en su tesis doctoral *Contribución al estudio de la grippe de 1918 en la provincia de Castellón*, de todas las medidas adoptadas en una epidemia de gripe hay algunas que solo tienen un valor teórico, pero otras son de verdadera eficacia práctica, entre ellas destacan:

1. El diagnóstico precoz. A la menor sospecha clínica (dolor de cabeza, fiebre ligera, constricción de garganta, cansancio), de debe examinar al enfermo y una vez hecho un diagnóstico precoz se deberá proceder a su aislamiento.
2. El aislamiento de enfermos. Con el aislamiento del enfermo se consigue que no contagie directamente o que no contagie a un gran número de personas, que, convertidas en portadores de gérmenes, difundirían la enfermedad.
3. Desinfección. No es necesaria la desinfección, según apunta Sánchez Gozalbo, es más bien inútil. El agente causal es tan poco resistente que basta con el lavado de la ropa. Es también inútil la desinfección de la habitación con líquidos antisépticos. Basta recomendar la limpieza, la ventilación y el soleamiento de las habitaciones.
4. Higiene. Es necesario el aseo personal, de lavado y desinfección de la boca y fosas nasales y las de limpieza y ventilación de las viviendas.

---

390. *El Clamor*, 25/10/1918.

5. Vacunación. Los ensayos acerca de una vacunación profiláctica estaban en plena prueba experimental. Los doctores Ferrán, Peset, Colvée y Rincón de Arellano, aislaron el neumococo en un 61 % de casos y experimentaron en el ratón que la inmunidad conseguida con uno de los gérmenes aislados servía para los otros, prepararon una vacuna con muchas muestras de los gérmenes aislados que mataban por el éter o por el calor a 58º durante una hora.

El doctor Salvat practicó en el sur de España cinco vacunaciones con la vacuna por él preparada.

Legroux, del Instituto Pasteur, preparó una vacuna mixta de neumococo, estreptococo y bacilo de Pfeiffer, para evitar las complicaciones broncopulmonares basándose en el éxito obtenido por Vrigt en 1912 con vacunas neumocócicas, en los negros de las minas de diamantes del África del Sur, en las experiencias de 1914 de los autores americanos sobre vacunaciones profilácticas antineumocócicas en las complicaciones broncopulmonares del sarampión, y en la frecuencia con que se ha encontrado el neumococo en los casos graves de la epidemia de gripe de 1918.

La conferencia de Londres del 14 de octubre de 1918 en el War Office, bajo la presidencia de sir William B. Leishman, aprobó una vacuna mixta de neumococo, estreptococo y *bacillus influenzae* en las proporciones siguientes:

Bacterias	*Primera dosis*	*Segunda dosis*
Bacillus influenzae	30 millones	60 millones
Neumococo	100 millones	200 millones
Estreptococo	40 millones	50 millones

La Sección de Epidemiología del Instituto Nacional de Higiene de Alfonso XIII preparó una vacuna mixta con neumococos, estreptococos y cocobacilos de Pfeiffer españoles. Pero todas estas pruebas estaban, entonces, en fase de experimentación.[391]

6. Conocimiento del origen de la gripe en 1918

De la gripe no se ofrecían noticias concretas. Se ignoraba su origen, su desarrollo, sus causas, y los medios para combatirla. Muchos médicos, aprovechando la actualidad del tema, escribían largos artículos sobre la enfermedad, pero no proponían nada definitivo. Lo único que aconsejaban era que cuando se notara algo que se llamara al médico.

Con fecha 2 de octubre de 1918 en un artículo de *El Clamor* titulado «La epidemia reinante la contagia el tercero», se asegura que la gripe es una enfermedad exótica en España, que lo único parecido a dicha enfermedad es el llamado *trancazo*, que se suele contagiar en los cuarteles:

> La gripe es una enfermedad exótica en España. Lo único análogo que se ha conocido de esa enfermedad es la llamada «trancazo». Pero la gripe, «propiamente dicha», como dicen los diccionarios, es nueva en España. Probablemente, esta peste tiene aficiones militaristas. Hay, además, detalles disciplinistas y autoritarios que confirman su condición militar.

Además, destacan que la gripe no permite grupos:

> Como en aquellos bandos famosos de Sousa, en cuanto ve unas personas reunidas, hace fuego. Se basa en la teoría del «tercero». Dos personas no pueden comunicar la epidemia; pero llega un tercero y ese la propaga. Este

391. Véase más ampliamente en Ángel Sánchez Gozalbo. 1919. *Contribución al estudio de la Grippe de 1918 en la provincia de Castellón.* Hijos de J. Armengot, Castellón, pp. 28-30.

> tercero puede ser un amigo, una pulga, una mosca, un casero, un diputado nacionalista o un perro vagabundo. Para evitar el contagio hay que huir del tercero. Y mucho más el tercero del cuarto y siguientes. Los mayores focos de infección son los locales donde se reúne mucho público.

Se trataba de una enfermedad *moderna* en España, y la ciencia no estaba preparada para combatirla. Además, no se sabía ni siquiera cómo se escribía, si con una «p o con dos».

Las recomendaciones que daba el articulista era que hasta saber lo que pasa no convenía asustarse y recomendaba serenidad.

Finalmente, proponen la hipótesis de que la gripe responde a manejos germanófilos. «Mientras la opinión se distrae hablando de la epidemia, no se ocupa de comentar los éxitos de los países aliados ni del último discurso de Wilson».[392]

En 1892 Richard Pfeiffer publicó sus observaciones en las que sostenía que el agente causal de la gripe era el cocobacilo, microrganismo de forma intermedia entre un bacilo y un coco.

Sin embargo, muchos autores dudaban de la especificidad del cocobacilo, porque encontraron en sus investigaciones gérmenes distintos como agentes causantes de la gripe.

El doctor Sánchez Gonzalbo, en los esputos de ocho enfermos diagnosticados de bronconeumonía, descubrió los bacilos tipo Pfeiffer.

Después de la epidemia de 1889-1890, el cocobacilo empezó a encontrarse más rara vez, y su presencia fue negada en muchos brotes epidémicos y en casi todos los casos de gripe endémica.

En Valencia las investigaciones bacteriológicas llevadas a cabo por los doctores Peset y Rincón de Arellano, convergieron con las efectuadas por el doctor Colvée en que el germen aislado era

---

392. *El Clamor*, 3/10/1918.

el *Micrococcus pasteuri* de Stenberg más frecuentemente conocido por neumococo de Talmon Fraenkel. Estas investigaciones fueron hechas en material recogido de piezas necrópsicas de enfermos bronconeumónicos de evolución rápida y terminación mortal

Estas observaciones eran las mismas que realizaban todos los bacteriólogos de España y del extranjero y que afirmaban la hipótesis de que estreptococos y neumococos sobrepasarían y dominarían a los bacilos de Pfeiffer que son gérmenes dotados de escasa resistencia.

Jules Renault en su *Note sur la grippe en Suisse* afirma la existencia del cocobacilo en las formas simples, que desaparece en las formas complicadas cediendo el paso al neumococo y a un estreptococo que fueron evidenciados en los hemocultivos.

Según el doctor Gozalbo en las complicaciones de la gripe el bacilo de Pfeiffer juega un papel muy secundario y en cambio las infecciones por estreptocócicas y neumocócicas adquieren una violencia extremada.

Muchos autores creían que la gripe nada tenía que ver con el cocobacilo, opinaban que la enfermedad estaba producida por un germen desconocido hasta entonces.

Legroux consideraba que el primer germen que se encuentra en las vías respiratorias dotado de acción patógena es el cocobacilo de Pfeiffer, al cual se sobreponen rápidamente neumococos y estreptococos.

Al estudiar la patogenia, contagiosidad y epidemiología de la gripe se admitía como probable la existencia de un virus filtrable. Según Sánchez Gonzalbo, «la existencia del virus filtrable es hoy admitida y estudiada por todos y son muchos los investigadores que comenzaron sus experimentos sobre él, dada la relativa inconstancia del hallazgo del bacilo de Pfeiffer sobre todo en las formas complicadas y de larga duración» (Sánchez Gozalbo 1919, 18-22).

Según el doctor Gozalbo el comienzo de la infección se manifestaba en la mayoría de los enfermos de un modo súbito, con fiebre alta, sensación de abatimiento, escalofríos, cefalalgia intensa, pulso lento, congestión faríngea, ligera congestión conjuntival, coriza, algunas veces epistaxis y ausencia de síntomas del *tractus* respiratorio:

> Con una diaforesis intensa y un purgante remiten la fiebre y todos los demás síntomas a los tres o cuatro días, y el enfermo se cura como lo atestiguan centenares de observaciones; otras veces el comienzo es lento y el enfermo siente una laxitud y un abatimiento grande durante varios días y a la postre aparece todo el cortejo sintomático que acabamos de esbozar; en muchos casos hay tos, con sensación de dolor traqueal y estertores mucosos diseminados; otros disnea intensa con ausencia de signos de auscultación.
>
> Otras veces, los síntomas eran apenas reconocibles, y el enfermo después de algunos días de cefalea, de fiebre ligera y gran postración se curaba. Se observaron bronquitis aguda, bronconeumonías, formas gastrointestinales de gripe y complicaciones cardiacas y renales.[393]

Como podemos comprobar, en 1918 se desconocía el origen de la gripe. Los médicos opinaban que se trataba de una plaga neumónica y algunos que se trataba de una verdadera arma biológica relacionada con la guerra en curso. En Alemania, Richard Pfeiffer, bacteriólogo discípulo de Robert Koch, encontró un bacilo en los enfermos de *influenza* y lo denominó *Bacillus influenzae*, considerándolo como el agente causal de la *influenza* (hoy se denomina *Haemophilus influenzae*), varios científicos intentaron encontrar una relación causal entre este bacilo y la enfermedad, sin embargo, si bien se encontraba en un alto número de pacientes fallecidos por *influenza*, había casos en donde no se encontraba o bien se identificaba otra bacteria como el neumococo y el estreptococo.

El virus de la *influenza* de 1918 no se aisló en esa época. Ni siquiera se sospechó que el germen era un virus. El virus de la

393. Ley de Pfluger Edward Fredrich w. Pfluger, fisiólogo alemán, 1829-1910. Sánchez Gozalbo, 1919, p. 23.

influenza humana fue aislado por primera vez en 1933 por Wilson Smith y sus colaboradores. Los anticuerpos de los sobrevivientes demostraron que estaba relacionado con un virus porcino aislado después en Estados Unidos (Quenel, P; Dab, W. 1994, 1008-1011).

CONCLUSIONES

En este estudio hemos abordado esencialmente el estado de la medicina en el siglo XIX y principios vwdel XX y la incidencia de las enfermedades infectocontagiosas que con mayor frecuencia afectaron a Castellón, desarrollando más ampliamente, por su gran incidencia en la población, el cólera de 1885 y la epidemia de gripe de 1918.

A lo largo de nuestra investigación hemos podido comprobar que los médicos de Castellón tuvieron mucha influencia en la vertebración de la sociedad, en la conformación de una élite intelectual a la cabeza de la ciencia necesaria para la ciudad, con un peso social y político indudable.

Un número importante de los profesionales de la medicina demostraron sus conocimientos científicos con sus conferencias en los centros de sociabilidad de Castellón y en sus escritos en la prensa, con lo que contribuyeron a elevar la cultura científica de los castellonenses. Ejemplos los tenemos con Vicente Gea Mariño, José Gil Valero, Juan Marco Salvador, Francisco Badenes Champel y Ramón Penichet Delgado. Asimismo, muchos licenciados en Medicina fueron profesores del Instituto de Enseñanza Media de Castellón, citamos como ejemplo a Domingo Herrero, Pedro Aliaga, profesor de matemáticas y director del Instituto en 1896, y a Antonio Forns y Sanz de Andino, profesores de Gimnasia.

Estos médicos también influyeron en los planteamientos higienistas de la ciudad al plantear proyectos que desarrollaran nuevos ensanches y zonas verdes con una doble finalidad higiénica y educativa. Podemos citar a Domingo Herrero que fue alcalde de la ciudad en 1876. Propició la creación de lo que ahora es el parque Ribalta y que en su día se planteó como jardín botánico siguiendo las tendencias culturales que se estaban dando en toda Europa.

Estos intelectuales intervinieron profesionalmente en los momentos más graves para nuestra ciudad como fue en la epidemia de cólera en 1885 y en la epidemia de gripe de 1918. Podemos citar entre ellos a Félix Torres Roig, en la primera, y sobre todo al doctor, José Clará Piñol, que desarrolló una gran actividad en la segunda epidemia y, además, fue el que organizó junto al inspector de Primera Enseñanza, José Senent, la primera colonia escolar de Castellón.

Hemos abordado la incidencia de las enfermedades que con mayor frecuencia afectaron a Castellón y realizamos un estudio comparativo de las enfermedades infecciosas en el País Valenciano y España.

Una de las enfermedades endémicas que afectó a la población de Castellón en todas las épocas pasadas fue el paludismo o malaria. El foco más grande de emanaciones que tenía Castellón era el terreno conocido con el nombre de *El Cuadro*, que eran unos marjales muy extensos situados detrás del pinar del Grao. En todos los tiempos encontramos disposiciones encaminadas a remediar las fiebres palúdicas.

En Castellón había preocupación por saber el origen de las fiebres palúdicas. Así la prensa de Castellón publicó un artículo sobre el descubrimiento de los microbios que producían las tercianas. También la *Revista Médico-farmacéutica de Castellón* incluyó en diferentes números la tesis doctoral de Manuel Lassala Emo titulada *Etiología del paludismo*, en la que el autor mostraba lo que se sabía de dicha enfermedad en los años ochenta del siglo XIX.

En esos años no se sabía nada de la etiología del paludismo; existían multitud de investigaciones sobre las condiciones genésicas y cualidades peculiares de la malaria, pero cuando se trataba de determinar la causa intima o el verdadero agente físico, se entraba en la esfera de la conjetura y muchos autores preferían confesar que lo ignoraban, esperando que trabajos ulteriores dieran más luz sobre este asunto.

Los vecinos del Grao de Castellón eran los más castigados por la enfermedad, que según decían, era debido a las plantaciones de cáñamo en los predios situados junto a las acequias de los marjales.

Las playas no eran muy frecuentadas debido al temor de contagiarse de las «fiebres», y las familias buscaban otras zonas alejadas del litoral donde pasar el verano.

La opinión pública de Castellón reclamaba la solución a los problemas de salud que ocasionaban los *cuadros* y las aguas sin corriente de la marjalería. Si Castellón había de entrar en el camino del progreso, una de las mejoras vías era la desecación de los *cuadros*.

En la capital, los barrios más afectados fueron los del norte de la población, San Félix y San Roque, porque allí vivía una población eminentemente agrícola. La trilogía secano, huerta, marjal preside la historia económica de Castellón, aunque la huerta ha sido siempre el eje vital. A finales del siglo XVIII casi las tres quintas partes de la población activa se dedicaban a la agricultura. Los jornaleros residían preferentemente en los arrabales, edificados como núcleos rurales pobres.

Hubo un proyecto de la sociedad La Fertilizadora para desecar y sanear los terrenos conocido como *El Cuadro* y marjales adyacentes, que no llegó a ningún fin.

Hemos podido investigar también una enfermedad que causaba muchas víctimas en Castellón en los años ochenta del siglo XIX, era la difteria. Como consecuencia de los muchos casos que se presentaban, la Junta de Sanidad Local acordó que además de las medidas de desinfección y aislamiento que se tomaran en cada caso particular, se pasaran con frecuencia visitas médicas a las escuelas de párvulos, para que no se admitiera en ellas a los niños que presentaran síntomas sospechosos de tan terrible enfermedad.

También, en los mismos años, se presentaron muchos casos de viruela en la ciudad. La Junta Local de Sanidad exigía a todos los alumnos el certificado facultativo de haber sido vacunados si tenían menos de siete años o revacunados en el caso de haber cumplido dicha edad. Además la Corporación municipal ordenaba a todos los médicos titulares que procedieran a la vacunación gratuita de los niños pobres de la ciudad, y les autorizó para adquirir los tubos o cristales de la linfa necesarios.

En el siglo XX, la viruela siguió haciendo estragos en la capital. Según el doctor José Clará, la incidencia de la enfermedad era debida al poco interés que se observaba en los servicios de vacunación y sobre todo de revacunación.

Los Institutos de Vacunación, creados para producir y distribuir vacuna, comenzaron a proliferar por toda Europa a mediados del siglo XIX, en ocasiones fueron financiados por la iniciativa privada y, en otras, por la Administración pública o sanitaria y por instituciones médicas.

En la ciudad de Castellón de la Plana existía un instituto privado de vacunación que estaba situado en la calle de Campoamor y después en la calle de San Juan número 19 (hoy calle de Colón) donde se propagaba la verdadera linfa vacuna contra la viruela, en dicha corporación se celebraban sesiones semanales. Hasta 1880 el Instituto Médico Valenciano fue el principal suministrador de vacuna al Instituto castellonense. En el mismo establecimiento se vendían los tubos de vacuna extraídos directamente de la ternera.

Existía también el Instituto de Vacunación Antirrábico que fue instalado por la Diputación en el Hospital Provincial. En dicho Instituto fue tratado un gran número de personas mordidas por perros rabiosos.

El Gobierno tenía el proyecto de construir leproserías en número suficiente para recluir a todos los enfermos. En la segunda decena del siglo xx, el Hospital Provincial podía albergar mayor número de enfermos gracias a los dos pabellones que se construyeron para este fin, donde podían recluirse todos los que en los pueblos no tenían las condiciones de aislamiento.

En el estudio comparativo que hemos realizado, nos centramos sobre todo en comentar las enfermedades que tuvieron más incidencia en los primeros años del siglo xx, puesto que hasta entonces los censos que proporciona el Instituto Nacional de Estadística no detallan las diversas enfermedades comunes. No obstante, hemos creído conveniente hacer un análisis introductorio de los años 1869 y 1870, más el sexenio de 1886-1892.

Los años 1869-1870 los debemos enmarcar en un periodo de crisis económica con malas cosechas, insuficiencia alimentaria iniciada en 1866 y que repercute en los años sucesivos que hemos estudiado. Una prueba de ello es que en 1869 tanto las enfermedades comunes como las epidémicas son más numerosas que en 1870, porque en este año y a partir de 1871 la crisis económica va disminuyendo.

Hay que notar una mayor mortalidad en el sexo masculino, frente al femenino tanto en el ámbito del País Valenciano como en España, mientras que por muerte senil debido a que hay más mujeres que hombres vivos, mueren más personas del sexo femenino.

También hacemos notar que por muerte violenta es la sección de hombres la que presenta las cifras más elevadas; suponemos que al estar el hombre más integrado en el espacio público y ser cabeza de familia tenía responsabilidades más directas, lo cual podía llevarle al suicidio o a las reyertas.

Por otro lado, hemos podido comprobar que la mortalidad entre los años 1886-1892 va disminuyendo, siguiendo el modelo europeo típico de sociedades que inician la Revolución Industrial. No obstante, hay que destacar el año 1890-1891 que, junto con el de 1918, constituye el momento de mayor mortalidad por gripe.

En el País Valenciano la tendencia a la disminución progresiva de la mortalidad es mayor que en el ámbito nacional lo cual nos permite asegurar que el País Valenciano está situado en una de las zonas más desarrolladas de España, junto con Cataluña.

En cuanto al brote gripal de 1890-1891 hemos advertido que el superior aumento de la mortalidad en el País Valenciano se debe a un mayor contacto comercial con otros países europeos —no hay que olvidar que los puertos de Valencia y Alicante representaban un peso económico mayor que el de otros puertos españoles— ya que nos relacionábamos con puertos africanos y europeos.

Si nos centramos en el año 1900 y en la mortalidad por causa de enfermedad durante las estaciones del año en las capitales del País Valenciano, podemos comprobar que las enfermedades que más incidieron fueron las del aparato respiratorio y del aparato digestivo; les siguen las del sistema nervioso y sentidos, y destacar también la cuarta causa de mortalidad, la del aparato circulatorio.

Al analizar los datos de mortalidad por enfermedad en el año 1900 en España, podemos observar también la cifra correspondiente a enfermedades infantiles, dado que solo afecta a un sector de la población: en 1900 se alcanza la cifra de 10.245 defunciones, cuando la enfermedad del aparato respiratorio —con mayor número de muertes— llega a 100.847. Creemos que, a pesar de los adelantos de la ciencia, un buen número de enfermedades están condicionadas por los cambios estacionales. Destacamos, por tanto, el mayor número de muertes en invierno, causadas por enfermedades del aparato respiratorio; sin embargo, es en la estación veraniega cuando las enfermedades del aparato digestivo aumentan de forma considerable debido a la falta de tratamientos de aguas y la no conservación de alimentos.

Continuamos en el País Valenciano en el año 1900 y observamos que las causas de mortalidad por enfermedad que más inciden en la población de sus provincias y en la de sus capitales son la gripe y el tifus, y el sarampión en la población infantil.

Las estadísticas de los años 1901 y 1902 siguen la tónica de la de 1900 y destaca el aumento de muertes por viruela, enfermedad que presentaba brotes discontinuos.

El estudio de los datos que nos ofrece el Instituto Nacional de Estadística sobre enfermedades causantes de mortalidad nos ha sido muy útil para concretizar en otras enfermedades que en las estadísticas generales no aparecían, por ejemplo, la tuberculosis pulmonar que nos da para Castellón de la Plana solo en el año 1903, para varones veintiocho muertes y para mujeres catorce; la provincia presenta ciento cincuenta y siete defunciones en varones y ciento cincuenta y una en mujeres.

En las ciudades de Valencia y Alicante las defunciones por tuberculosis pulmonar fueron, en la primera doscientos cincuenta y ocho varones y ciento noventa y siete mujeres, y en la segunda cincuenta y cuatro varones y treinta y una mujeres. Las provincias de Valencia y Alicante sumaron quinientos cuarenta y ocho varones y quinientas ocho mujeres, y trescientos treinta y cinco varones y doscientas setenta y tres mujeres, respectivamente.

En 1904 se aprecia el notable descenso de defunciones por sarampión en la ciudad de Castellón de la Plana que había presentado unos elevados índices de mortalidad por esta enfermedad el año anterior. Este descenso también es manifiesto en el resto de la provincia. La disminución observada en Castellón es comparable con los datos que arrojan Valencia y su capital. Mientras que es muy llamativa la escasa incidencia de las defunciones en Alicante y su provincia por esta enfermedad.

En las estadísticas de 1901 a 1905, destacan las enfermedades puerperales de la mujer, basta citar para ello la cifra de treinta y tres muertes en Castellón en 1905, en Valencia ciento sesenta y nueve, y en Alicante sesenta y nueve; datos todos provinciales muy significativos, ya que en la actualidad lo que llama la atención es la no mortalidad por complicaciones posparto.

Tanto en el ámbito nacional como en Castellón hay que constatar que una de las enfermedades con más consecuencias sociales importantes es la tuberculosis pulmonar, que afectaba en especial a la población de veinte a cuarenta años, sector demográfico en pleno rendimiento productivo, más si comprobamos que afectaba en mayor medida al sexo masculino, que era el que monopolizaba todos los sectores del trabajo, mientras las mujeres permanecían en el hogar, aunque las de las clases populares también trabajaban en la industria y el sector agrario.

Después del estudio de las enfermedades que afectaron más a la población española y al País Valenciano durante el periodo de 1901 a 1915, nos hemos centrado en un estudio comparativo entre las defunciones por fiebre tifoidea, gripe y viruela, las tres enfermedades que después de la tuberculosis pulmonar, tienen más incidencia en la mortalidad producida en las tres capitales del País Valenciano y en España en el periodo que transcurre de 1901 a 1915.

Hemos observado que la fiebre tifoidea no presenta una disminución en las tres capitales del País Valenciano. Se puede deducir que era debido a la aglomeración urbana, puesto que el proceso urbanizador en España va aumentando en el primer tercio del siglo XX. En cuanto a la gripe, hemos constatado una continuidad en el proceso de la enfermedad.

Sin embargo, en la viruela sí que hemos notado un descenso considerable, ya que basta citar que en el País Valenciano en el año 1901 se produjeron trescientas setenta y dos muertes por viruela, se llega a siete en 1910, para rebrotar en 1914 con cincuenta y nueve muertes y en 1915 hay ciento noventa y una defunciones. Creemos que esta última cifra está condicionada por la Primera Guerra Mundial.

La misma pauta encontramos en las cifras nacionales que si en 1901 nos presentan mil novecientas ochenta y cinco muertes, en 1910 se han reducido a cuatrocientas cincuenta y seis defunciones, llegando en 1914 y 1915 a las setecientas cuarenta y dos muertes en ambos años.

Por último, para completar nuestros datos, presentamos un resumen estadístico de las defunciones por causa de enfermedad en la ciudad de Castellón de la Plana, extraído de los tres tomos del *Boletín de Estadística Municipal de Castellón*, desde 1914 hasta 1918. Con esos datos, hemos podido observar una notable incidencia de la tuberculosis, que determinó la ampliación del Hospital, inaugurado en 1907, con pabellones independientes para alojar la demanda de enfermos tuberculosos.

La segunda enfermedad que más perjudicó a la ciudad de Castellón de la Plana fue la gripe, que afectó por igual a hombres y mujeres.

En cuanto a las enfermedades infantiles, la que más defunciones produjo fue el sarampión, y disminuyeron con respecto a años anteriores, la escarlatina, la tos ferina, la difteria y la viruela. Otras enfermedades que afectaron con mayor frecuencia a los niños menores de dos años fueron las enfermedades intestinales.

Consultados los libros de Registro General del Cementerio Municipal de Castellón se desprenden los siguientes datos: Hasta 1912 no figura la edad de la defunción, y a partir de 1920 se anota en un estadillo independiente de los libros de registro las causas de fallecimiento. De los datos extraídos de varios años, comprendidos entre 1912 y 1930, los fallecimientos de niños y niñas es significativo entre cero y doce meses, y llega a doblarse el porcentaje entre uno y cinco años. Entre cero y cinco años, de 1912 a 1915 el porcentaje está en el 28,25, una cifra que desciende sensiblemente en las décadas siguientes, pasando a 19,50 % en 1920 y al 16,25 % a partir de la tercera década. De esta edad hasta los dieciocho-veinte años desciende bruscamente el porcentaje de fallecimientos, aunque vuelve a subir ligeramente de los veinte hasta los cuarenta años, lo que puede estar relacionado con la enfermedad de la tuberculosis, que afecta más a estas edades.

Hemos dedicado un amplio capítulo a la epidemia del cólera en Castellón debido a su extensión y morbilidad. Ya desde 1882, la prensa de Castellón alertaba sobre la existencia de cólera morbo en el mar Rojo, en Suez, y hacía hincapié que en Gibraltar los ingleses depositaban los heridos e infestados del cólera. Desde el primer momento, la prensa se preocupó e insistió para que las autoridades provinciales y municipales tomaran las medidas necesarias para prevenir la epidemia.

Ante la proximidad del cólera, la gestión de Castellón fue pronta y eficaz. En 1883, la Junta Local de Sanidad acordó limpiar el alcantarillado, los lavaderos públicos, visitar las tenerías y prohibir la entrada de carnes muertas sin previo reconocimiento pericial.

La Junta Provincial de Sanidad acordó llamar la atención del Ayuntamiento y de la Junta Local de Sanidad para que adoptara las medidas más convenientes con el fin de evitar el estancamiento de las aguas superficiales para la salud y que los ganados existentes en la ciudad se establecieran fuera de la capital.

Al presentarse el cólera en 1884, en Tolón (Francia), en Castellón empezaron las Juntas Sanitarias de Distrito a practicar las visitas domiciliarias: en algunas casas encontraron tan malas condiciones higiénicas que se plantearon desalojar a sus habitantes. También se hablaba de establecer el hospital de coléricos en los almacenes de vino que había cerca de la estación, o en su defecto, aprovechar el edificio donde estaba el ingenio de azúcar en el paseo del mar.

La Junta Local de Sanidad, para prevenir la posible invasión colérica, tomó varios acuerdos, entre ellos, avisar a los facultativos de la capital para que dieran parte de los casos de cólera esporádico o epidémico que pudieran presentarse, nombrar cinco comisiones o juntas de distrito y publicar un bando para recomendar la limpieza general de calles y casas de la población; hacer desaparecer las aguas estancadas y sucias y recomendar a los vecinos que hicieran dentro de sus casas las fumigaciones que para estos casos aconsejaba la ciencia.

El Ayuntamiento acordó autorizar a la Junta Local de Sanidad la construcción de un hospital provisional de coléricos. Posteriormente se convino que en lugar del hospital se construyeran barracones a medida que las necesidades lo exigieran.

En septiembre, la Junta de Sanidad, ante la proximidad de la epidemia del cólera, decidió el acordonamiento de la ciudad y que se estableciera un lazareto en la zona de Lidón con personal, camas y los útiles necesarios. En octubre se levantó el cordón, que según decía la prensa no sirvió para otra cosa que para molestar a los vecinos.

Declarada oficialmente en 1885 la existencia de cólera morbo en la provincia de Valencia, el alcalde de Castellón y la Junta Local de Sanidad empezaron a tomar las medidas convenientes para librar a la ciudad del cólera; también las juntas de distrito y comisiones de barrio se preparaban para practicar las visitas domiciliarias.

El Ayuntamiento acordó por unanimidad organizar una brigada de desinfección, adquirir ácido muriático, construir el barracón para hospital de coléricos y establecer el lazareto de observación en el ermitorio de Lidón.

El lazareto de Lidón fue calificado de purgatorio por la prensa local. Pocos días sirvió dicho ermitorio de lazareto, pues el miedo que se apoderó de las personas allí recluidas, a consecuencia de dos invasiones acaecidas en la persona de la ermitaña y otra mujer procedente de la huerta de Castellón, hizo que se instalaran aquellos en un almacén contiguo a la estación del ferrocarril.

Los primeros casos de la enfermedad en la ciudad de Castellón de la Plana aparecieron en la segunda quincena de junio. Las estadísticas que daban la *Gaceta de Madrid*, el *Boletín Oficial de la Provincia de Castellón* y el *Registro Civil*, reflejan mucha confusión, pues no coinciden en el número de invasiones y defunciones. De todas maneras, no era suficiente el número de muertos que indicaba cada uno para declarar epidemia en una población de treinta mil habitantes.

Si comparamos los datos de la primera decena de julio con los referidos a los últimos quince días de junio, aumentaron los casos de cólera en Castellón, y afectaron a la clase humilde de la ciudad.

En la segunda decena de julio las defunciones se incrementaron el doble. La epidemia en la decena siguiente, del 21 al 31 de julio, no se acrecentó mucho, pues el número de defunciones no era mucho mayor que el decenio anterior.

En la segunda decena del mes de agosto la epidemia decreció de una manera notable. Los auxilios de todas clases prestados a la clase proletaria y los socorros a los enfermos fueron la causa de que la enfermedad no se cebase en Castellón tanto como en otras poblaciones vecinas.

El 7 de septiembre se consideraba terminada la epidemia en Castellón.

La *Gaceta de Madrid* y el *Boletín Oficial de la Provincia de Castellón*, desde el día 24 de agosto omitían dar cuenta de las invasiones y defunciones, únicamente el Registro Civil acusaba algunas defunciones en los días 25, 27, 29 y 31.

En los trabajos estadísticos expuestos, hemos observado la inexactitud de los datos oficiales. Había diferencias entre las fuentes. Los datos de la alcaldía tampoco estaban de acuerdo con los del Estado.

Las consecuencias de la epidemia colérica es que hubo más invasiones en las mujeres que en los hombres. También había más muertes de mujeres que de varones; sin embargo, había más curaciones en mujeres que en hombres. Nuestra conclusión es que al ser la mujer la que hacía de cuidadora y de enfermera, estaba más expuesta al germen colérico, que el hombre.

Por otra parte, si nos fijamos por edades, la franja más afectada era la comprendida entre los cuarenta y los sesenta años; seguida de los de veinticinco a cuarenta años, y después, los menores de quince años.

Las personas de veinticinco a cuarenta, y de cuarenta a sesenta eran gente que trabajaba en su mayoría en el campo, que no observaban una estricta higiene en el agua que bebían ni en los alimentos que tomaban.

Hemos elaborado unas tablas de la evolución de la epidemia en Castellón y sus comarcas solo con los datos que figuran en el *Boletín Oficial de la Provincia de Castellón* desde el 24 de junio de 1885 y observamos que la ciudad de Castellón de la Plana tuvo en total trescientas cincuenta y siete invasiones y doscientas diecinueve defunciones entre junio, julio y agosto. Vila-real fue la población donde más defunciones hubo (455), seguida de Vinaròs, Nules, Borriana y L'Alcora, todas por encima de las doscientas defunciones.

El 17 de septiembre, habiendo transcurrido más de veinte días sin que ocurriese novedad en Castellón, el gobernador Eduardo Fernández de la Roda, declaraba libre de la epidemia la ciudad.

Hemos analizado también el trato y la consideración que se les dio a los médicos, ya que en esta epidemia fueron juzgados por su actuación: la mayoría de las veces eran opiniones calumniosas, carentes de fundamento. Se tenía la creencia de que los médicos aplicaban remedios que producían la muerte, por este motivo no se les llamaba cuando aparecían los primeros síntomas.

Algunos médicos de Castellón fueron multados por no dar parte de las invasiones de casos de cólera cuando eran reconocidos dichos enfermos en su visita particular. Sin embargo, muchos facultativos tenían fama de distinguirse por su trabajo en el cumplimiento de su deber y, en general, no se creía que la clase médica faltase a su obligación.

En estas condiciones, por los servicios extraordinarios prestados en la epidemia, se recompensó a los médicos del Hospital Provincial con una cantidad equivalente a casi seis meses de paga, y también, con menos dinero, a los de la Casa de Misericordia.

Hemos estudiado además los remedios populares de la época. Los que explotaban la epidemia eran muchos en todas partes, los inventores de remedios contra el cólera aumentaban de tal manera que era muy difícil recopilar el sinnúmero de recetas, preservativos, específicos, secretos y medicamentos que se anunciaban.

En cuanto al concepto que se tenía del cólera morbo asiático es que era un envenenamiento producido por un agente morboso atmosférico, que la física y la química no habían llegado a descubrir, como tampoco habían demostrado estas ciencias la causa de la gripe, o el sarampión.

En realidad, no se sabía a ciencia cierta la patología del cólera, se intentaba explicar de una manera racional sus síntomas.

Los médicos se planteaban las siguientes cuestiones: ¿Es el cólera una gastroenteritis específica? ¿Depende este trastorno gastrointestinal de la acción del bacilo sobre la túnica intestinal, o es del todo consecutiva a trastornos vasomotores? ¿Pueden todos los síntomas explicarse, admitiendo estos trastornos neurovasculares?

Una vez determinada esta, plantean el valor que pueden tener en la terapéutica del cólera la enteroclisis[394] y la hipodermoclisis.[395]

Estaba indudablemente demostrado que el agente engendrador del cólera era el bacilo-coma de Koch y que la vía por la cual este germen morboso penetraba en el organismo, era la del tubo gastrointestinal.

Se preguntaban si era posible que el cuadro sintomatológico del cólera: diarrea abundante, opresión epigástrica, vómitos, sed intensa, cianosis, enfriamiento, éxtasis del círculo sanguíneo, podía depender de la simple acción del bacilo. Cuando en la autopsia de los coléricos se abría el intestino, se hallaba un gran número de alteraciones que no tenían que ver con los trastornos que se encontraban en los enfermos. Según veían había una falta de concordancia entre los síntomas morbosos y los hechos necroscópicos.

Pensaban que el cólera no era una enfermedad local, sino general, cuyo foco de intoxicación estaba localizado en el tubo intestinal.

---

394. *Enteroclisis*: Inyección de un líquido en el intestino por vía rectal.

395. *Hipodermoclisis*: Introducción en el tejido subcutáneo de gran cantidad de líquido, especialmente de solución salina fisiológica. Es una manera de reemplazar los líquidos que se han perdido a través del vómito, sudor o diarrea.

La explicación de todos los síntomas era la intoxicación de la sangre. Pero aquí surgía la pregunta: ¿era el mismo bacilo, que absorbido y penetrando en la sangre, la altera en términos de producir un estímulo anormal sobre el sistema nervioso, en especial sobre el simpático en sus ramificaciones vasomotoras? ¿O era un veneno segregado por el bacilo, o una ptomaina[396] que de él toma origen, o es una intoxicación por otros principios anormales que se mezclan con la sangre?

El preservativo del cólera era la vacuna de Ferrán que fue muy bien aceptada por los médicos de Castellón. Tanto es así que el Instituto de Vacunación castellonense que presidía el oftalmólogo Antonio Forns, nombró al médico de la Beneficencia municipal, Agustín Segarra y a José Clará, médico del Hospital Provincial, representantes de dicho Instituto para felicitar a Ferrán por sus trabajos, y estudiar el modo de propagar la vacuna del cólera en Castellón.

A tal efecto, dichos facultativos fueron a Valencia el 18 de abril de 1885, y después de saludar a Ferrán y a Paulí, que les dispensaron una gran acogida, obtuvieron el cultivo para las inoculaciones, y él mismo les dio las instrucciones oportunas para usar el preservativo y, además, les vacunó personalmente.

Más tarde el Gobierno prohibió la colerización Ferrán, amparándose en algunos artículos de la Ley de sanidad. Posteriormente, al autorizar el ministro de la Gobernación solo a Ferrán a practicar la inoculación en los pueblos de la provincia invadidos por la epidemia, vacunó en presencia de la comisión oficial que debía presenciarlo a los vecinos que lo deseaban de Cervera y Peníscola. Se alistaron más de novecientas personas, de la que fueron inoculada quinientas treinta. Durante su estancia en Cervera, vinieron comisiones de Les

396. Nombre con que se designa una serie de substancias originadas, principalmente en los cadáveres en putrefacción, por la degradación bacteriana de las materias albuminoideas.

Coves de Vinromà, de La Salzadella y de Rossell, para solicitar a Ferrán que inoculara a sus vecinos.

Un defensor acérrimo de Ferrán y su vacuna fue el médico de Albocàsser, Joaquín Chillida Meliá, que lo defendía a ultranza y se declaraba ferranista, además lamentaba los problemas de los científicos en España.

Otra gran epidemia que sufrió Castellón fue la gripe de 1918. Como consecuencia de la Primera Guerra Mundial la situación económica de Castellón era muy delicada. Faltaban alimentos básicos como el pan, la harina y los huevos. La prensa llamaba la atención sobre el estado de los más necesitados e instaba a las autoridades a acudir, con todos los medios en auxilio de los pobres, ya que el Gobierno hacia oídos sordos a las apremiantes demandas que se le hacían. Se solicitaba que las autoridades pidieran a las personas ricas y pudientes de la ciudad dinero para socorrer a los pobres, por sentimiento de humanidad y hasta por egoísmo de los demás que se verían en peligro si la epidemia continuaba. El alcalde José Forcada y el doctor José Clará, inspector provincial de Sanidad, ayudados por la difusión de sus circulares en la prensa de Castellón, tuvieron un papel determinante en el aminoramiento de los efectos de la pandemia.

Ante la situación de falta de alimentos básicos que hay en la ciudad de Castellón de la Plana, el alcalde, José Forcada, rogaba a la Junta de Subsistencias que prohibiera la salida de todos los artículos de comer beber y arder; es decir, que se pudieran llevar las subsistencias a otros pueblos; que la vigilancia para impedir la salida de géneros se encargara no solo a los carabineros sino también a la Guardia Civil a fin de hacer imposible que por las carreteras y los caminos se llevaran las subsistencias a otros pueblos desde donde por vía férrea o marítima se trasladaran a otras provincias.

La Junta de Subsistencias tasaba todos los artículos para que no se vendieran más caros fuera de la capital al no estar vigilados. Esto ocurría, por ejemplo, con el carbón, que adquiría un precio más elevado fuera de Castellón de la Plana. La ciudad quedaba desabastecida porque los comerciantes vendían sus productos fuera de la capital a mejor precio. Eso pasó con los huevos, que primero eran almacenados en cámaras frigoríficas y cuando se podían enviar a otras poblaciones que pagaban mejor, se desabastecía de dicho artículo a la ciudad.

Como pasaba el tiempo y el Ayuntamiento no disponía de los recursos para hacer frente a la epidemia, el alcalde dirigió una carta a los diputados y senadores por la provincia de Castellón, en la que recababa su ayuda para conseguir que se remitiera a la capital la mayor cantidad posible de trigo argentino. Asimismo, agradeció la actuación del diputado por Castellón Emilio Santa Cruz, quien se puso en contacto con los demás representantes y conferenció con el ministro de Abastecimientos para lograr que se diera satisfacción a los justos deseos de Castellón.

El alcalde, José Forcada, ordenó para evitar la propagación de la epidemia de gripe, que se inspeccionaran todas las viviendas de los pobres para dotarlas de condiciones higiénicas. Como el plan de higienización era muy amplio y había que invertir muchos millones de pesetas por parte del Ayuntamiento, se decidió que el gasto se realizara poco a poco.

La Corporación municipal acordó por unanimidad autorizar al alcalde para disponer de toda la consignación de Imprevistos del presupuesto vigente y para invertir la cantidad necesaria, y si dicha consignación no fuese suficiente o no bastasen los recursos del Ayuntamiento para remediar las necesidades más apremiantes, en tal caso, se recurriera a los sentimientos caritativos del pueblo.

José Forcada gestionó con la Asociación Castellonense de Caridad y con la Junta Provincial de Sanidad la forma de llevar los necesarios socorros a los enfermos pobres. Dichas entidades tenían dificultades por carecer de fondos y consideraban que por tratarse de una epidemia de carácter general era el Ayuntamiento el llamado a tomar aquellas resoluciones que las circunstancias demandaban.

El Ayuntamiento acordó invitar al vecindario a que diera un donativo equivalente a un semestre del impuesto de inquilinato, y se pidió una mayor suma de las personas pudientes; solicitar el concurso del clero, las autoridades y las sociedades de la capital, para que designaran el personal que había de formar parte de las comisiones encargadas de la recaudación voluntaria y, que, el alcalde, dirigiera una alocución al pueblo para que cooperara en la humanitaria obra que tomaba la Corporación municipal.

En vista de que la carestía de artículos de primera necesidad aumentaba, el diputado por Castellón Emilio Santa Cruz telegrafió al ministro de Abastecimientos para pedirle con urgencia el envío de trigo argentino, telegrama al que contestó el ministro Juan Ventosa con otro, en el que le prometía interesarse en el asunto.

La alcaldía, no solo hizo lo propio, sino que remitió al citado ministro una carta en la que se demostraba la agudeza de la crisis económica y de subsistencias que atravesaba Castellón, la primera a causa del desastre de la naranja, y la segunda por el abandono en que los poderes públicos tenían a esta provincia.

La bancarrota económica de Castellón determinó la carencia de trabajo, y como consecuencia la falta de medios de la clase proletaria e incluso de las clases medias para abastecerse de lo más esencial para su supervivencia, máxime con los precios alcanzados por los artículos de primera necesidad. La penuria era grave y se pasaba hambre.

Por ello José Forcada escribió al ministro de Abastecimientos, para exponerle tan terrible situación y le pedía encarecidamente que procurara con toda rapidez los medios de abaratar las subsistencias: la harina, las carnes y cuanto era indispensable para combatir el hambre en Castellón.

La ciudad se encontraba sin medicamentos suficientes y sin dinero para hacer frente a la epidemia de gripe. El Ayuntamiento repartía mantas entre las familias pobres que tenían enfermos: se les daba carne, arroz y pan diariamente con el fin de mejorar su salud, víctimas de la gripe y de la miseria.

El doctor José Clará, ante la escasez de médicos, pidió a Madrid el envío de doctores para los pueblos que carecían de ellos.

La primera oleada de gripe que afectó a España no tuvo gran incidencia en la provincia. Concretamente en Castellón no hubo ninguna defunción a causa de la gripe durante los meses de primavera. En la prensa de Castellón las noticias referidas a la epidemia comienzan a aparecer desde el mes de mayo y hacen referencia sobre todo a las ciudades de Madrid y Barcelona.

En el mes de septiembre comienzan a aparecer noticias de la segunda oleada epidémica y el doctor Clará daba noticias a la prensa a diario sobre el desarrollo de esta.

Finalmente, en el *Boletín Oficial de la Provincia de Castellón* del 14 de octubre, se publicó una circular del gobernador civil, en la que declaraba oficialmente por acuerdo de la Junta Provincial de Sanidad, la existencia de la gripe en toda la provincia.

Empezaron las comisiones y subcomisiones de los respectivos distritos a girar la anunciada visita de inspección a todas las viviendas de Castellón, a fin de conocer el estado higiénico de las casas, número de enfermos y remedios que debían aplicarse.

Para ver el desarrollo de la epidemia de gripe en Castellón hemos realizado unas gráficas con los datos extraídos del *Boletín de Estadística Municipal de Castellón* de 1918.

Podemos comprobar cómo durante el año 1918, concretamente en el mes de octubre, se produjo un elevado número de defunciones por gripe. Murieron casi el mismo número de mujeres que de hombres.

Observamos también que la gripe afectó al colectivo más joven, pues las personas mayores que la pasaron de 1889-1890, quedaron inmunizadas. También en España podemos observar que, en el año 1918, hubo más defunciones por gripe que por otras enfermedades tanto en hombres como en mujeres.

La enfermedad ataca a todas las edades, pero sobre todo a los niños, más sensibles a la infección y que son las primeras víctimas de una epidemia. En este grupo de edad, la tasa de morbilidad es alta, aunque la mortalidad es baja. En cambio, en las personas de edad, la situación es a la inversa, por lo que la mortalidad es elevada.

Habitualmente, en una población infectada por un virus, los individuos desarrollan anticuerpos específicos dirigidos contra la cepa infecciosa. Por otra parte, cuando se produce un contacto con una nueva variante vírica de estructura antigénica parecida, la inmunidad de la población aumenta y la tasa global de anticuerpos neutralizadores se eleva. Como la inmunidad de los individuos infectados neutraliza los virus, la probabilidad de contagio de los individuos susceptibles de ser infectados disminuye. Este modelo general postula, pues, que las epidemias son el resultado de una disminución de la resistencia a la infección en la comunidad humana y, por lo tanto, de la tasa de anticuerpos.

La actuación médica sobre el proceso epidemial de septiembre, octubre y noviembre de 1918, se puede esquematizar en tres apartados: la colaboración con los estamentos oficiales; su aportación en conocimientos científicos, y el sufrimiento personal que puede provocar el contacto con los enfermos.

En cuanto a la colaboración con los estamentos oficiales, el personal médico realizó una gran labor, pues además de ejercer su función puramente curativa, tuvo que actuar un poco como inspector o policía, y comunicar cada uno de los casos que asistía.

Pero no solo se les pidió desde los estamentos oficiales una función puramente burocrática de comunicar los casos diagnosticados, sino también tener una entrega total a su profesión, sin caer en el desánimo ni abandonar por ningún motivo sus puestos de trabajo.

También los médicos aportaron conocimientos científicos que fueron utilizados por distintos estamentos y de diferentes formas. Y según como fue utilizado, tuvo manifestaciones varias.

Asimismo, hubo otros autores, médicos y periodistas, que con sus publicaciones en prensa intentaron informar a la sociedad de sus conocimientos, con la intención de que dicha sociedad luchara con más acierto contra el mal reinante.

Además, los médicos se arriesgaban a contraer la enfermedad y sufrir personalmente las consecuencias del contacto con los enfermos.

Está claro que la epidemia gripal produjo una alta tasa de mortalidad, pero lo que es evidente es que a todo ello se antepuso una altísima morbilidad. Morbilidad que conllevó un excesivo trabajo por parte de los médicos, que tuvieron que atender a los innumerables enfermos de gripe.

Pero la epidemia gripal no afectó solo a los médicos, en un excesivo y agobiante trabajo, sino que también se produjeron innumerables casos de contagio de pacientes a médicos, algunos de ellos llevaron a su fallecimiento.

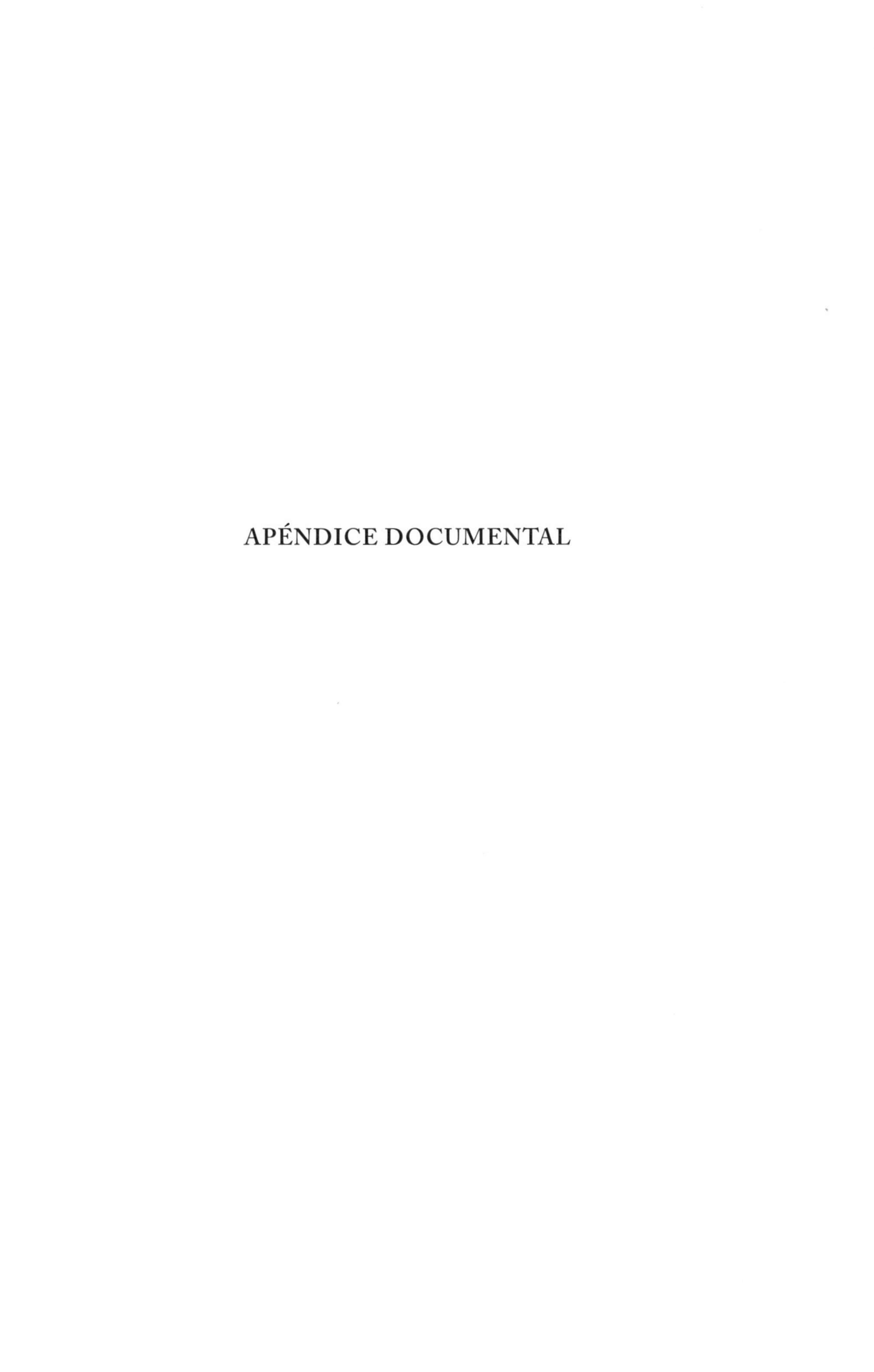

APÉNDICE DOCUMENTAL

N.º 1
ACTA DEL ANÁLISIS DE LOS LÍQUIDOS ATENUADOS DEL MICROBIO DEL CÓLERA

A continuación, *La Provincia* inserta el acta donde se puede juzgar la importancia del análisis microscópico verificado:

«Acta.- En la ciudad de Valencia, a 4 de junio de 1885 y hora de las diez y media de la mañana, constituidos en la sala de profesores de la facultad de medicina de esta ciudad todos los señores que compone la comisión científica nombrada por Real Orden de 28 del mes anterior (mayo) con el fin de estudiar la profilaxis del cólera del Dr. Ferrán, y con asistencia de este señor y de sus ayudantes el doctor D. Amalio Gimeno y el licenciado en ciencias químicas-físicas D. Inocente Pauli, los agregados a la comisión, Sres. D. Vicente Cabello, D. Anacleto Cabezas, D. Antonio Frean, el ayudante del Dr. Mendoza, D Manuel Romera, y por último, el doctor Eduardo de la Granja, representante del Gobierno de los Estados-Unidos de América; el Dr. D. Rafael Tunón, del Ayuntamiento de Sevilla, y D. Félix Michelena, con Tomás Acha, de la Diputación provincial de Guipúzcoa; el delegado del señor ministro de la Gobernación, don Francisco Castellote, y el administrador, D. Antonio Guillem.

El presidente de la comisión científica, don Francisco Alonso Rubio, invita al doctor Ferrán a que presente los líquidos atenuados para la inoculación, con el objeto de demostrar que contienen los vírgulas del cólera. Dicho señor expone dos pequeños frascos, uno que se lacrará y servirá para las inoculaciones que hayan de practicarse, y el otro para el análisis químico, y ambas para el examen microscópico. Hecha por el señor presidente la elección del frasco que ha de servir para el análisis químico, el Sr. Ferrán marcó el otro por sí mismo.

El referido doctor presentó además dos frasquitos de líquidos preparados y esterilizados para que los individuos de la comisión puedan sembrar cultivos puros de vírgula y observar la evolución musiforme asignada por el Dr. Ferrán a este microbio. Admitidas por la comisión, esta, con todos los individuos presentes, se trasladó a la sala de disección, y los Sres. García Sola y Mendoza procedieron, con la intervención del Sr. Ferrán y sus señores ayudantes, el examen microscópico del líquido presentado al efecto.

En este momento se presentan en el local los señores D. Francisco López Allue y D. Modesto Sánchez Ortiz, redactores de los diarios madrileños *El Imparcial* y *El Correo*; los doctores y licenciados en Medicina D. Francisco Íñiguez de Montoya, D. Francisco Romero García y D. Manuel Furió, representantes de la Diputación provincial de Albacete; D. Anastasio Gamero, de la de Toledo, y D. José María Castillo, de la de Murcia; D. José Aparicio, D. Federico Rubio, D. Pascual Martín Martín, D. Vicente Serrano Martínez, D. Mateo María Ginés, D. Francisco Campa y D. Rafael Pastor, decano y ayudante respectivamente de la facultad de Medicina. Del matraz modelo

Ferrán, que contenía el cultivo profiláctico destinado al análisis químico se hicieron por los referidos doctores Ferrán, Mendoza y García Solá, auxiliados de los señores doctores Navas, Maeso y González Castro; preparaciones microscópicas, que se sometieron a examen de los concurrentes y que montadas han quedado a disposición de la comisión oficial, después de lacrada y sellada la caja en que se han depositado.

Al mismo examen microscópico y de igual naturaleza se sometió el líquido del matraz destinado a las inoculaciones; las separaciones de este líquido quedan también selladas y lacradas. A continuación, en un tubo de gelatina esterilizada, se sembraron con un estilete de platino las vírgulas del cultivo del segundo matraz, el cual quedó lacrado y sellado como las preparaciones anteriores. Penetra en la sala el Sr. D. Elías Martínez Gil, individuo de la comisión oficial.

Seguidamente se procedió a encerrar el matraz destinado al análisis químico, que contiene unos cincuenta gramos de líquido vacuna de Ferrán, cantidad que el doctor San Martín considera suficiente, dada la imposibilidad de emprender el análisis en una cantidad de varios litros. Y se dio por terminado el acto, de que certifico»:

El presidente, Francisco Alonso; el secretario, F. Castellote; Aureliano Maestre de San Juan. - (Siguen las firmas).

FUENTE: *La Provincia*, 4/06/1885

N.º 2
CARTA DE UN MÉDICO NOTABLE, EL DOCTOR PULIDO, DIRIGIDA AL SR. ROBLEDO, MINISTRO DE LA GOBERNACIÓN, SOBRE EL BRILLANTE RESULTADO QUE DA EN ALZIRA LA VACUNA FERRÁN

[...] No abrumaré a V.E. con muchas cifras, para no aburrirle, ni traeré a cuento las que Algemesí, Alberique, Benifayó... y otros lugares presentan de su modesta cosecha, para defender la misma causa con iguales argumentos; pero sí le diré lo que enseña Alcira, ese pueblo memorable ya para siempre en los fastos de la medicina, por haberse prestado a la comprobación de la virtud anticolérica de la vacuna Ferrán.

Consta por declaración de todos el cuerpo médico de Alcira, a quien se debe estimar como uno de los más dignos y heroicos de nuestro país, que allí existe vacunado el 55,45 por 100 del censo de habitantes; es decir, más de la mitad de la población, y que desde 1º de mayo hasta el 17 de junio, periodo en que la epidemia ha hecho sus mayores estragos, se ha conducido el cólera del modo que expresan las siguientes cifras, cuya exactitud nadie osará poner en duda, porque nadie ha podido alterarlas siendo fruto de un trabajo escrupuloso y honrado de los médicos todos de la ciudad.

Habitantes, 16.000.

Inoculados, 3.664.

Reinoculados, 5.210.

Total, 8.874, o sea el 55,46 por 100.

Invasiones. -No inoculados, 192; inoculados, 24; reinoculados, 17.

Defunciones totales. - No inoculados, 102; inoculados, cinco; reinoculados, uno.

Ídem para los cálculos de profilaxis. - No inoculados, 102; inoculados, uno; reinoculados, uno

Altas. - No inoculados, 75; inoculados, 18; reinoculados, 15

Existencias. - No inoculados, 15; inoculados, uno; reinoculados, uno.

Para no hacer confusa a V.E. esta enseñanza, me contraeré a decirle que casi todas las inoculaciones se hicieron entre fines de abril y principios de mayo, por lo cual las sutilezas y reparos sobre materia de tiempo deben variar poco las deducciones; pero, aunque así no fuese, los datos sobre mortalidad, por su naturaleza, han de ser invariables siempre en sentido desfavorable. Vayamos, pues, a confrontaciones, las cuales son estas en cuentas honradas y sencillas:

1.º Que entre la población inoculada hubo por debajo de una cuarta parte menos de invasiones que en la no inoculada, o sea el 21,26 por 100 (41 para 192).

2.º Que la mortalidad absoluta de la segunda línea, aun estimándola así arroja una diferencia en los mismos periodos de la epidemia, de perecer entre los no inoculados cuatro veces más gente que entre los inoculados, o sea 102 para 192 invadidos de aquellos (el 53,25 por 100), y seis para 41 de estos (14,26 por 100).

3.º Que eliminando de esta cifra de seis muertos entre 41 atacados los cuatro que no deben figurar para las averiguaciones de la profilaxis —por haber sido atacados los enfermos dentro de los cinco primeros días de la inoculación— plazo que Ferrán señaló desde el principio como necesario para asegurarse de que no había ya enfermedad contraída en el individuo; la mortalidad de los inoculados disminuye todavía hasta reducirse a una tercera parte, apareciendo solo fallecidos dos sujetos (uno inoculado y otro reinoculado) entre 41 invadidos, o sea 4,36 por 100 frente al 53,24 por 100 que arrojan los no inoculados. ¡Dato hermoso, consolador, trascendentalísimo, que parece anunciar que el descubrimiento de Ferrán es verdadero! Porque no creo que de otro modo pueda explicarse que a las mismas alturas de epidemia den los de un caso por 192 invadidos 102 muertos, y den los de otros por 41 atacados, ¡solo dos muertos! ¿Qué mayor benignidad que rebajar el terrible cólera a la mortalidad de los catarros leves?

El Dr. Pulido no quiere convencerse de una cosa.

Y es que el Sr. Romero Robledo conoce perfectamente la eficacia del sistema Ferrán; pero en cuanto se adopte y se propague deja él de ser el Salvatore de la patria, dejando al mismo tiempo de favorecer a unos cuantos amigos con enormes dietas.

Ese es el secreto de su odio a Ferrán.

FUENTE: *La Provincia*, 28/06/1885

N.º 3
EL CÓLERA. CONSIDERACIONES GENERALES.

Conviene decir la verdad pura y neta sin ambages ni rodeos; vale avisar el peligro para conjurarlo, que vivir en dulce ignorancia y ser sorprendido por la epidemia, sería punible si el cólera nos encontrara desprevenidos por no alarmar a la gente y produjera estragos lamentables.

Redunda en beneficio del público dar a conocer lo que se sabe del cólera y los recursos que tiene la ciencia como más eficaces para combatirlo, pues aparte de las muchas ventajas que reporta, evita el empleo de drogas, específicas y amuletos que casi siempre son perjudiciales y hacen descuidar la verdadera higiene. Nada para esto mejor que la publicidad de cuanto la medicina tenga averiguado, y este camino sigue la prensa y los médicos.

Me limitare pues a ordenar y razonar tal como yo entienda las ideas sentadas por las personas más competentes en este ramo del saber...

La higiene es la única garantía contra la epidemia; ¿qué es el cólera? Después de tantos estudios y observaciones prolijas, en realidad, de verdad no lo sabemos porque no voy a sostener ninguna hipótesis de si es una criptógama urocistis oculta, ni células anulares, bacterias, *baccillus* en forma de coma, etc., para terminar en conclusión que ignoramos la causa colerígena. Sin embargo, la opinión que cada día gana terreno es la que considera al principio morbífico como un ser vivo, dada su evolución y reproducción.

Conocemos los efectos de la enfermedad, y sin quitarle importancia pues al fin y al cabo es una enfermedad pública, se puede asegurar que no es tan mortífera como el miedo lo pinta; y la medicina tiene, respecto a esta dolencia, la certeza que en otras muchas enfermedades; sin ser esto obstáculo para que los estudios de tantos hombres eminentes hayan dado lugar a un tratamiento racionalmente científico de tifo asiático.

El origen del cólera morbo es la India, y según se afirmó en las conferencias de Constantinopla y Viena, siempre viene de fuera cuando aparece en otros países.

Dejar sentado y ratificado este hecho es tanto como acreditar con no poca certidumbre, la ventaja de defenderse los países sanos, y cerrar el paso a esta plaga.

No cabe duda tampoco que la causa colerígena necesita medios apropiados para existir y propagarse. Las inmundicias, aguas estancadas, sustancias orgánicas en putrefacción jamás engendran el veneno colérico, pero sirven de terreno abonado para que evolucione, predisponer a la economía a enfermar, y quitar resistencia a los órganos que con predilección ataca la epidemia poniéndoles en condiciones de receptividad.

Lógicamente, pues, se desprende, que a fin de atacar el principio colerígeno, nada hay mejor que la limpieza individual y pública, la ventilación, desinfección y saneamiento.

Es cosa resuelta, según afirmaron las conferencias y han confirmado los experimentos, que el hombre es el mejor medio de transmisibilidad, y las deyecciones el principal receptáculo del agente morbífico. Hiersech y Burdon Sanderson han experimentado con papel de filtro impregnado de diarrea de coléricos secado y dado de comer mezclado con alimentos a cierto número de ratones, que el primer día no atacó a ninguno de estos el cólera; el segundo día enfermaron algunos, el tercero y cuarto fueron atacados casi todos, muriendo la mayor parte; al quinto día disminuyó el número de enfermos, y pocos días después se extinguía el poder contagioso de la sustancia de que impregnaron el papel.

Esto manifiesta que al pronto el veneno está como muerto, y necesita para desarrollar su actividad el movimiento de fermentación del flujo intestinal. Si pues al momento de aparecer el elemento colerígeno lo destruimos, o mejor dicho, le removemos todas las causas abonadas de evolución, evitaremos su propagación; así como si le abandonamos infectará a los individuos que se pongan en contacto produciendo sus naturales consecuencias.

Deben pues desinfectarse las deposiciones de los coléricos y las letrinas donde se viertan. Las ropas sucias por las deyecciones sería prudente mojarlas con una disolución de sulfato de cobre (50 gramos por litro de agua) taparlas luego en cajas herméticamente cerradas y transportarlas a lavaderos públicos destinados al efecto fuera de la población, con la dotación perenne de agua suficiente a fin de removerla con frecuencia.

Respecto a la transmisibilidad por la atmósfera opina el doctor Méndez Álvaro que para formar juicio definitivo necesitase un estudio más amplio y profundo que existe en la actualidad; a pesar de que la conferencia de Viena admitió que, en ciertas condiciones particulares de confinamiento, puede conservar el veneno morbífico su actividad por tiempo indeterminado y transmitirse en ciertos lugares que está la atmosfera confinada. Abunda la idea entre la mayoría de los higienistas de que el aire ambiente no es sino el vehículo del agente generador del cólera, y que cuando se transmite la enfermedad por la atmósfera, su acción queda limitada en la inmensa mayoría de casos a distancia muy corta del foco de la infección. Por manera que en el veneno colerígeno como en el tífico, el aire libre agota con la rapidez su acción y a corta distancia del foco.

Salta a la vista entonces, la conveniencia de ventilar las habitaciones de los enfermos, la necesidad de evitar el hacinamiento y la bondad de las medidas encaminadas a impedir las aglomeraciones de personas como en teatros, escuelas, ferias, etc.

Los efectos de uso de un lugar infectado, se tiene por cierta su propiedad de transmitir el cólera, con más razón si han servido a coléricos: encerradas las ropas, y a cubierto del aire, puede transmitir el germen a grandes distancias. Deben al efecto desinfectarse estas sustancias contumaces si hay sospecha de que pueden contener el veneno; si han servido a coléricos lo mejor será quemarlas o por lo menos exponerlas a la influencia del chorro de vapor a la temperatura de 120º. Las cajas cerradas deberán abrirse al aire libre fuera de la población y fumigar su contenido.

Aunque no es cosa probada la transmisión del cólera de los animales al hombre, se sospecha la posibilidad, porque si nuestra especie lo comunica a aquellos, se puede inferir la recíproca. Será prudente en verdad no permitir el cierre de ganados dentro del recinto de la población, así como conviene evitar la acumulación de animales en las casas, puesto que además de consumir oxígeno e impurificar la atmosfera con sus emanaciones y secreciones, es posible que transmitan el germen epidémico.

Por lo que respecta a la transmisión del cólera por los alimentos, la conferencia de Viena no se atrevió a resolverlo: pero es evidente que los alimentos indigestos y de mala calidad producen indigestiones y diarreas, las cuales en época colérica, predisponen a que sea la puerta de entrada del agente morbífico. Las autoridades tienen el deber de ejercer gran vigilancia, en los mercados, inspeccionando las sustancias alimenticias con objeto de permitir la venta de las que no reúnan buenas condiciones.

Todas las bebidas pueden transmitir el cólera, y en especial el agua. El doctor Koch, de Berlín, en la última epidemia de Egipto, encontró en un depósito de agua de que se surtía una población atacada de cólera, el *baccillus* en forma de coma, y atribuyó a esto la explosión del cólera. Es necesario que el agua que consume un pueblo reúna todas las condiciones para ser potable, evitando se arroje inmundicias que puedan alterarlas y producir estragos. Ahora se le presenta a nuestro municipio ocasión propicia para cubrir la parte de canal que atraviesa la ciudad, de cuyas aguas se surte la mayor parte del vecindario, con la seguridad de que ganará mucho la higiene, y sería un ejemplo de limpieza dado a sus administrados.

En otros artículos me ocuparé de la desinfección y desinfectantes, de la higiene individual y pública, así como de las visitas domiciliarias preventivas.

Félix Roig

FUENTE: *La Provincia*, 13/07/1884

EL CÓLERA II. DESINFECCIÓN Y DESINFECTANTES

Enunciadas en al artículo anterior las cuestiones científicas sobre el cólera, que, formando un cuerpo de doctrina, constituyen la base de los sistemas preventivos, me ocuparé de uno de los medios de privar de las condiciones de vida al germen morbífico.

Por medio de la desinfección nos proponemos quitar al aire o cualquier otro cuerpo los gases mefíticos, miasmas o gérmenes microbio-orgánicos. Los agentes de que nos valemos son los desinfectantes.

¿Existe algún medio o procedimiento merced al cual pueda destruirse o perder su intensidad el principio generador o contagioso del cólera? La conferencia de Viena resolvió la cuestión negativamente, y he ahí la razón porque muchos médicos niegan la eficacia de los desinfectantes. Más la expresada conferencia, al aclarar la cuestión, manifestó que hay medios de desinfección que pueden destruir con alguna probabilidad o hacer perder su intensidad a la causa colerígena. Si no dieron, pues, seguridad, afirmaron la probabilidad.

La hipótesis de que el veneno del cólera era un ser organizado, sostenida por la mayoría de los médicos, la confirmaron las comisiones francesa y alemana que estudiaron el año último la enfermedad en Egipto; y recientemente el doctor Koch, de Berlín, en una conferencia dada en el Hospital de Pharo (Francia), afirma, que el microbio es un organismo que vive, se reproduce por escisión, y muere más o menos pronto, según las condiciones en que se encuentra. Si separamos todas las causas que sirven de terreno abonado para su evolución y necesarias para su vida, como deyecciones, humedades, fermentos pútridos, etc., indirectamente destruimos o abreviamos su existencia.

Se dirá que esto es hipotético, no lo niego, pero es racional. Después de todo, en medicina pocas veces encontramos la verdad, y con las hipótesis nos vemos precisados a formar juicios más o menos aventurados.

Por manera que no conocemos medios que sean propiamente desinfectantes, es decir, que destruyan el veneno químicamente o por acción molecular, pero sí que tenemos agentes que indirectamente, quitándole medios de evolución, agotan pronto su vida e impiden su propagación.

Tenemos un desinfectante por excelencia, es el calor: «el fuego todo lo purifica», se dice desde antiguo, y los experimentos modernos prueban que el calor a ciertas temperaturas destruye los virus, miasmas y gérmenes animales, con una seguridad de acción que ningún agente le iguala, mas no podemos utilizarlo en todas ocasiones, como veremos.

No se destruyen todos los microbios a una misma temperatura, así como también varía la acción del calor, ya sea seco o húmedo; el aire seco a una temperatura de más 140º y continuado por espacio de dos horas, es insuficiente para destruir ciertos esporos; el vapor de agua a 110º aniquila todo rastro de vitalidad.

El grado de calor ha de tener un límite, y este es la temperatura máxima que los tejidos pueden soportar impunemente sin perder el color ni alterar la solidez. Una temperatura de más 105 a más 110º C continuada por espacio de dos horas, a la par que mata los gérmenes morbíficos, no compromete en nada los tejidos de lana, y menos la ropa de lienzo.

Averiguados los anteriores datos es fácil la aplicación del calor como desinfectante de las ropas, ya de lana ya de algodón o lienzo.

Para llevar a cabo esta operación se han inventado varios aparatos más o menos perfeccionados, que la índole de este escrito me impide detallar: basta saber, que una estufilla encendida en un lugar reducido y cerrado, es suficiente para uso de casas particulares, y una estufa seca con un termómetro regulador del aire, puede servir para los establecimientos públicos.

Si se quiere emplear el vapor acuoso, donde existe una caldera que pueda sufrir la presión de tres atmosferas y se construya una cámara cerrada en la que se colocarán los objetos que se trata de desinfectar es suficiente para montar un aparato destinado a esta operación.

El agua hirviendo es un buen medio que se usa para desinfectar la ropa de lienzo, pero no sirve para los vestidos de lana y algodón, porque los deterioran.

Como se comprenderá, debe preferirse la desinfección por el calor en todos aquellos utensilios y sustancias varias que pueda emplearse.

Las letrinas, focos principales de infección, conviene que sean desinfectadas por los agentes sólidos y líquidos. Los primeros obran en virtud de su propiedad absorbente; carbón, yeso, cenizas, tierra seca, etc.: y entre estos es preferible la última, en las localidades como ésta que no tienen letrinas donde vayan a parar las sustancias fecales.

La tierra seca y los demás absorbentes deben su acción a la retención de los gases mefíticos; parece también que absorbiendo el agua de las deyecciones y multiplicando el contacto de las sustancias orgánicas con el oxígeno, impide en parte el desenvolvimiento de la fermentación pútrida.

Ello es, que empleada empíricamente hace 20 años para desodorar las sustancias fecales, y utilizarla como abono fertilizante, en la actualidad se ha metodizado su uso de tal forma, que se han hecho estudios serios para averiguar la manera de conseguir buenos resultados.

La primera condición es que la tierra esté secada al sol o en un horno y guardarla en tiempo lluvioso bajo un cobertizo; debe pulverizarse groseramente y echarla sobre las deposiciones inmediatamente, antes que estas entren en putrefacción. La mejor tierra es la arcillosa y la de jardín o de cultivo. Para una evacuación completa (150 gramos de materias sólidas y 200 de orina) se necesita kilogramo y medio de tierra; mas como si se mezcla en cantidad insuficiente no desaparece completamente el olor es prudente pecar por exceso que por defecto.

Como se ve, el empleo de este medio no ofrecería ninguna dificultad en una población eminentemente agrícola como la nuestra, puesto que, con solo tener un depósito de tierra seca en casa, y tirar la cantidad indicada después de cada deposición, a fin de que se mezclase con las sustancias fecales, tendríamos conseguido el objeto. Además, sería de gran utilidad para sanear la ciudad de uno de los principales focos de infección, y los agricultores tendrían un precioso abono.

La cal viva y los polvos de gas se usan para enterramientos de cadáveres, desinfección de los suelos, etc.

Aunque los desinfectantes sólidos son preferidos por algunos que afirman como el doctor Koch en la última conferencia de Marsella, que la sequedad es lo único eficaz contra el microbio del cólera, sin embargo, se usan también los líquidos y gaseosos en determinadas ocasiones.

Me ocuparé brevemente de estos últimos, formulados ya en algunos periódicos eligiendo lo más económicos y de fácil aplicación.

El sulfato de hierro (caparrosa verde), se usa en disolución al 10 por 100; es bastante permanente, porque el sulfuro de hierro que forma primeramente al obrar sobre el ácido sulfhídrico se transforma de nuevo en sulfato de hierro por la sustracción de oxígeno de las combinaciones orgánicas poco estables, vuelve después al estado de sulfuro ferroso, y el movimiento molecular es incesante.

Las disoluciones de cloruro de zinc al 5 por 100, tenidas como excelentes por su virtud desodorante y antiséptica, son declaradas recientemente por el doctor Koch como malos desinfectantes, por haber encontrado en esta sal de microbios.

El ácido fénico en disolución al 5 por 100, es muy bueno, como poderoso antiséptico que mata todos los infusorios, pero es caro, y tiene el inconveniente de ser poco permanente, en razón a su extraordinaria volatilidad.

Todas estas sustancias, así como el ácido clorhídrico y sulfúrico al 5 por 100, son las de uso más común cuando se cree conveniente utilizar los desinfectantes líquidos para alcantarillas, ropas sucias, letrinas, vómitos y baldeo de los suelos.

Al tratar de sanear habitaciones particulares, salas de hospital, establecimientos públicos y mercancías, se prefieren las fumigaciones: en especial las de ácido hiponítrico, cloruro de cal y ácido sulfuroso.

Los gases de ácido hiponítrico se consiguen mezclando ácido nítrico comercial (agua fuerte), con doble cantidad de agua, añadiendo virutas de cobre o una moneda del mismo metal.

Para desprender vapores de cloruro de cal (polvos de vas), se añade vinagre a una lechada de aquella sustancia.

El ácido sulfuroso se produce quemando en el espacio que se quiere fumigar, 30 gramos de azufre por metro cubico, humedeciendo el recinto.

Todos estos gases son irrespirables: se ha de tener presente para tomar precauciones y evitar consecuencias desagradables.

Últimamente, nunca debe olvidarse los desinfectantes naturales, la ventilación y la limpieza, pues son sin duda algunos importantes factores para preservarse del contagio colérico.

Félix Roig

FUENTE: *La Provincia*, 17/07/1884

EL CÓLERA III. HIGIENE INDIVIDUAL

Después de indicada la opinión dominante hoy día sobre la naturaleza de la causa colerígena, los medios por donde se transmite y los agentes ya directos o indirectos de que podemos valernos para atacar su evolución, propóngome exponer las medidas que la ciencia aconseja a fin de preservar del cólera al individuo.

Pero antes de empezar, me obliga un deber de cortesía a decir cuatro palabras y a manifestar mi gratitud al ilustrado del autor del artículo «El cólera», publicado el día 20 de este mes en el periódico de esta localidad *El Clamor*, por haberme honrado ocupándose de mis pobres escritos.

En primer lugar: le devuelvo con creces todas las frases tan bondadosas para mí como inmerecidas; y además declaro que reconozco en el articulista perfecto derecho para juzgar como quiera mis escritos, y sobrada competencia para tratar el asunto con más autoridad que yo.

Me permitiré por ahora aclarar los dos cargos fundamentales que me dirige:

1.º El haberme olvidado mencionar el miedo como auxiliar de las epidemias; a lo cual debo contestar, que creyéndome autorizado para elegir el plan en mi concepto más conveniente, con tal de ser aceptable, reservé ocuparme del miedo al hablar de las pasiones.

2.º Reprueba el articulista que yo he encomiado el celo del Gobierno porque se propone librarnos de la epidemia, pues teniendo obligación de cumplir con su deber, dice no merece sino justicia seca. Debo declarar que me permití el lujo de un aplauso, porque así lo creí justo; pero si esto es un inconveniente, no insisto toda vez que en último resultado no influye gran cosa en el estudio de la enfermedad.

Hechas estas aclaraciones principales, me ocuparé de las demás contradicciones que dice que he incurrido a medida que encuentre oportunidad.

Verdaderamente sería embarazosa mi situación, si me animara el propósito de decir novedades después de cuanto han publicado los periódicos; pero como mi objeto, según manifesté al principio de estos escritos, no es otro, sino inculcar en el ánimo las ventajas de los preceptos higiénicos, exponiéndolos de manera que estén al alcance de todos, sigo mi plan, porque en último resultado los buenos consejos no dañan por ser repetidos.

La higiene dije es la única garantía para preservarse del cólera, y por lo mismo, ya que no tenemos un preservativo especial, es necesario conocer las precauciones que la experiencia ha considerado útiles para precaverse de aquella dolencia.

Todo individuo deber atender a su parte moral, al material u orgánica y a los medios que le rodean y sobre él influyen.

El hombre tiene necesidad de sentir; pues las sensaciones y sentimientos están unidos al ser humano como la afinidad a la molécula mineral: y la parte moral tiene tal relación con la material, que casi nunca sufre el alma sin que el cuerpo se resienta.

Las sensaciones tristes o deprimentes en general que producen debilidad y decaimiento deben evitarse en tiempo de epidemia. Las alegres y placenteras, contenidas en ciertos límites entonan y vivifican al cuerpo, pero cuando degeneran en pasión, producen estragos lamentables...

Nunca es más lamentable el influjo fatal de las pasiones que en tiempo de epidemia: el vicio y el libertinaje encuentran su castigo, como la virtud, la moderación y la templanza recompensa.

No detallaré la influencia de cada una de las pasiones, porque la índole de este escrito me lo impide; si diré, sin embargo, que los excesos que se comenten contra la castidad tal vez sean los que más víctimas ocasionan.

Sigue el miedo (ya llegó, y a pesar de la prisa del articulista, creo que a tiempo), que pone en un estado penoso al alma con perturbación de los sentidos, producido por la rápida percepción de un peligro real o imaginario; es una pasión concéntrica y debilitante, perjudicial en tiempo de epidemia. Sin embargo, unos le dan poca o ninguna importancia (Nemeyer) y otros como el ilustrado médico de *El Clamor* le concede mucha, bien que éste la apoya en una noticia en forma de gacetilla de un periódico político que acaba en una cuarteta humorística, a la que yo no me atrevería a dar la autoridad científica que se pretende.

Por mi parte creo que el miedo es un factor digno de tenerse en cuenta, porque además de otros trastornos que produce en el cuerpo, los primeros efectos suelen ser la perturbación de las vías gástricas, que ponen al organismo en condiciones de receptividad.

Conviene pues, conservar la tranquilidad de espíritu, y hacerse cargo que la imaginación agranda los peligros. En algunas personas causa terror el solo nombre de cólera morbo asiático sin considerar que muchas enfermedades de nombre vulgar pueden causar tantos estragos como aquella. Repito, hasta que el distinguido articulista del periódico citado me demuestre lo contrario, que en muchas enfermedades tiene la medicina la misma seguridad que en el cólera, y empleamos, como en éste, tratamientos racionalmente científicos que curan...

Aparte de la limpieza del cuerpo, siempre necesaria, que no puede olvidarse sin perjuicio de la salud, cuyas reglas, están al alcance de todo el mundo, debemos atender a los alimentos, bebidas, vestidos y género de vida.

En pocas palabras diré lo que se refiere a la alimentación, si entrar en detalles. El buen régimen alimenticio es un preservativo del cólera; y por regla general el que lo observa regular no debe variarlo, así como el que lo lleva malo precisa que le corrija. Nada de preferir un alimento por otro con pretexto de que ciertas sustancias preservan más que otras o son de más fácil digestión; nadie mejor que el mismo individuo sabe lo que le sienta bien, y dicho se está, que el alimento más nutritivo, es el que, en parecidas condiciones, mejor se digiere.

Siempre, por supuesto, los alimentos han de ser de buena calidad y en cantidad proporcionada. Es prudente abstenerse de comer toda sustancia que no esté bien cocida, singularmente, las legumbres, ensaladas y frutas.

Las bebidas usuales deben continuarse tal como se tenga costumbre, si son buenas y en proporcionada cantidad. Sabido es que se puede transmitir la causa colerígena por medio de las bebidas, y claro está que debemos cerciorarnos de su pureza.

No hay que decir que, si en el agua destinada para beber una población se vertieran deyecciones coléricas, sería una causa de infección de las más perniciosa; pero las filtraciones de los depósitos son también muy perjudiciales; así es que en caso de dudas de la bondad de aquel líquido convendrá hervir por la noche la cantidad necesaria para el consumo del día siguiente, batiéndola después para que se airee antes de usarla.

Si los licores en corta cantidad son convenientes a los estómagos lánguidos que necesitan estímulo para hacer la digestión menos laboriosa, el empleo inmoderado es perjudicial. Sería altamente beneficioso hacer comprender a las gentes los peligros del abuso de los licores, inculcándoles que ninguna virtud preservativa tiene, y que al contrario predisponen a ser más fácilmente atacado el individuo.

El abrigo del cuerpo no debe ser excesivo ni deficiente; la estación y la costumbre deben servir de norma. No comprendo las ventajas de emplear la lana rociada en una disolución de ácido fénico para abrigo interior: se recomienda en tiempo de epidemia llevar el vientre y los pies bien abrigados, y no exponerse a corrientes de aire.

Si siempre es bueno observar una vida morigerada, metódica y arreglada, es mucho más necesario cuando un peligro nos amenaza de cerca, y puede hacer pagar caro el menor desorden. Además de cuanto hemos manifestado respecto a las pasiones, el trasnochar y la concurrencia a espectáculos donde haya aglomeración de gentes, debe evitarse; conviene acostarse pronto y levantarse entrado el día, procurándose un sueño tranquilo y reparador que restaure las fuerzas.

El ejercicio moderado y sin experimentar fatiga, es útil, así como el trabajo material y también el de bufete ordenados, son convenientes; sobre todo si alterna en justa proporción el del cuerpo con el del espíritu.

El hombre no debe atender solo a su cuidado sino también debe cuidar el medio que directamente obra sobre él. Si a la administración pública incumbe lo que a la colectividad se refiere, cada individuo en particular tiene que atender a su habitación o morada.

Si fuera posible, convendría que cada casa reuniera las condiciones de construcción y habitabilidad que la higiene aconseja; pero a falta de estos dos casos principales, debe procurarse en cada habitación: limpieza y ventilación.

Las casas deben procurarse estén limpias exterior e interiormente, blanqueando paredes y techos, barriendo los suelos y evitando la acumulación de basuras del barrido y de restos de comida; límpiense las cuadras sacando el estiércol frecuentemente y rociando el sitio que ocupaba con agua de cal u otra disolución desinfectante. Los sumideros, portales, buhardillas y corrales deben estar limpios, y sobre todo merecen preferente atención las letrinas y orinales, que ya expusimos la manera de desinfectarlos.

Todos los días se ventilarán repetidas veces los cuartos interiores y exteriores, alcobas, escaleras, pasillos y desvanes, pues la pureza del aire fuertemente ozonizado parece que difunde y debilita el germen colérico.

Si desgraciadamente se tuviera un atacado en casa, además de la ventilación y limpieza, es precisa la desinfección como expresé en el artículo anterior, empleando para cada objeto el desinfectante que más convenga y pueda usarse con mayor facilidad.

Quiero repetir que siempre que sea factible debemos preferir el calor; y aprovecho esta ocasión para aclarar algo de confusión que he notado después de publicar el artículo «Desinfectantes» al hablar de aquel agente, debido a la precipitación en que fue redactado. Si la temperatura de más 140 °C es alguna vez insuficiente para matar algunos esporos, en general bastan más 110 °C, que es la resistencia del color y solidez de los tejidos de lanas, para destruir los virus.

La misma temperatura de calor húmedo o vapor acuoso obra con más seguridad y prontitud que el calor seco: debe pues preferirse, siempre que sea posible, aquél a este. Las ropas de lienzo toleran mayores temperaturas sin alterar la solidez del tejido.

Réstame advertir, que entre los desinfectantes gaseosos parece que hoy se da la preferencia a los vapores nitrosos; y quiero hacer constar, que se desprenden mejor de la mezcla sola de ácido nítrico (agua fuerte) y cobre, que añadiéndole doble cantidad de agua a aquel líquido.

Si este artículo sirve de algún beneficio a mis conciudadanos, como concede hasta ahora al primero el reputado médico que se ha encargado de la crítica y análisis de mis escritos, habré colmado mis deseos, siquiera le encuentre mil defectos. Si merezco la honra de una crítica razonada por persona tan perita, le deberé gratitud, porque además de ilustrarme me estimulará mi trabajo.

Félix Roig

FUENTE: *La Provincia*, 24/07/1884

EL CÓLERA IV. HIGIENE INDIVIDUAL (CONTINUACIÓN)

Expuestos, aunque someramente, los principales cuidados que debe observar el individuo para preservarse de la epidemia colérica, réstame tan solo ocuparme, para terminar el asunto, de la diarrea premonitoria y de la emigración.

Observando el doctor Julio Guerin en la epidemia de 1832, en Francia, que los sujetos atacados de cólera presentaban de ordinario una diarrea más o menos prolongada antes de la explosión de la enfermedad, le sirvió este dato, para aconsejar el tratamiento inmediato de aquella, a fin de evitar desde el principio el cortejo de síntomas graves que caracterizan al tifo asiático.

Los ingleses, sacando partido de este hecho, después de comprobar la importancia práctica que encierra, no se contentaron en aconsejar el tratamiento de esta indisposición, sino que, teniendo presente la apatía y descuido del enfermo, se adelantaron a indagar y buscar a los individuos que sufrían la diarrea, que denominaron premonitora, criando al efecto el sistema de visitas preventivas, que después ha seguido Francia.

Verdad es, que tal diarrea no siempre precede al cólera; éste, algunas veces se presenta fulminante, ejecutivo, haciendo que en poco tiempo llegue el enfermo a sufrir los síntomas más alarmantes. Sin embargo, es lo excepcional; y para confirmarlo basta un ejemplo: en París, desde los primeros días de noviembre de 1853 a 22 de enero de 1854, de 974 coléricos admitidos en los hospitales de la capital, 740 habían sido atacados de diarrea premonitoria y 166 solamente aparecieron exentos de ella; los 68 restantes, no pudieron suministrar dato alguno sobre este punto.

Ahora bien, es sabido que estas diarreas anunciadoras, como podemos llamarlas ceden fácilmente si se les prestan pronto los recursos de la ciencia; y por lo antes expuesto se desprende, que, si se las atiende con cuidado, evitaremos la explosión del cólera, disminuyendo por consiguiente el número de víctimas.

Téngase presente, pues, que a la menor indisposición de vientre es necesario llamar al médico.

La emigración es el medio eficaz que las personas debían llevar a cabo. Ya de antiguo se dice que el mejor preservativo contra el cólera es el empleo de las tres LLL: huir luego, lejos y largo tiempo.

Es preciso salir de la población lo más pronto posible: al primer caso que se presente, hay que estar de marcha, pues esperar a que se generalice la dolencia es exponerse a llevar el germen morbífico al punto donde se traslade el individuo.

Se dice huir lejos, en el sentido de buscar un punto donde no pueda influir el foco infeccionado; pero ciertamente lo que se ha de buscar es, que el sitio que se elija esté en una altura, pues a pesar de haberse observado las epidemias coléricas en todas elevaciones y latitudes, no cabe duda de que atacan siempre más a los países bajos que a los altos. Aunque, a decir verdad, mejor que la altura debía buscarse la constitución geológica del terreno y la hidrológica del país: por eso además de elegir un lugar alto y ventilado, convendría que estuviera situado sobre terreno rocoso y que en sus inmediaciones no hubiera nada que favoreciera la putrefacción de organismos, como pantanos, charcos, tierras húmedas, etc.

Dada las condiciones de transmisibilidad de la causa colérica, lógico es de decir, que el que tenga facilidad de incomunicarse absolutamente y cuente con todo lo necesario para los usos comunes de la vida mientras dure la epidemia, se librará seguramente del tifo asiático.

Aconsejase volver tarde, hasta que se dé por terminada completamente la epidemia porque si se regresa antes, siquiera sean pocos los atacados del cólera, los que vienen de un país sano suelen adquirir la dolencia al llegar al sitio infestado.

¿Es conveniente la emigración? Seguramente es útil para el individuo que se marcha, y para la colectividad que se queda; el primero se libra de la influencia morbosa, y los demás reciben beneficio, porque disminuyendo el número de habitantes, se evita el hacinamiento y la condensación del aire, purificándose este valioso agente que tanta influencia tiene sobre la salud del cuerpo.

Si fuera posible disminuir los barrios pobres y populosos, la epidemia terminaría más pronto porque se quitarían elementos de vida, y se aislaría el mal, ya que solo los acaudalados pueden participar de esta ventaja, no olviden que sus hermanos pobres quedan entre un foco mortífero, y amenazados de la miseria, compañera inseparable de las epidemias: socórranles en cuanto puedan, que, es de almas nobles y caritativas, sentir amor al prójimo, y aliviar el infortunio de sus semejantes.

Félix Roig

FUENTE: *La Provincia*, 27/07/1884

EL CÓLERA V. HIGIENE PÚBLICA

El individuo que vive en sociedad está influido por sus semejantes, y no bastan los esfuerzos aislados para prevenirse contra las enfermedades, sino que deben todos obrar de común acuerdo para cumplir las prescripciones higiénicas...

Al rico le es fácil atender a los cuidados higiénicos, pero el pobre que muchas veces falto de subsistencias no cuenta con recursos suficientes para vivir, mira con indiferencia las reglas para conservar la salud. A estos deben, pues, atender sus tutores con mayor solicitud.

Si el primer deber de una autoridad es proporcionar bienestar a sus administrados, ninguno hay tan necesario como la salud, que es el don más precioso de la vida.

No indicaré todo cuanto tienda a corregir las causas de insalubridad, ni la manera de sanear la población, porque mis consejos deberían dirigirse a las autoridades, que tienen sus juntas de Sanidad compuestas de personas ilustradísimas, lo han llevado a cabo y con más inteligencia que yo pudiera verificarlo.

Mi objetivo es tratar de las visitas médicas preventivas, como anuncié en mi primer artículo, por creer que es un asunto de importancia práctica digno de tenerse en cuenta, y hasta ahora, que yo sepa, nada se ha determinado en concreto para el caso de que fuéramos visitados por el cólera.

Dije anteriormente que esta enfermedad, en general no se presenta de improviso con todos los síntomas graves que la caracterizan, sino que la precede una diarrea fácil de contener, que, tratada desde luego, disminuye el número de víctimas en una población epidemiada. Dejé sentado, que hay enfermos de índole apática que en las dolencias que no producen dolor y les permiten dedicarse a sus ocupaciones habituales, les repugna llamar al médico, ni recurrir a la botica.

En esto se funda, cabalmente este sistema preventivo.

Hay naciones más adelantadas que la nuestra, donde la reglamentación de las visitas preventivas es admirable. No entro en detalles, porque al que le interesen, puede leerlos en el informe del doctor Meliér a la Junta de Higiene Pública de Francia. De lo que únicamente trato, es de llamar la atención a quien convenga, para que se estudie, si dadas las condiciones de la población y medios de que se dispone, sería fácil llevar a cabo en esta localidad algo parecido que diera buen resultado.

El primer inconveniente en que se tropieza es, que aquí no puede haber un cuerpo médico que se dedique especialmente a este servicio como sucede en otras partes. Castellón (población de más de 30.000 almas) tan solo tiene idos titulares! Y por cierto míseramente retribuidos. Los médicos que desempeñan estas plazas, como todos los demás, visitan en una ciudad donde la asistencia médica está mal recompensada, y por lo mismo necesitan muchos clientes para poder vivir modestamente. De manera que no pueden abandonar sus múltiples atenciones, y dedicarse a un solo servicio. Creemos, sin embargo, que simplificando el tra~~bajo de este~~ sistema, podría conseguirse mucho.

Deberían en primer lugar reducirse las visitas preventivas a las clases indigentes que ninguna o muy poca importancia dan a las enfermedades que no obligan a guardar cama, ignorando además toda noción de profilaxis.

Podría nombrarse para los pobres de cada distrito una comisión compuesta de un médico, un farmacéutico, un practicante o persona inteligente y un individuo de las juntas de socorro para pobres, que deben existir en cada barrio.

El servicio médico estaría a cargo de los facultativos que tiene el municipio, de los del hospital y la casa de Misericordia: si no bastaran, se invitaría a los demás profesores de la población a fin de completar dicho servicio con los que voluntariamente quisieran comprometerse. Cada uno se obligaría a visitar a los pobres del distrito que se le designara, cuando le dieran noticia de los afectados de diarrea o perturbaciones gástricas.

El farmacéutico, facilitaría gratis los remedios que el médico prescribiese, con receta que indicara era para pobre, reclamando su importe a la administración municipal encargada del pago.

El practicante, a falta de poder hacerlo personalmente el médico, indagaría y preguntaría a todos los indigentes del distrito, casa por casa, si sufrían alguna indisposición del aparato digestivo; inculcándoles, para poder llenar mejor su cometido, las ventajas de poner pronto remedio a la dolencia. Tomaría nota detallada de cada enfermo, y la remitiría al médico a fin de que este les pudiera asistir desde luego.

El individuo de la junta de socorros a domicilio avisará al centro de donde dependiera, de los enfermos que necesitaran de la caridad pública o privada. Y aquí debo advertir, de que no teniendo noticia de que existan estas juntas, la autoridad debe procurar que se organicen de antemano, pues si la asistencia es siempre un deber de la sociedad, para con aquellos de sus miembros que carecen de lo necesario, en tiempos de epidemia es una ley imperiosa.

Este pensamiento, más o menos modificado, creo que sería fácil de llevar a cabo en esta población, siendo de esperar resultados ventajosos.

He terminado lo que me propuse decir al público en estos artículos, encaminados a destruir preocupaciones, dar a conocer los medios aconsejados para preservarse del cólera y las reglas de conducta más convenientes fundadas en los datos de la ciencia. Puedo recibir censuras ciertamente justas, si se atiende a la inteligencia como he expuesto el asunto; siempre inmerecidas, se tiene presente el móvil que me ha guiado.

Félix Roig

FUENTE: *La Provincia*, 3/08/1884

N.º 4
EXPOSICIÓN QUE DIRIGE AL GOBIERNO LA COMISIÓN PROVINCIAL EN DEMANDA DE SOCORROS PARA LA PROVINCIA DE CASTELLÓN ANTE LA EPIDEMIA COLÉRICA

Excmo. Sr.: La comisión provincial, haciéndose interprete de la aflictiva situación porque vienen atravesando los pueblos de esta provincia y en nombre de los ayuntamientos de la misma, ha acordado dirigirse atenta y respetuosamente a V.E. exponiendo a su alta consideración que el malestar y pauperismo que por todas partes ha sembrado la absoluta pérdida de las últimas cosechas, debido a los temporales que sin interrupción reinaron en el pasado año, ha venido a agregarse en las presentes y angustiosas circunstancias la aparición de la epidemia reinante que se presenta con caracteres verdaderamente alarmantes y amenaza invadir rápidamente la población provincial. Para hacer frente a tantas necesidades, el presupuesto provincial se encuentra impotente por completo, pues apenas resta por invertir del capítulo de calamidades la exigua suma de 3.500 pesetas, a consecuencia de haberse gastado el resto de la consignación en atender en parte a las desgracias antes mencionadas.

Faltaría, pues, a uno de sus principales deberes esta Corporación, si dejando de inspirarse en los más puros sentimientos de humanidad y clemencia no elevase su modesta pero autorizada voz ante la consideración de V.E. en demanda de algunos recursos con que poder socorrer al sinnúmero de desagraciados que la presente epidemia ha de ocasionar con la paralización de los trabajos y transacciones que la actual enfermedad está ya causando, ante cuyos males han de sucumbir, a no dudarlo, en la miseria o la desesperación muchos de los hijos de esta provincia.

Esta Comisión, excelentísimo señor, al formular esta que estima justa pretensión, confía sincera y profundamente en la noble conducta de V.E., que al distribuir sus dones únicamente los concede al que inmerecidamente sufre la desgracia, y espera, por tanto, que uniendo el nombre de Castellón, a los de Murcia, Granada, Valencia y otras provincias hermanas en la desgracia, se hará acreedora a la apasionada gratitud de estos habitantes, que invocarán una vez más el nombre de la nación y del Gobierno de S.M. como el más seguro vínculo de la protección y mutua caridad.

En su virtud:

La Comisión Provincial suplica a V.E. se digne a conceder del fondo de calamidades públicas la parte que estime procedente para atender a los fines indicados en los pueblos que sufran la epidemia colérica y en proporción con las atenciones que exigen las demás provincias.

Es gracia que espera obtener de la benevolencia de V.E.

Castellón, 12 de junio de 1885. (Siguen las firmas.)

FUENTE: *La Provincia*, 13/06/1885

N.º 5
CARTA DEL ALCALDE JOSÉ FORCADA DIRIGIDA A TODOS LOS CASTELLONENSES EN LA QUE PIDE DONATIVOS PARA COMBATIR LA GRIPE

Higiene y alimentación: He aquí las dos más poderosas armas para combatir, y con ellas vencer al bacilo de Pfeiffer que hace estragos en nuestra ciudad, y como de higiene y alimentación se carece en la casa del pobre, donde no hay ni camas para dormir, ni ropas para abrigarse, ni pan para comer, y en donde además toda suciedad tiene su asiento con la obligada secuela de tristezas, dolores y amarguras que conturban el espíritu ha acordado la Corporación municipal, que es la salvaguardia de los intereses comunales y el centinela vigilante de la salud del pueblo pedir a todos sus administrados la inmediata y urgente disposición a colocarse en condiciones de defensa contra la calamidad pública que nos azota.

A este efecto y teniendo en cuenta que es el dinero la primera condición para hacer higiene y para adquirir alimentos hace, por mi conducto, un llamamiento a la generosidad y nobles sentimientos de los castellonenses, esperando que las cerradas puertas del auxilio se abrirán poniendo en manos de las comisiones postulantes como mínimum, y en calidad de donativo, la cantidad equivalente al importe de un semestre del impuesto sobre inquilinato.

La gravedad del momento a nadie se le oculta, los enfermos pobres de la ciudad necesitan socorros y la salud del pueblo a todos importa. Acudamos, pues, como humanos primero y como castellonenses después, a remediar las tristezas y amarguras de los que luchan con la muerte en un ambiente de privaciones y miserias.

FUENTE: *El Clamor*, 19/10/1918

BIBLIOGRAFÍA

Abad García, Vicente. 1984. *Historia de la naranja, 1781-1939*. Valencia: Comité de Gestión de la Exportación de Frutos Cítricos.

Albarracín Teulón, Agustín. 1993. «Las Ciencias Médicas». En Ramón Menéndez Pidal: *Historia de España*. Tomo xxxix. *La Edad de Plata de la cultura española (1898-1936). Identidad. Pensamiento y Vida. Hispanidad*. Madrid: Espasa Calpe.

—. 1988. «Las ciencias biomédicas en España de 1800 a 1936». En José Manuel Sánchez Ron (ed.): *Ciencia y sociedad en España*. Madrid: csic.

Álvarez Ricart, María del Carmen. 1988. *La mujer como profesional de la medicina en la España del siglo XIX*. Barcelona: Anthropos.

Archilés Cardona, Francisco. 2001. *Parlar en nom del poble. Cultura política, discurs i mobilització social al republicanisme de Castelló de la Plana. 1891-1909*. Castellón de la Plana: Ayuntamiento de Castellón.

Balaguer i Perigüell, Emili. 1996. *Balmis o l'esperit de la Il·lustració en la medicina espanyola*. Valencia: Generalitat Valenciana.

Balbás, José Antonio. 1882. «La higiene pública en Castellón durante los tiempos pasados y saneamiento del cuadro». *Revista de Castellón*, 1/06/1882 y 15/06/1882.

Barona Vilar, Josep Lluís. 2002. *Salud, enfermedad y muerte. La sociedad valenciana entre 1833 y 1939*. Valencia: Institució Alfons el Magnànim.

—. Bernabeu Mestre, Josep. 2008. *La salud y el Estado. El movimiento sanitario internacional y la administración española (1851-1945)*. Valencia: Universitat de València.

Beltrán i Fos, Enric. 1984. *L'arròs*. Valencia: Institució Alfons el Magnànim.

Burriel de Orueta, Eugenio. 1971. «Desarrollo urbano de Castellón de la Plana». *Estudios Geográficos*, n.º xxxii. Revista *Saitabi*. Valencia: Universitat de València.

Calvo Mas, Concepción. «Médicos represaliados en la posguerra de Castellón. Vicente Gea Mariño y Juan Bautista Bellido Tirado, republicanos y masones». En Rosa Monlleó: *Víctimes de la guerra civil i el franquisme en les comarques del País Valencià. Personatges públics i testimonis anònims* (en prensa). Publicaciones de la Universitat Jaume I. Colección «Història i Memòria».

—. «El debate científico en torno al darwinismo en Castellón (1880-1909). La postura enfrentada de católicos y republicanos». En Alfredo Fornas Pallarés y Eva Alcón Sornichero (eds.): *Història*, gènere i *memòria. Homenatge a Rosa Monlleó Peris* (en prensa). Publicaciones de la Universitat Jaume I.

García Barreno, Pedro. 1998. «La medicina española hacía su modernización». En José Manuel Sánchez Ron (ed.): *Un siglo de ciencia en España.* Valencia: Conselleria de Cultura y Ciencia.

García-Faria del Corral, Francisco Javier. 1995. *La epidemia de gripe de 1918 en la provincia de Zamora. Estudio estadístico y social.* Instituto de Estudios Zamoranos Florián Ocampo. Salamanca: Diputación de Zamora.

García Guerrero, Julio. 2022. *Médicos de Castelló. Ideología política y violencia (1936-1950).* Castellón: Universitat Jaume I y Ayuntamiento de Castellón.

—. 2024. *Historia del Ilustre Colegio Oficial de Médicos de Castelló (1898-1978).* Castellón: Diputación de Castellón.

Hauser, Phillipe. 1913. *Geografía médica de la península Ibérica.* Tomo III, Madrid: Imprenta E. Arias.

López Piñero, José María y Felipe Jerez Moliner. 1999. *La imagen científica de la vida. La contribución valenciana a la ilustración médica y biológica (siglos XVI-XIX).* Valencia: Generalitat Valenciana.

—. 2002. *La medicina en la historia.* Madrid: La Esfera de los Libros.

—. 2006. *Santiago Ramón y Cajal.* Valencia: Publicaciones de la Universitat de València.

—. Cañigral, Francisco Jesús. 2009. *Segundo centenario de la Real Expedición Filantrópica de la Vacuna de la Viruela 1803-2003.* Valencia: Consell Valencià de Cultura.

Martínez Navarro, Joan Ferran. 2009. «Lepra y salud pública en España». En Vicent Comes Iglesia (dir.): *Cuidados y consuelos. Cien años de Fontilles.* Valencia: Generalitat Valenciana.

Mateu Tortosa, Enric. 1987. *Arroz y paludismo. Riqueza y conflictos en la sociedad valenciana del siglo XVIII.* Valencia: Edicions Alfons el Magnànim.

Mezquita Broch, Francisco. 2000. «Fuentes históricas para la historia del Colegio de Médicos de Castellón. En *I Centenario Colegio de Médicos de Castellón.* Castellón: Ilustre Colegio Oficial de Médicos de Castellón.

Monlleó Peris, Rosa. 1996. *La Gloriosa en Valencia (1864-1868).* Valencia: Edicions Alfons el Magnànim.

Nadal, Jordi. 1973. *La población española (siglos XVI a XX).* Barcelona: Ariel.

Nicolau Roser. 2005. «Población, salud y actividad». En Albert Carreras y Xavier Tafunell: *Estadística histórica de España.* Vol. I. Bilbao: Fundación BBVA.

Ordóñez, Javier, Víctor Navarro y José Manuel Sánchez Ron. 2007. *Historia de la ciencia*. Madrid: Espasa Calpe.

Padilla Bolívar, Antonio. 1974. «La gripe de 1918. Veintiún millones de muertos». *Historia y Vida*, n.º 72, Madrid.

Patuel Chust, Pascual y Emilio Obiol Menero. 1987. «La gripe de 1918 en Vila-real. Reconstrucción temporal y análisis demográfico». Castellón: *Boletín de la Sociedad Castellonense de cultura*. Tomo LXIII. Enero-marzo.

Perdiguero, Enrique y Josep Bernabeu. 1999. «Un reto a la modernización: el control de la enfermedad y de la muerte». En Carlos Mateo Martínez (coord.): *Los inicios de la modernización en Alicante, 1882-1914*. Alicante: Caja de Ahorros del Mediterráneo.

Pérez Moreda, Vicente. 1980. *Las crisis de mortalidad en la España interior. Siglos XVI-XIX*. México, España, Argentina: Siglo Veintiuno editores.

Quénel, Philippe y William Dab. 1994. «Las epidemias de gripe». *Mundo Científico*, n.º 152, vol. XIV.

Reinhard, Marcel R. y André Armengaud. 1966. *Historia de la población mundial*. Barcelona: Ariel.

Romeu Alfaro, Fernanda. 1964. «La crisis de 1917 y sus consecuencias económicas y sociales en la Región Valenciana». *Saitabi*, n.º XIV. Valencia: Universitat de València.

Saiz Pastor, Candelaria y Javier Vidal Olivares. 2001. *El fin del antiguo Régimen*. Madrid: Síntesis.

Sampedro Ramo, Vicent. 2020. *Inhabilitación absoluta y perpetua. La represión franquista contra los masones de Castelló*. Castellón: Universitat Jaume I.

Sánchez Gozalbo, Ángel. 1919. *Contribución al estudio de la grippe de 1918 en la provincia de Castellón*. Castellón: Hijos de J. Armengot.

Sánchez Jiménez, José. 1984. «La población española en el primer tercio del siglo XX. La estructura del sistema democrático». En Ramón Menéndez Pidal: *Historia de España. Los comienzos del siglo XX. La población, la economía, la sociedad (1898-1931)*. Madrid: Espasa Calpe, vol. XXXVII.

Segarra Blasco, Agustí. 1986. «Evolució demográfica de Castelló de la Plana (1857-1936)». *Boletín de la Sociedad Castellonense de Cultura*. Tomo LXII. Castellón, abril-junio.

Tuells, José y Susana Ramírez. 2003. *Balmis et Variola*. Valencia: Generalitat Valenciana.

Verger i Grau, Guillem. 1991. «Enfermedades infecciosas». En Josep del Hoyo i Calduch (coord.): *Enciclopedia de medicina i salut. Malalties infeccioses. Sistema immunitari. Genética*. Vol. VII. Barcelona: Enciclopedia Catalana.

Webgrafía

Bellés, Salvador. 2012. «Seres humanos de Castellón. Operador de leyenda en años de epidemias en elperiodicomediterraneo.com/…/seres-humanos-por-salvador-belles-operador-de-ley…».

www.memoriacastello.cat/11050603.html. Bellido Blasco, Juan Bautista. 2012. «Remembranza: Juan Bautista Bellido Tirado Castellón 20/8/1878 – 18/11/1952: médico y decano del Hospital Provincial de Castellón».

Índice de imágenes